" Ik beantwoord 1500 vragen over hormonen, metabolisme en voeding"

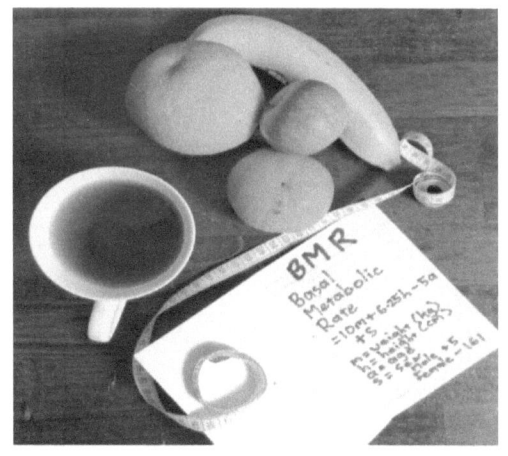

Dr. Mario Vega Carbó

Endocrinoloog

Eerste editie, 2019

Aan mijn mentor, Dr. Silvia Marín, voedingsdeskundige
Aan mijn ouders, mijn vrouw en mijn kinderen, die me op tijd lenen
Aan mijn neef Miguel Carbó Riverón, moge God hem in zijn glorie hebben
En iedereen die hij heeft in gezondheid uw kostbaarste bezit

INHOUDSOPGAVE

4

7

8

9

11

Introductie

Geneeskunde en de specifieke voorwaarden van het beroep kunnen soms te verwarrend en moeilijk te begrijpen zijn voor het grote publiek.

Gezondheidswerkers zijn gewend aan technische aspecten en vergeten bij het stellen van hun diagnoses en het adviseren van behandelingen vaak dat de patiënten die ze voor zich hebben of hun familieleden geen collega's zijn die hetzelfde lexicon hanteren als zij.

In veel gevallen moeten mensen, die al overweldigd zijn door een ziekte, duidelijk en beknopt begrijpen wat er met hen gebeurt, wat de oorzaken van hun kwalen zijn en hoe ze met hen moeten worden geconfronteerd.

Om hen bij deze taak te helpen, presenteert dr. Mario Vega Carbó "Ik beantwoord 1500 vragen over hormonen, metabolisme en voeding" , een gemakkelijk leesbaar boek dat voor iedereen beschikbaar is en die eenvoudige uitleg over deze onderwerpen wil bieden.

Door middel van een reeks interviews, professionele tentoonstellingen op een eenvoudige en didactische taal , de oorsprong van de belangrijkste endocriene ziekten, de meest voorkomende symptomen, de risico's en de beste manier om de behandeling van hen
.

De tekst is verdeeld in twaalf delen, gewijd aan problemen met betrekking tot voeding, obesitas, diabetes, osteoporose, korte gestalte bij kinderen, vroege seksuele ontwikkeling, menstruatiestoornissen, onvruchtbaarheid, erectiestoornissen, gigantisme, abnormale cholesterol- en triglycerideniveaus, metabolisme van calcium, hyperthyreoïdie, hypothyreoïdie, arteriële hypertensie en kliertumoren .

Daarnaast heeft het speciale paragrafen over de belangrijkste hormonale stoornissen bij kinderen, zwangere vrouwen en ouderen, en een hoofdstuk over diëten en voedingsadviezen om verschillende ziekten te voorkomen en te beheersen.

Wij nodigen u uit om deze pagina's te lezen en de wereld van het endocriene systeem en zijn klieren te betreden , verantwoordelijk voor de natuurlijke productie van hormonen die ons lichaam reguleren.

Het waarom van dit boek

Het belang van endocrinologie

Wanneer een patiënt een diagnose krijgt over een hormonaal probleem, zoals diabetes of een schildklieraandoening, is het gebruikelijk dat de arts suggereert dat hij een endocrinoloog raadpleegt.

Geconfronteerd met dit scenario hebben veel mensen twijfels over wat deze specialiteit is, wat de functie ervan is en hoe het ons kan helpen. Endocrinologie is een relatief nieuwe wetenschap die in het midden van de twintigste eeuw ontstond als gevolg van vooruitgang in de geneeskunde met betrekking tot hormonaal functioneren.

De focus ligt op het endocriene systeem, gevormd door de klieren die verantwoordelijk zijn voor de natuurlijke productie van hormonen die ons lichaam reguleren en die verantwoordelijk zijn voor onze groei en ontwikkeling, metabolisme, reproductie, slaap, borstvoeding en aspecten die verband houden met onze gedrag, onder anderen.

Voor meer informatie over deze specialiteit interviewen we Mario Vega Carbó, een endocrinoloog, met meer dan 20 jaar ervaring.

Dokter Mario,

1. Wat is de belangrijkste functie van endocrinologie?

Een endocrinoloog is een arts die het endocriene systeem en zijn ziekten heeft bestudeerd en zich daarin heeft gespecialiseerd. De belangrijkste functie is om het hormonale evenwicht in het lichaam te herstellen wanneer het wordt beïnvloed door verschillende aandoeningen of ziekten.

2. Wat zijn de belangrijkste endocriene klieren?

De belangrijkste zijn de schildklier, bijschildklier, pancreas, eierstokken, testikels, bijnieren en hypofyse of hypofyse, die de meeste hormonen produceren die ons lichaam reguleren. Ze worden endocriene klieren genoemd omdat de stof (hormoon) die ze produceren in de bloedbaan terechtkomt en daarin reist , de verschillende weefsels bereikt waarin het hormoon de functies reguleert.

3. Wat zijn de meest voorkomende hormonale ziekten?

Onder de meest voorkomende kunnen we diabetes, osteoporose, korte gestalte bij kinderen, vroege seksuele ontwikkeling, abnormale borstgroei, menstruatiestoornissen, onvruchtbaarheid, erectiestoornissen, obesitas, overgewicht, gigantisme, verhoging van cholesterol en triglyceriden noemen. , hyperthyreoïdie, hoge bloeddruk, acne, overtollig gezichtshaar en kanker van de klieren.

4. Wat is diabetes mellitus?

Het is een van de meest voorkomende chronische ziekten die endocrinologen behandelen. Het is te wijten aan een tekort aan de productie van insuline in de alvleesklier, waardoor het juiste glucosemetabolisme wordt voorkomen, waardoor het zich in het bloed ophoopt.

Naar schatting lijdt ongeveer 8 procent van de volwassen bevolking aan diabetes en kan, indien niet correct behandeld, hart-, nier-, oogproblemen, polyneuropathieën (perifere zenuwziekte) en ernstige zweren in de voeten.

5. Wat zijn de belangrijkste symptomen van diabetes mellitus en hoe wordt het behandeld?

De meest voorkomende symptomen zijn verhoogde honger (polyfagie), dorst (polydipsie) en urinevolume (polyurie). Daarnaast kan er gewichtsverlies, vermoeidheid, hoofdpijn, misselijkheid, braken, tachycardie, onvoldoende genezing, buikpijn en wazig zien optreden.

Wat betreft de behandeling, het doel is om de normale glycemische niveaus (bloedsuikerspiegel) te herstellen, waarvoor het mogelijk nodig is om een insulinesubstituut of insuline-analogen of medicijnen toe te passen die orale antidiabetica worden genoemd.

Aan de andere kant, omdat overmatige voedselinname en een zittende levensstijl het risico op deze ziekte vergroten, werk je ook aan een speciaal dieet en aan het aanpassen van een gezondere levensstijl.

6. Wat zijn schildklieraandoeningen?

De schildklier is de klier die verantwoordelijk is voor de productie van hormonen die de stofwisseling, het cardiovasculaire evenwicht, het energieverbruik en de lichaamsgroei regelen. Onder andere problemen kan de schildklier meer of minder hoeveelheid hormonen produceren in relatie tot die welke het lichaam nodig heeft, wat te wijten is aan het verschijnen van knobbeltjes, vergroting en ontsteking daarvan (struma) en zelfs kanker. De controle en zorg ervan is een van de belangrijkste taken van endocrinologen.

7. Welke andere soorten algemene vragen ontvangt u?

Veel van de bezoeken die we ontvangen, houden verband met gewichtsproblemen, zowel door overmatig als gebrek, en gerelateerd aan seksualiteit. Ook voor nadelen in cholesterol en triglycerideniveaus in het bloed, wanneer deze hoog zijn, staat het bekend als dyslipidemie.

8. Ten slotte, waarom is overleg met een endocrinoloog belangrijk?

In veel gevallen worden behandelingen van diabetes en hoge bloeddruk bijvoorbeeld in eerste instantie uitgevoerd door een huisarts, zonder een endocrinoloog te raadplegen die expert is in hormonale problemen. Dit kan gevolgen op de lange termijn hebben en de gezondheid van de patiënt bemoeilijken, waardoor allerlei stoornissen en kosten ontstaan. Daarom is de vroege interventie van een specialist essentieel voor een goede zorg en voorkomt zo de complicaties van deze ziekten.

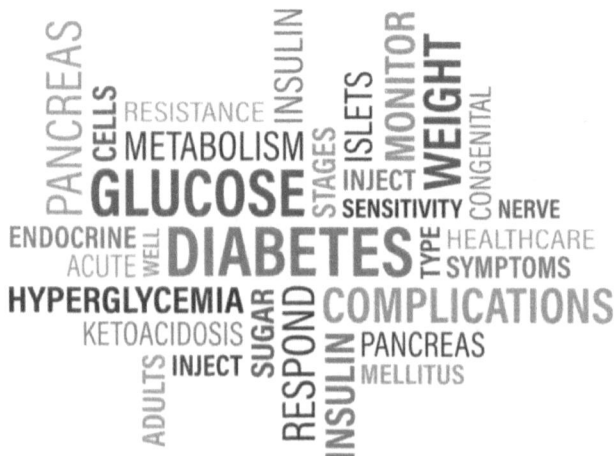

SECTIE I. METABOLISME

Het eerste deel van dit boek getiteld Metabolisme , verduidelijkt de meest voorkomende vragen op drie veelgestelde en onderzochte gebieden, niet alleen onder gezondheidswerkers, maar ook onder de algemene bevolking. Eerst nodigen we u uit om de antwoorden te vinden op al uw vragen over diëtetiek . Dit is een wetenschap die zich bezighoudt met de studie van verschillende soorten voedsel vanuit het oogpunt van fysiologie en voedingspathofysiologie. In dit eerste deel leert u de belangrijkste soorten voeding kennen, hun kenmerken, voor- en nadelen, voor wie en onder welke situaties deze diëten worden aangegeven. Bovendien vindt u de soorten diëten die worden aanbevolen op basis van omstandigheden of ziekten bij de persoon.

Het tweede deel van deze sectie nodigt u uit om diepgaande voeding te leren kennen , een factor die bepalend is voor het ontstaan van tal van aandoeningen die zowel gunstig als schadelijk zijn voor het lichaam. We zullen het hebben over dyslipidemieën, psychiatrische eetstoornissen, metabool syndroom en andere ziekten waarbij voeding een sleutelfactor is in de ontwikkeling en preventie ervan. In het derde deel van deze paragraaf bespreken we de pathologische aandoeningen die de gezondheid beïnvloeden, en dat, hoewel de genetische component ervan aanwezig is, de ontwikkeling ervan sterk wordt beïnvloed door zowel voeding als voeding. We hebben het over diabetes . We zullen de meest voorkomende typen, hun oorzaken, diagnostische criteria, complicaties en behandelingsmaatregelen toelichten.

Geniet dan van dit eerste deel van de interviews, metabolisme .

Deel I. DIETETICA

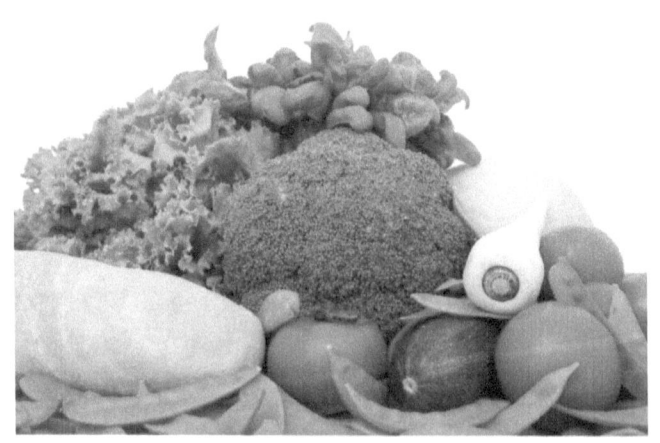

Hoofdstuk 1. Gezonde voeding

Sleutels tot gezond eten

Een gezond en uitgebalanceerd dieet stelt het lichaam in staat om de voedingsstoffen te ontvangen die het nodig heeft om te functioneren en te groeien. Dit omvat eiwitten, koolhydraten, vetten, vitamines, mineralen en water.

Om een gezond gewicht te behouden, moet het eetplan geschikt zijn voor elke persoon en hun context.

Geschat wordt dat een gemiddelde volwassene ongeveer 2.000 calorieën per dag zou moeten consumeren, afhankelijk van zijn levensstijl, geslacht, leeftijd en de activiteiten die hij doet.

Bovendien moeten specifieke aspecten van elk individu worden overwogen, zoals als hij lijdt aan hypertensie, coeliakie heeft of een hoog cholesterolgehalte heeft, of zwanger is.

Voedzaam eten is eenvoudiger dan het lijkt. Voor meer informatie over dit onderwerp, we interviewden Dr. Mario Vega Carbo, is pecialista in endocrinologie Cli nica .

Dokter Mario,

1. Wat zijn de sleutels tot een gezond dieet?

21

Een fundamentele factor voor goede voeding is variëteit. In die zin is het belangrijk om groenten en fruit van alle kleuren in het dieet op te nemen; volle granen zoals haver, brood en rijst; ondermelk en zuivelproducten; caloriearme kaas; vis, schaaldieren, mager vlees, gevogelte en eieren; en noten, bonen en zaden.

Integendeel, het is van cruciaal belang om zout, suiker, alcohol, verzadigde vetten en transvetten en bewerkte voedingsmiddelen te beperken.

Daarnaast moet je ook veel water drinken en op zoek gaan naar voedselalternatieven die gemakkelijk in winkels kunnen worden gekocht en die passen bij de smaak en het budget van elke persoon.

2. Hoe krijg je een goede voedingsbalans?

Hiervoor is het belangrijk om de nodige energie op te nemen, zonder excessen of tekorten. Geschat wordt dat tussen 55 en 60% van het totaal moet worden geleverd door koolhydraten, tussen 25 en 30% door vetten en tussen 10 en 15% door eiwitten.

Hieraan moeten we de consumptie van vitamines, mineralen, vezels en water toevoegen.

Bovendien is het belangrijk om voedsel gedurende de dag te verdelen, indien mogelijk in 5 maaltijden: ontbijt, middagochtend, lunch, middagsnack en diner.

3. Welke aanbevelingen kunnen worden gedaan om een gezond ontbijt te bereiden?

Om de dag met energie te beginnen, is het belangrijk om een uitgebreid ontbijt te bereiden dat magere melk, fruit en volle granen bevat, die vanwege hun grotere bijdrage aan vezels bijdragen aan het beheersen van de eetlust, cholesterol en spijsvertering.

Als u brood en koekjes kiest, moet u kiezen voor lichte versies met een laag vetgehalte.

Sommige opties zijn onder andere magere melk, lichtbruine broodtoast met magere kaas en dieetjam, yoghurt met ontbijtgranen en smoothies met salade of fruit.

4. Hoe kunnen gezonde lunches en diners worden bereid?

Bij het bereiden van een evenwichtig en gezond gerecht is het belangrijk dat de helft uit groenten bestaat; een kwart voor vlees, kip, vis of ei; en het andere kwartaal voor granen, aardappelen, zoete aardappelen en gekookte peulvruchten.

Sommige voedselopties zijn gegrilde kipfilet, visfilet, gegrilde varkenschurrasquito, pannenkoeken, sojamilanesas of zelfgemaakte magere of linzenburger.

Ze kunnen gepaard gaan met salades van groene bladeren of tomaat, rucola, wortel en komkommer; gebakken pompoen; of geroosterde aubergines.

Als dessert kunt u allerlei soorten fruit eten, zoals banaan, appel, kiwi, sinaasappel, mandarijn of peer, of lichte gelei.

5. Wat kun je eten tijdens snacks?

Snacks zijn essentieel om overdag angstgevoelens te reguleren en te voorkomen dat er tussen de maaltijden wordt gepikt. Het is belangrijk dat ze voorstellen bevatten voor vrije of weinig suiker, natrium en verzadigd vet.

Sommige gezonde opties zijn fruit, lichte yoghurt met granen of een portie gedroogd fruit, waaronder amandelen, noten, hazelnoten, pistachenoten, kastanjes en pinda's.

6. Hoe kun je voorkomen dat je suiker eet?

Op basis van een dieet van 2000 calorieën per dag, is het raadzaam om minder dan 50 gram suiker te eten. Om de consumptie ervan te beperken is het belangrijk om frisdranken en commerciële sappen te vermijden, te kiezen voor natuurlijke voedingsmiddelen in plaats van geïndustrialiseerde, de consumptie van snoep te verminderen en zoetstof te gebruiken in infusies.

7. Waarom zou de inname van natrium beperkt moeten zijn?
Overmatig natrium kan vochtretentie, hoge bloeddruk, hartfalen en langdurig nierfalen veroorzaken, dus het wordt aanbevolen om minder dan 2 gram zout per dag te consumeren.

8. Is vegetarisch eten gezond?

Ja, het is een zeer gezonde en aanbevolen optie. Er wordt vaak vermeld dat het mogelijk voedingstekorten heeft, maar als het voedselplan correct wordt uitgevoerd, kan het zeer compleet en voedzaam zijn en hogere niveaus van antioxidanten, vezels, foliumzuur en fytochemicaliën bieden.

Bovendien helpt vegetarische voeding de niveaus van verzadigd vet en cholesterol in het bloed te verminderen, evenals de risico's op hartaandoeningen, obesitas, hypertensie, slechte cholesterol, diabetes en bepaalde soorten kanker.

9. Voor wie zijn voedingssupplementen aanbevolen?

Deze supplementen worden gebruikt om een gezond dieet aan te vullen, maar niet om het te vervangen. Als een persoon goed eet en in goede gezondheid verkeert, zijn ze niet nodig.

In sommige gevallen kunnen supplementen echter nuttig zijn voor het verstrekken van meer speciale voedingsstoffen, bijvoorbeeld voor ouderen, zwangere vrouwen of mensen met eetstoornissen.

Hoofdstuk 2. Mediterraan dieet

Het mediterrane dieet is een voedselstijl die de culinaire gewoonten volgt van de landen die voor de Middellandse Zee wonen, met name Spanje en Italië.

Het vermindert meestal de consumptie van vlees en koolhydraten en verhoogt dat van groenten en enkelvoudig onverzadigde vetten. Het wordt ook gekenmerkt door het gebruik van olijfolie bij de bereiding en voor het vergezellen van een glas rode wijn.

De implementatie ervan kan helpen bij het genereren van stabiele bloedsuikerspiegels, lagere cholesterol en triglyceriden en de risico's op het ontwikkelen van hartaandoeningen en andere gezondheidsproblemen verminderen.

Voor meer informatie over dit onderwerp interviewen we Mario Vega Carbó, een endocrinoloog, met meer dan 20 jaar ervaring.

Dokter Mario,

1. Wat is de basis van het mediterrane dieet?

Het wordt gekenmerkt door maaltijden op plantaardige basis, met slechts kleine hoeveelheden rundvlees en kip, en meer porties volle granen, vers fruit en groenten, noten en peulvruchten.

De gerechten bevatten meestal veel vis en schaaldieren en andere voedingsmiddelen met veel vezels, die worden bereid met olijfolie en eenvoudig gekruid, zonder sauzen of vleessappen. Hiervoor worden kruiden en specerijen gebruikt in plaats van zout.

In tegenstelling tot traditionele gerechten, zijn granen en groenten de basis van de gerechten, terwijl vlees de begeleiding is.

Ook belangrijk zijn pasta, rijst, noten en brood, en de korrels in de regio zijn meestal volle granen en bevatten meestal erg weinig transvet.

2. Welke voedingsmiddelen worden gewoonlijk NIET in dit dieet gebruikt?

In het mediterrane dieet worden rood vlees, eieren, snoep en gebak alleen in zeer kleine hoeveelheden geconsumeerd of maken ze geen direct deel uit van het voedselplan.

Bovendien wordt de boter vervangen door olijfolie, dankzij oliezuur en plantaardige vetten vermindert het risico op verstoppingen in de slagaders en is rijk aan carotenoïden en vitamine E .

Aan de andere kant ontmoedigt dit dieet de consumptie van verzadigde vetten en gehydrogeneerde oliën (transvetten), die bijdragen aan hartaandoeningen.

3. Waarom wordt dit dieet aanbevolen?

Gewoonlijk biedt dit type dieet een gevarieerde, gezonde en uitgebalanceerde voeding, met een laag gehalte aan verzadigde vetten en suikers, en een overvloed aan vitamines en vezels, waardoor het een gezonde optie is voor het hart en andere organen van het lichaam .

Bovendien is het mediterrane dieet geassocieerd met een lagere incidentie van kanker en de ziekten van Parkinson en Alzheimer .

Aan de andere kant zijn vissen zoals makreel, meerforel, haring, sardines, witte tonijn en zalm belangrijke bronnen van omega-3-vetzuren.

4. Wat zijn de tekortkomingen van het mediterrane dieet?

In veel gevallen kunnen de niveaus van ijzer en calcium worden verlaagd door de lage consumptie van vlees en zuivelproducten.

Bovendien kunnen de vetten in olijfolie en noten bijdragen aan gewichtstoename.

Wat wijn betreft, wordt geadviseerd deze alleen tijdens de maaltijd en met mate in te nemen.

Hoofdstuk 3. Vegetarisch dieet

Het vegetarische dieet is een soort voedsel op basis van groenten, fruit, volle granen, erwten, peulvruchten, zaden en noten.

Het kan eieren of zuivelproducten bevatten, of niet, afhankelijk van het type vegetarisme.

Integendeel, over het algemeen wordt er geen vlees, gevogelte, zeevruchten of vis gegeten.

Dit type dieet is zeer gezond en wordt aanbevolen om ziekten op elke leeftijd te voorkomen.

Vaak wordt vermeld dat het vegetarische dieet voedingsdeficiënties kan hebben, maar als het voedselplan correct wordt uitgevoerd, kan het zeer compleet en voedzaam zijn en hogere niveaus van antioxidanten, vezels, foliumzuur en fytochemicaliën bieden.

Voor meer informatie over dit onderwerp, we interviewden Dr. Mario Vega Carbo, is pecialista in endocrinologie Cli nica .

Dokter Mario,

1. Hoeveel soorten vegetarische diëten zijn er?

Er zijn verschillende soorten, maar we kunnen ze in 6 groepen verdelen:

29

1) Totaal veganisten of vegetariërs: consumeer alleen plantaardig voedsel, exclusief dierlijke eiwitten of daarvan afgeleide producten, zoals eieren, zuivelproducten of honing.

2) Lacto-ovo-vegetariërs: ze volgen een dieet van plantaardig voedsel en omvatten zuivelproducten en eieren.

3) Ovo-v Egetarians: vermijd het eten van rood vlees, kip, vis en zuivelproducten, maar ze eten wel eieren.

4) Lacto-vegetariërs: consumeer geen eieren maar zuivelproducten.

5) Pesco-vegetariërs: vermijd het eten van rood vlees en kip, maar consumeer vis, schaaldieren, eieren en zuivelproducten.

6) Semi-vegetarisch: ze eten plantaardig voedsel, kip, vis, zuivelproducten en eieren. Ze bevatten geen rood vlees.

2. Waarom kiezen mensen voor een vegetarisch dieet?

De redenen waarom mensen voor dit soort dieet kiezen, zijn gevarieerd. De meest voorkomende zijn de wens om gezondheid en voedsel te verbeteren, zorg voor dierenwelzijn, de wens om overmatige consumptie van natuurlijke hulpbronnen te vermijden en respect voor het milieu.

3. Wat zijn de belangrijkste voordelen van dit soort voedsel?

Het vegetarische dieet helpt de hoeveelheid verzadigd vet en cholesterol in het bloed te verminderen, en de risico's op hartaandoeningen, obesitas, hypertensie, slechte cholesterol, diabetes en bepaalde soorten kanker. Bovendien verhoogt het de consumptie van vezels, kalium en vitamine C.

4. Is het raadzaam om kinderen een vegetarisch dieet te geven?

Ja, een gepersonaliseerd en goed gepland vegetarisch dieet is gezond in alle levensfasen: baby's, kinderen, tieners, zwangere vrouwen en oudere volwassenen. Bovendien helpt het volgen van een dergelijk dieet in de kindertijd om gezonde eetpatronen tot stand te brengen die het hele leven doorgaan.

5. Heeft dit dieet voedingstekorten?

Niet noodzakelijk. Als het eetplan correct wordt gedaan, kan het zeer compleet en voedzaam zijn. Hiervoor is het belangrijk om een breed scala aan voedingsmiddelen te eten, waaronder eiwitten, ijzer, calcium, zink, vitamine B12 en Omega-3-vetzuren.

6. Hoe kunnen vegetariërs deze voedingsstoffen krijgen?

Eiwitten kunnen worden verkregen uit voedingsmiddelen gemaakt van sojabonen, peulvruchten, bonen, linzen, noten, noten, zaden en volle granen. Als ze zuivelproducten, vis en eieren consumeren, kunnen ze ze daar ook vandaan halen.

IJzer kan worden geconsumeerd uit gedroogde bonen en erwten, linzen, peulvruchten, broccoli, spinazie, kool, pruimen, rozijnen, noten, volle granen en verrijkte broden en granen. Op zijn beurt verhoogt het eten van voedingsmiddelen met veel vitamine C, zoals tomaten, kool, broccoli, aardappelen, citrusvruchten, paprika en aardbeien, de ijzerabsorptie.

Wat calcium betreft, in het geval van Pesco-vegetariërs kan het worden verkregen uit sardines en ingeblikte zalm, of uit zuivelproducten zoals melk, yoghurt en kaas, voor Lacto-vegetariërs. Bovendien is het ook aanwezig in donkergroene groenten, zoals raap, kool en broccoli; sinaasappels, vijgen, tofu, amandelen, Braziliaanse noten, zonnebloempitten, witte bonen en verrijkte voedingsmiddelen, zoals granen, sinaasappelsap en rijst.

Van zijn kant is vitamine B12 aanwezig in eieren, zuivel, schaaldieren, zalm en tonijn. Veganisten kunnen het consumeren uit voedingsgist en verrijkte voedingsmiddelen, zoals granen en sojaproducten.

Vitamine D kan worden verkregen uit blootstelling aan de zon, eigeel, bepaalde vis, sommige granen en margarines en verrijkte voedingsmiddelen, terwijl zink aanwezig is in bonen, peulvruchten, kikkererwten, tarwekiemen, producten soja, noten en zaden zoals amandelen en pinda's, zeevruchten, yoghurt en kaas.

Ten slotte kunnen Omega-3-vetzuren ze consumeren van vis die rijk is aan vet, noten en zaden, bonen, gemalen lijnzaadolie en sojaolie en verrijkte voedingsmiddelen.

7. Met welke andere aanbevelingen moet bij dit type voeding rekening worden gehouden?

Voordat u begint met een vegetarisch dieet, wordt een geleidelijke overgang aanbevolen, waarbij de consumptie van vlees wordt verminderd en die van fruit en groenten wordt verhoogd.

Bij het bereiden van de gerechten is variatie belangrijk, het plaatsen van groenten in verschillende kleuren en altijd een bron van eiwitten. Kies ook verrijkte voedingsmiddelen om een breed scala aan voedingsstoffen te verkrijgen.

Integendeel, het is raadzaam om voedingsmiddelen te vermijden die rijk zijn aan vet, suiker en natrium, gefrituurd voedsel, suikerhoudende frisdranken, geroosterde noten en met toegevoegd zout, boter, margarine en geraffineerde plantaardige oliën.

Indien nodig moeten voedingssupplementen aan het dieet worden toegevoegd, vooral in het geval van veganisten.

Hoofdstuk 4. Veganistisch dieet

Het veganistische dieet is een soort dieet op basis van groenten, fruit, volle granen, erwten, peulvruchten, zaden en noten.

Het bevat geen vlees of dierlijke eiwitten, of afgeleide producten zoals eieren, zuivelproducten, gelatine of honing.

Hoewel dit een optie voor gezond eten is, is het belangrijk om speciale aandacht te schenken aan dieetplanning om ervoor te zorgen dat je alle benodigde voedingsstoffen binnenkrijgt. In sommige gevallen moeten veganisten supplementen van vitamine B12, ijzer, jodium en Omega-3-vetzuren nemen.

Voor meer informatie over dit onderwerp interviewen we Dr. Mario Vega Carbó, een Cubaanse arts, specialist in endocrinologie .

Dokter Mario,

1. Wat zijn de voor- en nadelen van een veganistisch dieet?

Dit type dieet helpt het totale en LDL-cholesterolgehalte te verlagen, dient om af te vallen, vermindert suikerconsumptie, verhoogt de antioxidantwerking, verbetert artrose en artritis en vermindert het risico op hartaandoeningen, hypertensie, diabetes en bepaalde soorten kanker

Integendeel, als het dieet erg strikt is of niet goed is gepland, kan het moeilijker zijn om bepaalde essentiële voedingsstoffen voor het lichaam te verkrijgen.

2. Welke voedingsmiddelen moeten worden opgenomen in een veganistisch dieet?

Om uit voedingsoogpunt voldoende te zijn, moet het dieet een breed scala aan voedingsmiddelen bevatten. Onder hen fruit; groenten; knollen zoals aardappelen en zoete aardappelen; noten zoals amandelen, hazelnoten, noten, pijnboompitten en pistachenoten; granen zoals quinoa, gierst, boekweit, rijst, amarant, haver, polenta, pasta en couscous; gemalen vlas, sesam, hennep en zonnebloempitten; peulvruchten zoals linzen, kikkererwten, erwten en bonen; en verwerkte plantaardige eiwitten, zoals tofu, seitan en tempeh.

3. Wat zou een eenvoudig voorbeeld van een veganistisch dieet zijn?

Tijdens het ontbijt kunnen veganisten een appel of een banaan eten; een smoothie met kiwi, sinaasappel en ananas of appel, wortel en grapefruit; een handvol noten; of een tomatentoost, natuurlijke tofu en oregano.

Midden in de ochtend kun je een glas groentemelk met muesli-ontbijtgranen consumeren, een integrale toast met salade en veganistische koekjes, een mango of een glas groentemelk met cornflakes.

Onder de lunchopties kunt u kiezen tussen een bord linzen met rijst en pompoen; groentenburgers met salade; erwten gebakken met ui en peper; havermout knoedels met tomaat en natuurlijke tijm; witte bonensalade met ui, peper en wortel; hummus met plakjes komkommer; gekookte basmati rijst met gebakken tomaat of kerrie getextureerde soja.

Wat betreft de snack, kunt u kiezen voor een banaan, een mandarijn, een portie watermeloen, een appel, een peer, twee perziken, zonnebloempitten, amandelen, hazelnoten, noten, natuurlijke pinda's of een mueslireep.

Tot slot kunt u voor het diner selderij en wortels consumeren geraspt met vegan kaas, ui en courgette omelet, vegan chocolade vla, kikkererwtensalade, rijst en tofu met groenten, gebakken groenten en seitan, spaghetti met sanfaina, getextureerde soja wrap en bonen uit blik, caprese salade of veganistische pizza.

De opties zijn gevarieerd en hangen af van de specifieke smaak en verbeelding bij de voorbereiding van elke persoon.

4. Welke aspecten vereisen speciale aandacht in een veganistisch dieet?

Als u ervoor kiest om alle voedingsmiddelen van dierlijke oorsprong te vermijden, is het belangrijk om ervoor te zorgen dat u voldoende eiwitten, ijzer, calcium, zink, vitamine B12 en D, jodium en Omega-3-vetzuren consumeert.

Als u een zeer streng dieet volgt, moet u zeer alert zijn op tekenen van voedingsproblemen, zoals veranderingen in gewicht, huid of haar. Het wordt ook aanbevolen om ten minste eenmaal per jaar medische controles uit te voeren om ervoor te zorgen dat er geen voedingstekorten zijn.

5. Hoe kunnen veganisten vitamine B12 en Omega-3-vetzuren krijgen?

Vitamine B12, nodig om rode bloedcellen te produceren en bloedarmoede te voorkomen, wordt vrijwel uitsluitend in dierlijke producten aangetroffen. Hetzelfde is Omega-3-vetzuren, die de gezondheid van het hart en de hersenfunctie verbeteren.

Het is daarom belangrijk dat veganisten granen en sojaproducten die ermee zijn verrijkt consumeren, of dat ze overwegen voedingssupplementen te nemen. Versgemalen lijnzaad, bloem en lijnzaadolie zijn ook bronnen van Omega-3.

6. Waar moet u op letten bij het ijzerverbruik?

IJzer is erg belangrijk voor energie en voor het goed functioneren van rode bloedcellen. De opname van dit mineraal is moeilijker uit plantaardige bronnen, dus het is noodzakelijk om een grotere hoeveelheid te eten en het te vergezellen met voedingsmiddelen die rijk zijn aan vitamine C, die de spijsvertering bevorderen.

Veganisten kunnen het consumeren van gedroogde bonen en erwten, linzen, peulvruchten, broccoli, spinazie, kool, pruimen, rozijnen, noten, volle granen en verrijkte granen.

Hoofdstuk 5. Hypercalorisch dieet

Het hypercalorische dieet is een voedingsplan dat tot doel heeft meer calorieën binnen te krijgen dan bij dagelijkse activiteit worden verbrand, met als doel om aan te komen.

Net zoals obesitas erg gevaarlijk is voor de gezondheid, is extreme dunheid dat ook.

Gewichtstoename wanneer u een zeer actief metabolisme heeft, veel fysieke activiteit wordt uitgevoerd, er is een gezondheidsprobleem, ondervoeding, stress of een ander type aandoening kan zeer complex zijn. Daarom moet het hypercalorische dieet evenwichtig en gepersonaliseerd zijn en niet alleen proberen de hoeveelheid calorieën te verhogen, maar ook de kwaliteit en kwantiteit van wat er wordt gegeten.

Voor meer informatie over dit onderwerp hebben we de Cubaanse arts Mario Vega Carbó, een specialist in klinische endocrinologie , geïnterviewd .

Dokter Mario,

1. Hoe wordt extreme dunheid behandeld?

Als de dunheid wordt veroorzaakt door een ziekte, moet deze worden behandeld. Als de patiënt gezond is en geen bijbehorende pathologieën heeft, kan een hypercalorisch dieet worden voorgeschreven en proberen het energieverbruik te verminderen.

Hiervoor wordt de inname van pasta, noten, honing, bruine rijst, olie, vlees, vis, eieren, zuivelproducten, fruit en groenten aanbevolen, in de door een voedingsdeskundige voorgestelde verhoudingen.

2. Hoeveel calorieën moeten in een hypercalorisch dieet worden geconsumeerd ?

Omdat elke persoon verschillende hoeveelheden calorieën nodig heeft, afhankelijk van zijn leeftijd, fysieke structuur, geslacht en activiteitenniveau, is er geen standaardmodel om te volgen, maar elk moet zijn doel op een bepaalde manier bepalen.

Deze waarde moet worden vastgesteld na een grondige voedingsstudie en de gewichtstoename moet langzaam en geleidelijk zijn.

3. Waarmee moet rekening worden gehouden bij het plannen van een hypercalorisch dieet?

Een voedingsplan dat streeft naar gewichtstoename moet een calorie-inname hebben tussen 20 en 50% hoger dan normaal, geleidelijk stijgend.

Hiervoor zal het proberen de consumptie van koolhydraten en eiwitten en, in mindere mate, vetten te verhogen, omdat ze een groter gevoel van verzadiging veroorzaken. Hetzelfde is vezelrijk voedsel.

Alle planning moet echter altijd worden gedaan op zoek naar gezonde voeding, omdat het eten van junkfood, snoep en andere producten met schadelijke vetten of geraffineerde suikers het risico op ziekten zoals arteriosclerose, diabetes, hoge bloeddruk, hypercholesterolemie kan verhogen en hypertriglyceridemie, onder anderen.

4. Welke voedingsmiddelen worden aanbevolen om op te nemen in een hypercalorisch dieet?

Onder de calorische voedingsmiddelen die gezond en voedzaam zijn, kunnen we avocado, geitenkaas, sojabonen, zwarte olijven, zalm, noten, donkere chocolade, verse kokosnoot, banaan, hazelnoten, rozijnen noemen, Pompoenpitten, gerst, kikkererwten, olijf- of zonnebloemolie, eieren, honing, mayonaise en boter.

Het vlees dat wordt aanbevolen om te eten is wit, terwijl groenten en fruit worden aanbevolen om gekookt en niet rauw te eten.

Wat zuivelproducten betreft, is het raadzaam om de gehele getallen op te nemen. Yoghurt kan gepaard gaan met noten, zaden, biergist, cacaopoeder, jam of honing, terwijl melk in poedervorm kan worden gebruikt om de puree te verrijken.

Aan de andere kant kunnen pasta, rijst, ontbijtgranen en aardappelen dagelijks worden geconsumeerd.

5. Welke voedingsmiddelen worden aanbevolen om te vermijden in een hypercalorisch dieet?

Hoewel ze veel calorieën kunnen bevatten, zijn sommige voedingsmiddelen niet gezond, dus het is het beste om ze te vermijden. Onder hen kunnen we frisdranken en suikerhoudende dranken, alcohol, industrieel gebak, gefrituurde snacks, worstjes,

40

koekjes, voorgekookte pizza's en ultra-verwerkte sauzen vermelden.

Aan de andere kant moet de temperatuur van het voedsel dat je eet niet erg hoog zijn, want hoe warmer ze zijn, hoe meer ze voldoen.

Evenzo wordt het voor het hoofdgerecht afgeraden om salades of soepen te eten, omdat deze de eetlust verminderen en ervoor zorgen dat u minder eet.

Het is ook belangrijk om maaltijden niet over te slaan en er een of twee snacks tussen te zetten. Het is beter om de inname in 5 of 6 schoten gedurende de dag te verdelen, dan om 2 of 3 zeer overvloedig te maken.

6. Met welke andere aspecten moet rekening worden gehouden bij dit dieet?

Samen met het dieet is het belangrijk om stress onder controle te houden, wat in veel gevallen de belangrijkste factor van gewichtsverlies is. Hiervoor kun je ontspanningstechnieken of yoga oefenen. Met betrekking tot lichaamsbeweging is het gunstig voor de gezondheid en helpt het uw eetlust op te wekken en spiermassa op te bouwen. In het geval van extreme dunheid wordt echter aanbevolen om matige trainingsroutines te volgen, zoals zachte bodybuilding, het vermijden van aerobe oefeningen die het metabolisme activeren en vet verbranden. Aan de andere kant zijn vitaminesupplementen niet aan te raden, omdat in constitutionele dunheid meestal geen voedingstekorten of ondervoeding zijn. Ten slotte kunnen, indien nodig, medicijnen worden gegeven om de eetlust te stimuleren.

Hoofdstuk 6. Caloriearm dieet

Het hypocalorische dieet is een voedingsplan dat tot doel heeft minder calorieën te consumeren dan bij dagelijkse activiteit worden verbrand, met als doel gewicht te verliezen.

Hiervoor is het eerste wat wordt gedaan om een referentieniveau van calorieën in te stellen, gebaseerd op het basale metabolisme en de mate van fysieke slijtage van de persoon.

Vervolgens wordt een menusysteem georganiseerd dat lager is dan dat aantal, zodat het lichaam wordt gedwongen om calorieën uit vetweefsel te consumeren, waardoor het volume wordt verminderd.

Voor meer informatie over dit onderwerp interviewen we Mario Vega Carbó, een endocrinoloog, met meer dan 20 jaar professionele ervaring .

Dokter Mario,

1. Hoeveel calorieën moeten in een hypocalorisch dieet worden geconsumeerd ?

Het hoofddoel van dit dieet is om minder calorieën te consumeren dan gedurende de dag worden gebruikt. Omdat elke persoon verschillende hoeveelheden nodig heeft, afhankelijk van hun leeftijd, fysieke structuur, geslacht en activiteitenniveau, is er geen standaardmodel om te volgen, maar iedereen moet zijn calorische doel op een bepaalde manier bepalen.

Daarom is het raadzaam om een gespecialiseerde voedingsdeskundige te raadplegen om elk geval te bestuderen, een gepersonaliseerd dieet en de te volgen doelstellingen te definiëren.

2. Welke soorten voedsel zijn meestal inbegrepen in dit soort diëten?

De meeste bevatten een breed scala aan groenten en fruit, omdat ze een hoge voedingskracht en een lage calorische dichtheid hebben.

Caloriearm voedsel omvat wortelen, aardbeien, asperges, selderij, broccoli, courgette, watermeloen, meloen, champignons, bloemkool, komkommer, aubergines, tomaten, spinazie, kersen, waterkers, bosbessen, pompoen, kalkoenfilet, peer, sla, kiwi, artisjokken, sinaasappel, grapefruit, verse kaas, olijven, natuurlijke yoghurt, appel, Pruim, ananas, rucola, perzik, zalm en tonijn.

3. Welke voedingsmiddelen probeert u te vermijden?

Tot de voedingsmiddelen die gewoonlijk in dit dieet worden vermeden, behoren gebakken aardappelen, rood vlees, pasta, pizza, margarine, geraffineerde plantaardige oliën, fastfood, ultraverwerkte producten, gefrituurd voedsel, frisdranken, Frisdranken en alcohol.

4. Waarmee moet rekening worden gehouden bij het plannen van een hypocalorisch dieet?

Het is belangrijk dat het plan in evenwicht is en alle voedselgroepen omvat. Om dit te doen, moet je een goede hoeveelheid eiwitten hebben, sommige lipiden om de bijdrage van in vet oplosbare vitaminen en essentiële vetzuren, vezels en microcomponenten te dekken.

Op deze manier wordt ernaar gestreefd dat het lage calorische gehalte bepaalde voedingsstoffen uit het dieet niet beperkt.

5. Wat zijn de beperkingen van dit soort voedsel?

Het probleem met dit dieet is dat het metabolisme zich in de loop van de tijd aanpast aan de calorische afname. Om te overleven, verbruikt het lichaam om minder calorieën te ontvangen ook minder.

Het lichaam vermindert ook het energieverbruik, dus lichamelijke activiteit heeft de neiging af te nemen, omdat we meer moe en lui zijn. Om deze reden wordt het gewichtsverlies kleiner, omdat de consumptie van calorieën in onze reserves geleidelijk afneemt.

In veel gevallen, wanneer het dieet wordt verlaten, slaat het lichaam, dat al gewend is geraakt met minder te werken, overtollig vet op, waardoor het weer in gewicht terugkeert door meer calorieën te consumeren.

6. Voor wie wordt het hypocalorische dieet niet aanbevolen?

Dit dieet wordt niet aanbevolen voor mensen met een hartaandoening, recente beroerte, psychiatrische aandoeningen of een geschiedenis van eetstoornissen zoals boulimia of anorexia, infecties, behandelingen die eiwitverlies veroorzaken, ketose-gevoelige diabetes en bij zwangere en zogende vrouwen.

7. Waarom worden hypocalorische diëten met een 'wonder' niet aanbevolen?

Deze magische diëten zijn erg gevaarlijk, omdat ze meestal geen medische of wetenschappelijke goedkeuring hebben en meestal niet alle essentiële voedingsstoffen overwegen.

Bovendien zijn ze de oorzaak dat patiënten falen in hun pogingen om af te vallen, ontmoedigd te raken en terug te vallen in routines die schadelijk zijn voor hun gezondheid.

Hoofdstuk 7. Ketogeen dieet

Het ketogene dieet of het ketodieet is een type voeding met weinig koolhydraten en zeer veel vet, wat een verandering in de energiebron en metabole toestand veroorzaakt.

Glucose is de belangrijkste brandstof van spieren, hersenen en andere weefsels van het lichaam. Wanneer er een tekort is aan bloedsuiker, maakt het lichaam kleine moleculen genaamd ketonen, die als energie kunnen worden gebruikt. Deze chemicaliën worden geproduceerd in de lever en verbranden vet.

Wanneer te weinig koolhydraten en matige hoeveelheden eiwit worden verbruikt, worden de insulinespiegels verlaagd en begint het lichaam bijna uitsluitend te functioneren met de brandstof die wordt geleverd door ketonen. Hierdoor verbrand je veel vet, wat je helpt af te vallen en andere potentiële gezondheidsvoordelen biedt.

Voor meer informatie over dit onderwerp interviewen we Mario Vega Carbó, een specialist in endocrinologie , die werkt als endocrinoloog bij het Vega & Vado Office.

Dokter Mario ,

1. ¿ C OW bestaat uit een ketogeen dieet?

Het bestaat uit 65 en 75 procent vet, tussen 15 en 25 procent eiwit en tussen 5 en 10 procent koolhydraten.

In dit geval wordt, door de hoeveelheid koolhydraten en gemetaboliseerde eiwitten te beperken, energie verkregen uit het vet dat in het lichaam wordt geconsumeerd en opgeslagen.

2. Welke voedingsmiddelen moeten worden gegeten op dit dieet?

Het toegestane voedsel is dat vet en met wat proteïne. Onder hen kunnen we groenten noemen met weinig koolhydraten, zoals spinazie, komkommer, bloemkool, broccoli, asperges, kool, tomaten en uien; vetrijke vis, zoals zalm, sardine, makreel, forel, tonijn, duif en zwaardvis; vlees en worst, zoals kip, kalkoen en vet vlees; de eieren; de mayonaise; vette zuivelproducten, zoals melkroom, boter, geitenkaas, cheddar, mozzarella of suikervrije yoghurt; noten en zaden, zoals noten, amandelen, pompoen- en chiazaden; en olijf-, kokos- of avocado-olie.

Wat het drankje betreft, is het ideaal water, hoewel je ook koffie, thee en mate kunt drinken, bij voorkeur zonder zoetstof.

3. Welke voedingsmiddelen mogen niet worden gegeten in het ketogeen dieet?

Om ketose te bereiken, is het allerbelangrijkste om te voorkomen dat het eten van koolhydraten. Houd uw consumptie bij voorkeur onder de 40 gram per dag.

Onder de voedingsmiddelen die moeten worden beperkt, zijn fruit, vooral vijgen, druiven, mango, kersen, bananen, mandarijn, sinaasappel en appel; de groenten en knollen met zetmeel ; brood, pasta, bloem, pizza en rijst; de granen ; peulvruchten; snoep

47

en gebak; magere zuivelproducten; suikerhoudende frisdranken, sappen en alcohol; bewerkte voedingsmiddelen en bereide voedingsmiddelen.

4. Wat zijn de voordelen van dit soort voedsel?

Een van de voordelen is dat het je in staat stelt sneller af te vallen dan diëten op basis van weinig vet en veel eiwitten. Bovendien genereert de circulatie van ketonlichamen in het lichaam een grotere afwezigheid van honger, wat de inname helpt verminderen.

Aan de andere kant, voor diegenen met diabetes, verlaagt het de bloedsuikerspiegel, verbetert het de insulinegevoeligheid en vermindert het lichaamsvet en obesitas.

Ondertussen vermindert dit dieet in sommige gevallen van epilepsie bij kinderen ook de frequentie van aanvallen, terwijl het verminderen van suikerconsumptie het risico op kanker kan helpen verminderen.

5. Welke ongemakken kan dit dieet met zich meebrengen?

Een van de belangrijkste nadelen is de lage bijdrage van vitamines, mineralen en vezels, door de consumptie van groenten en fruit te beperken.

Dit kan onder andere leiden tot constipatie, indigestie, vermoeidheid, concentratiestoornissen, hoofdpijn en slapeloosheid.

Bovendien is het ook gebruikelijk om last te hebben van een slechte adem vanwege de hoge productie van ketonlichamen.

Aan de andere kant is deze vorm van voeding niet aan te raden voor mensen met lever- of hartproblemen, omdat het kan leiden tot de ontwikkeling van aritmieën.

Tot slot, door een grote hoeveelheid voedsel te beperken, is het meestal niet duurzaam op de lange termijn.

Hoofdstuk 8. DASH-dieet om de bloeddruk te verlagen

Het DASH- dieet , " Dieetbenaderingen om hypertensie te stoppen", is een soort dieet om de bloeddruk te helpen verlagen.

Het is een natriumarme optie die veel fruit, groenten, volle granen, zuivel en magere eiwitten bevat.

De implementatie ervan kan het risico op een hartaanval, beroerte, osteoporose en nierstenen verminderen en helpt diabetes onder controle te houden en het cholesterolgehalte te verbeteren. Bovendien dient het ook om af te vallen.

Voor meer informatie over dit onderwerp interviewen we Mario Vega Carbó, een specialist in endocrinologie, die werkt als endocrinoloog bij het Vega & Vado Office.

Dokter Mario,

1. Wat is hoge bloeddruk en wat zijn de mogelijke gevolgen ervan?

Bloeddruk is de kracht die wordt uitgeoefend door het bloed dat tegen de wanden van de slagaders circuleert. Wanneer het toeneemt, treedt hypertensie op, een aandoening waaraan een derde van de volwassen bevolking lijdt.

Als het niet wordt behandeld, kan dit ernstige complicaties veroorzaken, zoals een hartaanval, beroerte en nier en visuele schade.

2. Hoe werkt het DASH-dieet en welke soorten voedsel bevat het?

Dit dieet verlaagt hypertensie door de hoeveelheid natrium die per dag wordt verbruikt te verminderen en een verscheidenheid aan voedingsmiddelen toe te voegen die rijk zijn aan kalium, calcium, magnesium en vezels.

Hun gerechten bevatten veel groenten, fruit, magere zuivelproducten, volle granen, peulvruchten, zaden, noten, plantaardige oliën, vis, gevogelte en mager vlees. Kalium, aanwezig in aardappelen, spinazie en bananen, helpt de bloeddruk onder controle te houden.

3. Welke voedingsmiddelen worden vermeden in het DASH-dieet?

In dit dieet worden zout, verzadigde vetten en totale vetten vermeden , waardoor de consumptie van rood vlees, volle zuivelproducten, gefrituurd voedsel, snoep en suikerhoudende en alcoholische dranken wordt verminderd.

4. Wat is de aanbevolen natriuminname?

Over het algemeen wordt aanbevolen om uw verbruik te verminderen tot 2.300 milligram per dag. Als de patiënt al lijdt aan hypertensie, diabetes of nierziekte heeft of ouder is dan 50 jaar, is het ideaal om minder dan 1500 milligram per dag te consumeren.

5. Hoe kunt u de zoutinname verminderen?

Om de consumptie ervan te verminderen, wordt het aanbevolen om voedsel te kruiden met kruiden en specerijen, citroen, limoensinaasappel of azijn.

Vermijd ook ingeblikt voedsel of spoel ze in water en controleer de etiketten van producten die zijn gekocht om het natriumgehalte te zien.

Andere tips zijn het verminderen van voedsel en kruiden met veel zout, zoals augurken, olijven, worstjes, mosterd en tomaten- en sojasausen; en voeg het niet toe bij het koken van rijst, pasta of warme ontbijtgranen.

6. Hoeveel porties van elk voedsel moeten per dag worden geconsumeerd bij dit dieet?

Geschat wordt dat 6 tot 8 porties granen (brood, granen, rijst, pasta), 4 tot 5 porties groenten (tomaten, wortelen, broccoli, zoete aardappelen, groenten), 4 tot 5 porties van fruit (banaan, sinaasappel, appel, peer, kiwi, watermeloen, mandarijn, aardbei), 2 tot 3 porties zuivelproducten (melk, yoghurt, kaas), minder dan 6 porties mager vlees, gevogelte en vis, en 2 tot 2 3 porties vetten en oliën.

Daarnaast kunnen 4 tot 5 porties noten, zaden en peulvruchten (amandelen, zonnebloempitten, bonen, erwten, linzen) en minder dan 5 porties snoep (gelei, jam, sorbet, limonade, ijs) per week worden gegeten. fruit, snoepjes, magere zoete koekjes).

7. Welk advies kan worden gegeven aan iemand die het DASH-dieet wil implementeren?

Het eerste dat kan worden verteld, is dat u niet probeert uw dieet 's nachts te veranderen, maar in plaats daarvan geleidelijk doet.

Dan moet je vlees gaan beschouwen als een onderdeel van de maaltijd en niet als het hoofdgerecht. Integendeel, je moet stoppen met het zien van de groenten als bijgerecht en begrijpen dat goed vergezeld de basis van voedsel kan zijn.

Ondertussen, om meer fruit te eten, kun je ze toevoegen aan ontbijtgranen of havermout of ze kiezen als dessert voor lunch of diner, of als snackoptie.

8. Biedt het DASH-dieet alle benodigde voedingsstoffen?

Ja, als het goed gepland en gepersonaliseerd is, is het een gezond dieet voor zowel volwassenen als kinderen. Een laag gehalte aan verzadigd vet en veel vezels is een zeer aanbevolen eetstijl voor iedereen door het verstrekken van alle voedingsstoffen.

9. Welke andere aspecten zijn belangrijk bij dit dieet?

Naast het verzorgen van voedsel, wordt voor een betere controle van de bloeddruk ook regelmatige lichaamsbeweging aanbevolen, een voldoende lichaamsgewicht behouden, veel water drinken, niet roken en stress beheersen.

Aan de andere kant, als de persoon medicijnen gebruikt om hypertensie te behandelen, moet hij deze blijven gebruiken zodra hij het DASH-dieet heeft.

Hoofdstuk 9. Koolhydraten tellen om diabetes te beheersen

Koolhydraten tellen is een maaltijdplanningstechniek die tot doel heeft het niveau van bloedglucose te regelen.

Het is speciaal ontworpen voor mensen met diabetes en houdt in dat dagelijks het voedsel wordt bijgehouden.

Koolhydraten zijn een van de belangrijkste voedingsstoffen in voedsel en bevatten suikers, zetmeel en vezels.

Sommige zijn gezond, zoals die afkomstig zijn van fruit, groenten en volle granen, en anderen niet zo veel, zoals die gevonden worden in voedingsmiddelen en dranken met toegevoegde suikers.

Voor meer informatie over dit onderwerp interviewen we Dr. Mario Vega Carbó, een specialist in endocrinologie, met meer dan 20 jaar ervaring.

Dokter Mario,

1. Hoe werkt het tellen van koolhydraten en waarvoor wordt het gebruikt?

Voedingsmiddelen die koolhydraten bevatten, kunnen de bloedglucose verhogen, omdat het lichaam ze snel omzet in suiker.

Door de hoeveelheid die per dag wordt verbruikt te tellen, is het mogelijk om een maximale limiet in te stellen waarmee de niveaus van deze stof in het lichaam onder controle kunnen worden gehouden.

Veel van de voedingsmiddelen die koolhydraten bevatten, zijn voedzaam en een fundamenteel onderdeel van een gezond dieet. Het doel is niet om ze uit voedsel te verwijderen, maar om te proberen de juiste hoeveelheid te eten.

2. Hoe wordt deze telling gedaan?

Koolhydraten worden geteld per gram. Om deze meting uit te voeren, is het noodzakelijk om te weten welk voedsel ze bevat en te leren berekenen hoeveel gram per portie wordt gegeten, om een totale dagelijkse hoeveelheid te verkrijgen.

Uw arts kan u leren de waarden te bepalen of u kunt een speciaal dieet voorstellen op basis van de glucosewaarden die u wilt bereiken.

3. Welke voedingsmiddelen bevatten koolhydraten?

Koolhydraten zijn aanwezig in een grote hoeveelheid voedsel. Onder hen kunnen we granen noemen, zoals brood, noedels, pasta, crackers, granen en rijst; fruit, zoals appels, bananen, mango's, meloenen en sinaasappels; zuivelproducten, zoals melk en yoghurt; peulvruchten, zoals bonen, linzen en erwten; snoep, zoals gebak, koekjes, snoep en andere desserts; Sappen, frisdranken en sportdranken; en groenten, zoals aardappelen, maïs en erwten.

4. Welke voedingsmiddelen bevatten ze niet?

Rood vlees, vis, gevogelte, de meeste kazen, eieren, noten en oliën bevatten geen koolhydraten.

5. Hoeveel koolhydraten moeten er per dag worden geconsumeerd?

De ideale hoeveelheid hangt af van elke persoon, rekening houdend met hun levensstijl, hun geslacht, hun leeftijd, de activiteiten die ze uitvoeren en of ze al dan niet aan bepaalde ziekten lijden.

Gemiddeld kan worden geschat dat de consumptie van koolhydraten voor de meeste mensen tussen 45 en 60 procent van de totale dagelijkse calorieën zou moeten zijn.

Een gram koolhydraten levert ongeveer 4 calorieën. Voor een dieet van 1600 calorieën per dag zou men bijvoorbeeld ongeveer 200 gram koolhydraten kunnen voorstellen, wat goed zou zijn voor 50 procent van de totale calorieën.

Voor de meeste volwassenen met diabetes wordt een dieet van ongeveer 135 gram per dag aanbevolen, maar elke persoon moet zijn eigen koolhydraatdoel hebben.

6. Hoe kun je de hoeveelheid koolhydraten berekenen?

Om dit te doen, moet u de etiketten met voedingsinformatie van de voedingsmiddelen die normaal worden geconsumeerd, bekijken om de hoeveelheid koolhydraten per portie te kennen.

57

Het is ook mogelijk om deze informatie te verkrijgen in boeken of websites, door een voedingsdeskundige te raadplegen of door schalen of maatbekers te gebruiken.

Als voorbeeld, en om als basis te hebben, zijn er ongeveer 15 gram koolhydraten in een klein fruit, een half kopje ingeblikt fruit, een sneetje brood, een half kopje havermout, een derde van een kopje noedels of rijst en 5 koekjes zout.

Naarmate de persoon vertrouwd raakt met het voedsel en de grammen, wordt het tellen gemakkelijker.

7. Hoe is het mogelijk om te weten of het tellen van koolhydraten effectief is?

In het ideale geval controleert u regelmatig de bloedglucosewaarden om te zien of deze hoog, normaal of laag zijn.

Als ze erg hoog zijn, moet de patiënt mogelijk zijn eetpatroon of levensstijl aanpassen.

Hoofdstuk 10. Glycemisch indexdieet

Het dieet op basis van de glycemische index is een voedingsplan dat wordt bepaald door de manier waarop voedsel de bloedsuikerspiegel beïnvloedt.

Over het algemeen wordt ernaar gestreefd die te consumeren die koolhydraten bevatten die minder snel een toename van de hoeveelheid glucose in het lichaam veroorzaken. Dit dieet kan zeer nuttig zijn voor het verliezen van gewicht en het voorkomen of beheersen van chronische aandoeningen zoals diabetes of hypercholesterolemie en hart- en vaatziekten.

De glycemische index is een classificatiesysteem dat een nummer toekent aan voedsel en dient als een hulpmiddel om betere voedselkeuzes te maken.

Voor meer informatie over dit onderwerp interviewen we Mario Vega Carbó, een specialist in endocrinologie, die werkt als endocrinoloog bij het Vega & Vado Office.

Dokter Mario,

1. Hoe wordt de glycemische index gemeten?

Over het algemeen wordt dit cijfer verkregen door te vergelijken hoeveel een levensmiddel de bloedsuikerspiegel verhoogt ten opzichte van pure glucose, voorgesteld door het getal 100. De waarden zijn onderverdeeld in drie categorieën: lage glycemische index, variërend van 1 tot 55 ; medium, variërend van 56 tot 69; en lang, 70 of meer.

2. Welke voedingsmiddelen zijn in elke categorie?

Onder die met een lage glycemische index zijn groene bladgroenten, de meeste vruchten, rauwe wortelen, kikkererwten, linzen en zemelengraan.

In de middelste categorie zijn suikermaïs, bananen, rauwe ananas, rozijnen, havermoutgranen en roggebrood.

Ondertussen kunnen we binnen de high rijst en wit brood, aardappelen en honing noemen.

3. Welke effecten heeft de glycemische index op de eetlust?

Geschat wordt dat voedingsmiddelen met een hoge glycemische index een snelle toename van de bloedsuikerspiegel veroorzaken en daarom snel een toename van de eetlust genereren. Door het contrast, dat wordt aangenomen dat mensen met een lage vertraging dit gevoel van honger, waardoor ze minder te eten. Wetenschappelijke studies over dit onderwerp hebben echter geen doorslaggevende resultaten opgeleverd.

4. Wat zijn de beperkingen van deze tool?

De glycemische index geeft niet de hoeveelheden en porties weer die voor elk voedsel moeten worden geconsumeerd. Sommige hebben bijvoorbeeld een hoge waarde, maar weinig verteerbare koolhydraten, dus je moet er veel van eten om het suikergehalte aanzienlijk te verhogen.

Anderzijds verhogen vloeistoffen en langdurig koken de absorptiesnelheid, terwijl een hoog vet- of vezelgehalte dit vermindert.

Kortom, de invloed ervan op bloedglucose hangt ook af van andere factoren, zoals de bereidingswijze, verwerking en combinatie met andere voedingsmiddelen.

5. Hoe is dit probleem opgelost?

Om deze moeilijkheid te verhelpen, werd het concept van "glycemische belasting" ontwikkeld. Het is een numerieke waarde die de verandering aangeeft die optreedt in de bloedsuikerspiegel door een gewoon portie van een voedingsmiddel in te nemen, waardoor de effecten beter kunnen worden voorspeld.

De glycemische belasting is ook verdeeld in drie categorieën: laag (1 tot 10), gemiddeld (11 tot 19) en hoog (20 of meer).

6. Wat zijn de belangrijkste factoren waarmee rekening moet worden gehouden bij een gezond dieet van diabetici?

Sommige sleutels zijn: om voedingsmiddelen met een hoog suikergehalte te beperken; eet gedurende de dag kleine porties; besteed speciale aandacht aan de hoeveelheid ingenomen koolhydraten en probeer elke dag hetzelfde aandeel te behouden; consumeer een breed scala aan hele voedingsmiddelen, fruit en groenten; eet minder verzadigd vet; en vermijd zout en alcohol.

7. Welke controlemethode is voor een persoon met diabetes veiliger, het tellen van koolhydraten of de glycemische index?

Over het algemeen wordt geschat dat de hoeveelheid koolhydraten in het dieet een betere controle van de bloedsuikerspiegel mogelijk maakt dan de glycemische index. Maar goed toegepast, beide methoden zijn effectief.

Hoofdstuk 11. Dieet en dyslipidemie

Hypercholesterolemie en hypertriglyceridemie verhogen het risico op hart- en vaatziekten, hartaanvallen, beroertes en lever- of nierproblemen.

Beide aandoeningen houden een toename in van vetten die in het bloed circuleren en zijn meestal gerelateerd aan overgewicht, een ongezond dieet en gebrek aan lichaamsbeweging. Een uitgebalanceerd dieet, met een lage inname van verzadigde vetten, is essentieel om atherosclerose te voorkomen en de bloeddruk en insulineresistentie te verlagen.

Voor meer informatie over dit onderwerp interviewen we Mario Vega Carbó, een specialist in endocrinologie, die werkt als endocrinoloog bij het Vega & Vado Office .

Dokter Mario,

1. Wat zijn de sleutels tot een dieet van een patiënt met dyslipidemie?

Als eerste stap moet het weinig calorieën en vet bevatten, vooral verzadigde, en je moet ook suiker, geraffineerde koolhydraten en alcoholgebruik vermijden. Het is belangrijk om vlees te vervangen door gezondere opties, zoals olijfolie en vis zoals makreel of zalm, en het verbruik van complexe koolhydraten met een hoog vezelgehalte te verhogen. Om het dieet aan te vullen, moet u bovendien regelmatig sporten, veel water drinken, overgewicht elimineren en stoppen met roken.

63

2. Welke voedingsmiddelen worden in deze gevallen aanbevolen?

Voor dit dieet moet u magere melkproducten, gevogelte en mager vlees zonder zichtbaar vet of huid kiezen en veel fruit, groenten en salades consumeren.

De voorkeur moet ook worden gegeven aan blauwe vis (sardines, ansjovis, tonijn, zalm en makreel) boven rood vlees en vervang eierdooiers voor eiwitten.

Peulvruchten moeten worden gemaakt met een laag vetgehalte en voor smaakstoffen kunnen kruiden, mosterd, azijn of citroen worden gebruikt.

Daarnaast zijn volkoren brood, geraffineerde of volkoren granen, rijst, pasta, bloem en griesmeel toegestaan, terwijl suiker kan worden vervangen door sacharine.

3. Welke voedingsmiddelen moeten in dit dieet worden vermeden?

Vermijd volle melk en zuivelproducten en voedingsmiddelen die rijk zijn aan eenvoudige koolhydraten, zoals suiker, honing, gelei, snoep, fruit op siroop, jam, compotes en banketproducten, gebak en gebak.

Je mag ook geen voorgekookt voedsel eten, zoals gebakken vis, gepaneerde kip, kroketten, snacks, lasagne, stoofschotels en pizza's, of romig ijs. Bovendien moet u rundvlees, rundvlees, varkensvlees en lamsvlees, worstjes, patat, boter, margarine, mayonaise en ketchup en gedroogd voedsel vermijden.

Anderzijds moet de consumptie van alcohol, frisdranken en commerciële sappen worden beperkt.

4. Wat zijn de aanbevolen vormen van koken?

Stomen en stomen (gekookt of gepocheerd), gegrild, gegrild, gegrild, gebakken of in de magnetron of papillote worden aanbevolen.

Integendeel, beignets, gepaneerd, gehavend, stoofschotels en stoofschotels moeten worden vermeden. Daarnaast wordt het gebruik van extra vergine olijfolie bij de bereiding van de gerechten en het regelen van de hoeveelheid zout voor het koken geadviseerd.

5. Met welke andere aspecten moet in dit dieet rekening worden gehouden?

Voor mensen met abnormale cholesterol- of triglyceridenniveaus is het belangrijk om de etiketten te lezen van de producten die ze kopen. Wanneer ze aangeven dat ze "gemaakt zijn met plantaardig vet", zonder het type te verduidelijken, zijn ze hoogstwaarschijnlijk bereid met palm- of kokosolie, die niet raadzaam zijn voor deze patiënten.

Aan de andere kant wordt het aanbevolen om voedingsmiddelen te vermijden die transvetzuren, gehydrogeneerde vetten en rijk aan natrium bevatten.

Hoofdstuk 12. Dieet voor verhoogde urinezuur

Jicht is een vorm van artritis die optreedt wanneer urinezuur zich ophoopt in het bloed en ontstekingen in de gewrichten veroorzaakt. ·

Het wordt gekenmerkt door plotselinge en intense aanvallen van pijn, waarbij het getroffen gebied zonder duidelijke reden zwelt, rood wordt en verwarmt.

De meest voorkomende komt voor in de grote teen, die erg vervelend kan zijn en zich 's nachts manifesteert, waardoor de persoon plotseling wakker wordt van het ongemak.

Het volgen van een dieet dat de productie van urinezuur beperkt en de eliminatie ervan verhoogt, kan de ziekte helpen beheersen.

Voor meer informatie over dit onderwerp, we interviewden Cubaanse arts Mario Vega Carbo, specialist in endocrinologie Cli nica .

Dokter Mario,

1. Wat is urinezuur?

Het is een organische verbinding gevormd wanneer desintegreert metabolisme van purines, die stoffen in bepaalde voedingsmiddelen en dranken.

Purines zijn nodig om de lichaamscellen te regenereren en hun overtollige hoeveelheid wordt geëlimineerd in de urine in de vorm van urinezuur.

Wanneer het in de bloedbaan blijft, creëert het kristallen in de gewrichten die ontstekingen en veel pijn veroorzaken.

2. Hoe kan een goed dieet helpen bij de behandeling van jicht?

Het eten van bepaalde voedingsmiddelen en dranken en het vermijden van anderen kunnen helpen het urinezuurgehalte in het bloed te verlagen.

Hoewel het dieet de ziekte niet geneest of medicijnen vervangt, kan het terugkerende aanvallen en de progressie van gewrichtsschade verminderen.

Het helpt ook om gewicht te verliezen en obesitas te voorkomen, wat het risico op lijden aan deze ziekte verhoogt.

3. Welke voedingsmiddelen moeten in dit dieet worden opgenomen?

Onder de aanbevolen voedingsmiddelen zijn fruit, groenten en volle granen die complexe koolhydraten bieden.

Binnen fruit worden vooral kersen, appels, aardbeien, frambozen, bosbessen en rood fruit in het algemeen geadviseerd . Ook citrusvruchten, zoals sinaasappel, citroen, grapefruit, limoen of mandarijn.

Wat groenten betreft, zijn degenen die het meest helpen bij het verlagen van urinezuur artisjokken, uien, pompoenen, selderij en wortelen.

Vis en vlees kunnen in gematigde doses worden geconsumeerd, waarbij kip, kalkoen, konijn, tong, heek en verse kabeljauw het meest worden aanbevolen.

Aan de andere kant moeten zuivelproducten weinig vet en magere melk bevatten.

Andere voedingsmiddelen die in het dieet kunnen worden opgenomen, zijn aardappelen, noten, olijfolie uit zonnebloem- of maïszaden en granen, zoals rijst, tarwe en producten die daarvan zijn gemaakt.

Wat betreft drankjes wordt naast water ook koffieconsumptie aanbevolen, wat de risico's op jicht kan helpen verminderen.

Als u alcohol wilt drinken, kan wijn een goede optie zijn.

4. Welke voedingsmiddelen en dranken moeten worden vermeden?

In dit dieet is het belangrijk om high-fructose maïssiroopvoedsel en de verzadigde vetten in rood vlees zoals kalfsvlees, varkensvlees, os of lam te vermijden; gevogelte vlees; worsten zoals worsten of worsten; en vetrijke zuivelproducten.

Aan de andere kant hebben de lever, nier, spiermaag, ansjovis, schaaldieren, zalm, sardines en tonijn een hoog gehalte aan purines, dus ze mogen niet worden geconsumeerd.

Wat groenten betreft, worden asperges en spinazie afgeraden.

Bovendien is het belangrijk om suikerhoudende voedingsmiddelen, zoals gezoete granen, bakkerijproducten, industriële zoete deegwaren en snoepjes, en gedehydrateerde voedingsmiddelen, zoals envelopsoepen, te beperken.

Ook sojaolie en reuzel.

Wat dranken betreft, wordt het aanbevolen om alcohol te vermijden, met name bier en sterke drank, met suiker gezoete dranken en natuurlijk zoete vruchtensappen.

5. Wat moet je eten en drinken tijdens een jichtaanval?

In deze gevallen is het belangrijk om veel water te drinken; beperk rood vlees, vis en suiker en eet eiwit met mate.

Om urinezuur snel te helpen verlagen, kunt u magere melk en zuivelproducten gebruiken, eieren, granen, fruit en groenten met weinig purines.

Vermijd ook alcoholische dranken, vruchtensappen en suikerhoudende dranken.

6. Welke andere aanbevelingen zijn belangrijk?

Tijdens dit dieet wordt geadviseerd om ongeveer 5 of 6 keer per dag kleine porties te eten en veel water te drinken om een goede hydratatie te behouden en de verwijdering van urinezuur door de urine te bevorderen.

Daarnaast wordt aanbevolen om met mate te eten en regelmatig te sporten om overgewicht te voorkomen.

Ten slotte kan het ook nodig zijn om vitamine C-supplementen te nemen, wat helpt om het urinezuurgehalte te verlagen.

Hoofdstuk 13. Dieet bij nierlithiasis

Nierlithiasis, ook bekend als "stenen" in de nieren, is een aandoening die wordt veroorzaakt door de aanwezigheid van urinewegstenen.

Het ontstaat wanneer de urine een hoge concentratie minerale zouten bevat die niet correct worden verdund.

De meest voorkomende symptomen zijn hevige pijn in de onderrug, bloed of het verwijderen van zand bij het plassen, zweten, misselijkheid en braken wanneer er pijncrises optreden.

Een goed dieet, zoals het DASH-dieet dat al in een ander hoofdstuk is besproken, kan nierstenen helpen voorkomen

Voor meer informatie over dit onderwerp hebben we gesproken met Mario Vega Carbó, een specialist in endocrinologie, die momenteel werkt als endocrinoloog bij het Vega & Vado Office.

Dokter Mario,

1. Wat kan worden gedaan om nierlithiasis te voorkomen?

Het belangrijkste is om het lichaam altijd goed gehydrateerd te houden. In die zin is het raadzaam om dagelijks 2 tot 3 liter water te drinken om de urine verdund te houden, waardoor het moeilijk is om stenen te vormen.

71

Donker gele urine is daarentegen een teken dat u niet voldoende vocht drinkt.

Bovendien wordt het ook aanbevolen om een gezond leven en lichaamsbeweging te leiden, omdat obesitas en een zittende levensstijl de mogelijkheid vergroten om lithiasis te genereren.

Wat betreft het dieet, de sleutel is om zout en natrium, suikers, alcohol en overtollig vlees en dierlijke eiwitten te vermijden. Deze omvatten rundvlees, kip, varkensvlees, vis en eieren. Bovendien moeten koffie, thee en frisdranken ook worden verminderd.

Integendeel, een vetarm dieet en het eten van citroenen en sinaasappels, waarvan citraat steenvorming voorkomt, wordt aanbevolen

2. Hoeveel soorten nierstenen zijn er?

De berekeningen kunnen worden onderverdeeld in 4 soorten. De meest voorkomende, tussen 75 en 80 procent, wordt gevormd door oxalat of calcium, terwijl de resterende 20 tot 25 procent overeenkomen met urinezuur, struviet en cystine. Individuele behandeling hangt af van het type berekening.

3. Welk dieet moet worden gevolgd bij de berekening van calciumoxalaat?

Als de patiënt een dergelijke berekening had, wordt aanbevolen dat hij de hoeveelheid zout en natrium in het dieet vermindert, waardoor het wordt beperkt tot minder dan 2.400 milligram per dag.

Over het algemeen is het niet raadzaam om de calciuminname aanzienlijk te verlagen, omdat dit botverlies en osteoporose kan veroorzaken. Het is raadzaam om slechts 2 of 3 porties per dag te eten van voedingsmiddelen zoals melk, kaas, yoghurt en tofu.

Wat oxalaat betreft, moeten voedingsmiddelen zoals pinda's, thee, oploskoffie, bieten, bonen, rabarber, bramen, frambozen, aardbeien, chocolade, druiven, donkere bladgroenten, griesmeel, noten, tofu, zoete aardappelen en bier worden beperkt.

4. Welk dieet moet worden gevolgd bij de berekening van urinezuur?

In dit geval wordt aanbevolen om alcohol te vermijden; de ansjovis; de asperges; biergist of bakpoeder; bloemkool; de sauzen; de schimmels; de oliën; orgaanvlees, zoals lever, nier of spiermaag; Sardines en spinazie.

Het wordt ook geadviseerd om de consumptie van dierlijke eiwitten in elke maaltijd en vet voedsel zoals dressings, ijs en gefrituurd voedsel te beperken.

Integendeel, het is goed om voldoende koolhydraten, citroenen en sinaasappels in het dieet op te nemen. Vervang vlees ook door plantaardig voedsel dat rijk is aan eiwitten, zoals peulvruchten, sojaproducten, noten of gedroogd fruit en zonnebloempitten.

5. Hoe kunnen cystine- en struvietstenen worden vermeden?

Het is het beste om dit soort stenen te drinken, vooral water.

In het geval van cystinestenen wordt ook aanbevolen om voedsel met methioninebronnen te beperken, zoals eieren, kaas, vis, noten en bonen.

6. Hoe kunt u de zoutinname verminderen?

Om de consumptie ervan te verminderen, wordt het aanbevolen om voedsel te kruiden met kruiden en specerijen, citroen, limoensinaasappel of azijn.

Vermijd ook ingeblikt voedsel of spoel ze in water en controleer de etiketten van producten die zijn gekocht om het natriumgehalte te zien.

Andere tips zijn het verminderen van voedsel en kruiden met veel zout, zoals augurken, olijven, worstjes, mosterd en tomaten- en sojasausen; en voeg het niet toe bij het koken van rijst, pasta of warme ontbijtgranen.

7. Kunnen vitaminesupplementen het uiterlijk van stenen genereren?

Van vitamine B is niet aangetoond dat het een schadelijk effect heeft voor mensen met nierstenen. Het gebruik van vitamine C en D, visleverolie en calciumhoudende minerale supplementen kan echter de kans op het vormen van stenen vergroten. Daarom wordt aanbevolen om de diëtist te raadplegen voordat u ze gebruikt.

Hoofdstuk 14. Dieet voor chronische nierziekte

Chronische nierziekte omvat progressief verlies van nierfunctie. Deze twee organen zijn verantwoordelijk voor het filteren van het bloed en het elimineren van afval en overtollig water uit het lichaam via de urine.

De belangrijkste oorzaken van deze medische aandoening zijn diabetes en hoge bloeddruk. Vaak heeft het geen symptomen totdat de gevolgen ernstig zijn. Wanneer de nieren het vermogen verliezen om afval en vloeistoffen te verwijderen, moet de patiënt dialyse ondergaan of een orgaantransplantatie ondergaan. Een goed dieet kan helpen de schade onder controle te houden en te voorkomen.

Voor meer informatie over dit onderwerp interviewen we Mario Vega Carbó, een specialist in endocrinologie, die werkt als endocrinoloog bij het Vega & Vado Office.

Dokter Mario,

1. Hoe kan een verandering in dieet deze patiënten helpen?

Alles wat we eten en drinken beïnvloedt onze gezondheid. Een voldoende gewicht behouden en een uitgebalanceerd dieet volgen, kunnen de bloeddruk en diabetes helpen beheersen en nieraandoeningen voorkomen. Bovendien kunnen de beperking van vloeistoffen en de consumptie van voedsel met weinig eiwitten, kalium, fosfor en andere elektrolyten voorkomen dat schade aan deze organen zich voortzet.

2. Wat is het doel van dit dieet?

Het streeft naar een evenwicht in de niveaus van elektrolyten, mineralen en vloeistof in het lichaam.

Bovendien wil het bij mensen die dialyse nodig hebben de ophoping van afval verminderen en vloeistoffen beperken, wat erg belangrijk is omdat deze patiënten heel weinig urineren.

3. Wat zijn de belangrijkste voedingssuggesties?

Gewoonlijk worden in deze gevallen eiwitarme diëten aanbevolen, omdat ze de nieren hard laten werken en ze kunnen beschadigen.

Sommige voedingsmiddelen met weinig eiwitten zijn fruit, groenten, brood, pasta en rijst. Integendeel, rood vlees, kip, vis en eieren moeten worden vermeden.

Om deze voedingsstoffen te vervangen, kunt u meer koolhydraten consumeren als energiebron. Er moet echter naar gezonde opties worden gezocht, waarbij suikers en frisdranken worden vermeden.

Wat vetten betreft, worden enkelvoudig onverzadigde en meervoudig onverzadigde aanbevolen, zoals olijf-, pinda- en maïsolie, die het hart helpen beschermen.

Integendeel, de verzadigde (rood vlees, boter, melk en derivaten daarvan) en trans (gebakken, cakes, koekjes) die het cholesterolgehalte en de risico's op hartaandoeningen kunnen verhogen, moeten worden vermeden.

4. Wat moet er gebeuren met fosfor, calcium en kalium?

De nieren zijn ook verantwoordelijk voor het in evenwicht brengen van de zouten en mineralen die in het bloed circuleren, zoals calcium, fosfor, natrium en kalium. Wanneer deze organen niet goed werken, kunnen fosforgehaltes te hoog en lager calciumgehalte zijn, waardoor zwakkere botten ontstaan. Daarom beperkt dit dieet meestal fosforrijk voedsel, zoals melk, yoghurt en kaas. Bovendien moet de patiënt mogelijk calcium- en vitamine D-supplementen nemen om het evenwicht tussen deze twee chemicaliën in het lichaam te regelen.

Wat kalium betreft, wanneer de nieren niet goed werken, kan het zich ook ophopen en abnormale hartritmes genereren. In deze gevallen wordt het aanbevolen om sinaasappels, kiwi's, bananen, meloen, pruimen, asperges, avocado, aardappelen en tomaten te vermijden, naast andere voedingsmiddelen die rijk zijn aan deze chemische stof.

5. Waarom is het belangrijk om de natriuminname te beperken?

Natriumbeperking helpt bij het beheersen van hypertensie, voorkomt verhoogde dorst en voorkomt dat het lichaam extra vocht vasthoudt.

Om de consumptie ervan te verminderen, wordt het aanbevolen om voedsel te kruiden met kruiden en specerijen, citroen, limoensinaasappel of azijn.

Vermijd ook ingeblikt voedsel of spoel ze in water en controleer de etiketten van producten die zijn gekocht om het natriumgehalte te zien.

6. Hoe moet de consumptie van vloeistoffen in dit dieet worden beheerd?

Zoals ik al eerder zei, is het, wanneer de patiënt dialyseert, noodzakelijk om hun consumptie tussen sessies te beperken om ophoping in het lichaam te voorkomen.

Als dit niet wordt geregeld, kan overtollig vocht in het hart en de longen worden gegenereerd en ademhalen bemoeilijken, wat onmiddellijke medische hulp vereist.

Om het verbruik te verminderen is het raadzaam om zoute voedingsmiddelen te vermijden en af te koelen tijdens warme dagen.

7. Welk ander voedingsadvies kan worden gegeven aan patiënten met chronische nierziekte?

Over het algemeen, wanneer deze toestand vergevorderd is, hebben patiënten meestal bloedarmoede en moeten ze meer ijzer consumeren. Sommige voedingsmiddelen die rijk zijn aan dit mineraal zijn lever, bloedworst, noten, peulvruchten en groene bladgroenten. Aan de andere kant wordt hen geadviseerd om naast het volgen van een gezond dieet de porties te controleren, langzaam te eten en excessen te vermijden.

Hoofdstuk 15. Dieet voor G- astritis en R- uitstroom G- astro-oesofageaal

De gastritis is een ontsteking van de slijmlaag van de maag, die pijn in de bovenbuik, misselijkheid en soms braken veroorzaakt.

Op zijn beurt is reflux een aandoening waarbij maagzuur terugkeert naar de slokdarm, de voering ervan irriteert en zuurgraad en oprispingen van voedsel en vloeistoffen veroorzaakt.

Vanwege hun symptomen en complicaties veroorzaken deze aandoeningen meestal gebrek aan eetlust en verlangen om te eten.

Het volgen van een goed dieet kan de spijsvertering vergemakkelijken en dit soort ongemak voorkomen.

Voor meer informatie over dit onderwerp hebben we gesproken met Mario Vega Carbó, een specialist in endocrinologie , die momenteel werkt als endocrinoloog bij het Vega & Vado Office.

Dokter Mario,

1. Welke richtlijnen moeten mensen met gastritis of reflux volgen?

Dit type patiënten wordt geadviseerd om de consumptie van alcohol en overvloedig, zwaar of gekruid voedsel te vermijden, wat hun symptomen kan verergeren.

Ze worden ook geadviseerd om langzaam, in kleine hoeveelheden te eten, voedsel goed te kauwen en de inname te verdelen in 4 of 5 maaltijden per dag.

Bovendien is het belangrijk om voedsel te verminderen en vet te koken, en geen voedsel te eten bij extreme temperaturen, of erg koud of erg heet, omdat ze irritatie kunnen verbeteren.

2. Welke soorten voedsel worden aanbevolen voor deze patiënten?

In dit dieet is het belangrijk om veel fruit en groenten op te nemen, die antioxidanten, B-vitamines en plantaardige vezels bevatten. Ook rijst en aardappelen en peulvruchten in zacht koken.

Wat zuivelproducten betreft, wordt magere of halfvolle melk, verse kaas en lichte of magere yoghurt aanbevolen.

Van zijn kant is wit vlees ideaal, zoals kip zonder vel of kalkoen, en witte vis.

Voedingsmiddelen die rijk zijn aan Omega 3-vetzuren, zoals zalm of makreel, hebben een ontstekingsremmende functie, dus het is goed om ze op te nemen.

Het beste drinken is altijd het water, en je kunt ook zachte ontdooide bouillons en spijsverteringsinfusies zoals venkel, kamille of citroenmelisse drinken.

3. Welke soorten voedsel worden niet aanbevolen?

In dit dieet moet u voedingsmiddelen vermijden die rijk zijn aan zout of suiker, vette zuivelproducten, onrijpe of zure vruchten, citrusvruchten, gebak, gebak, worst, ijs en rundvlees of rundvlees.

Ook kruidige smaakmakers, vette sauzen, stoofschotels, gefrituurd voedsel, chocolade, brood met volle melk en windafdrijvende middelen, zoals venkel, munt, basilicum, koriander, wortel, noot Nootmuskaat of salie.

Aan de andere kant kunnen sommige mensen intolerantie hebben voor winderige groenten (artisjok, kool, bloemkool, broccoli, knoflook, komkommer en ui) of zure voedingsmiddelen zoals tomaten.

Wat betreft dranken moeten naast alcohol thee, koffie en frisdrank worden vermeden.

4. Welk type koken wordt aanbevolen voor deze gevallen?

Cookings wordt aangeraden koken, folie, magnetron of oven stoom. Integendeel, u moet gegrild en gefrituurd voedsel vermijden .

5. Welke andere aspecten zijn belangrijk om deze kwalen te voorkomen?

Andere aanbevelingen zijn niet roken, een gezond gewicht behouden en stress beheersen, omdat dit de maagzuren verhoogt. Draag ook geen strakke kleding en ga niet liggen of slapen na het eten, maar wacht 2 of 3 uur.

Wat vloeistoffen betreft, is het ideaal om ze tussen de maaltijden door te consumeren en niet tijdens de maaltijd, om te voorkomen dat het volume van de maag toeneemt.

Ten slotte is het raadzaam om de kop van het bed ongeveer 10 centimeter omhoog te brengen om een minimale helling van de hele romp te bereiken, om het risico op reflux te voorkomen.

Hoofdstuk 16. Dieet voor leververvetting en cirrose

De lever is het metabolische centrum van het lichaam en is verantwoordelijk voor het opnemen van voedingsstoffen uit voedsel, het opslaan van energie en het elimineren en filteren van giftige stoffen.

Onder de ziekten die het kunnen beïnvloeden, is een van de meest voorkomende die van leververvetting, die alcoholisch of niet-alcoholisch kan zijn, afhankelijk van of het verband houdt met het gebruik ervan. Wanneer de leveraandoening chronisch en onomkeerbaar wordt, resulteert dit in cirrose, wat littekens en knobbeltjes in zijn weefsels veroorzaakt die het orgaan moeilijk laten functioneren.

Tegenwoordig is obesitas de belangrijkste oorzaak van deze aandoening, zelfs alcohol overtreffen. Een dieet dat u helpt af te vallen, kan vet, ontsteking en fibrose in de lever verminderen.

Voor meer informatie over dit onderwerp hebben we Dr. Mario Vega Carbó geraadpleegd, een specialist in endocrinologie, die de leiding heeft over het Vega & Vado-kantoor.

Dokter Mario,

1. Hoe beïnvloedt obesitas de ontwikkeling van niet-alcoholische leververvetting?

C anneer een persoon krijgt gewicht accumuleert overtollig vet in delen van het lichaam zoals de lever. Naarmate het groeit, produceert het een ontsteking in het orgaan die, als deze na verloop van tijd wordt gehandhaafd, de dood van een deel van het leverweefsel kan veroorzaken.

Elke keer dat deze klier gewond raakt, probeert het zichzelf te repareren en genereert in dat proces een litteken dat het functioneren belemmert.

Wanneer 70 procent van de lever in deze toestand blijkt het cirrose, waarvan de enige oplossing voor transplantatie.

2. Wat zijn de symptomen van leververvetting?

Over het algemeen is het een stille ziekte die weinig of geen symptomen heeft. Wanneer ze verschijnen, kan de patiënt vermoeidheid of pijn voelen aan de rechterbovenkant van de buik.

3. Hoe kan een dieet deze medische aandoening helpen beheersen?

Gewichtsverlies door een combinatie van gezonde voeding en lichaamsbeweging kan deze ziekte helpen voorkomen, naast het beschermen van de lever en het verbeteren van de werking ervan.

4. Wat zijn de aanbevolen dieetveranderingen?

Deze patiënten wordt geadviseerd om de vetconsumptie bijna volledig te vermijden, omdat ze verantwoordelijk zijn voor de ontsteking van de lever.

Bovendien moeten ze de inname van koolhydraten matigen en die van fruit, groenten en peulvruchten verhogen, omdat ze een natuurlijke bron van vitamines en mineralen zijn die het lichaam nodig heeft om te functioneren.

Aan de andere kant moeten ze zout vermijden, wat de ophoping van vloeistoffen en zwelling in de lever, suikers en alcohol verergert.

Ze worden ook geadviseerd om portiegroottes te beperken en voedingsmiddelen te eten die de zuivering van het orgaan helpen verbeteren, zoals artisjok en spirulina.

5. Welke soorten vetten zijn er en welke worden het meest aanbevolen?

De belangrijkste soorten vetten zijn 4: de verzadigde, gevonden in rood vlees, boter, plantaardige vetten en melk en hun derivaten; de trans, aanwezig in commercieel gebakken koekjes en cakes en in gefrituurd voedsel zoals donuts en frites; enkelvoudig onverzadigde, die in olijfolie, pinda en canola-oliën zijn; en meervoudig onverzadigde, gevonden in maïs en touw oliën, sommige soorten noten en vette vis zoals zalm of makreel. In dit dieet is het ideaal om verzadigde en transvetten te vervangen door enkelvoudig onverzadigde en meervoudig onverzadigde vetten, vooral omega-3-vetzuren.

6. Welk ander voedingsadvies kan deze patiënten worden gegeven?

Een aanbevolen dieet voor patiënten met leververvetting of cirrose is de Middellandse Zee, die wordt gekenmerkt door maaltijden op plantaardige basis, met slechts kleine hoeveelheden rundvlees en kip, en meer porties volle granen, vers fruit en groenten, noten en peulvruchten .

Het vermindert meestal de consumptie van vlees en koolhydraten en verhoogt dat van groenten en enkelvoudig onverzadigde vetten, wat helpt om af te vallen.

Aan de andere kant is het raadzaam om voedingsmiddelen met een lage glycemische index aan uw dieet toe te voegen, zoals groene bladgroenten, de meeste vruchten, rauwe wortelen, kikkererwten, linzen en zemelengraan; en vermijd hoge plaatsen, zoals rijst, witbrood, aardappelen en honing.

Ook dat ze vitaminesupplementen nemen, vooral het B-, C- en E-complex, die werken als beschermers tegen leverontsteking.

Ten slotte worden bij het koken olijfolie aanbevolen en vermijden andere vetten.

Hoofdstuk 17. Dieet voor prikkelbare darm FODMAP

Prikkelbare darm of colon syndroom is een chronische functionele aandoening van het spijsverteringskanaal die buikpijn en zwelling en gas veroorzaakt. Mensen met deze medische aandoening kunnen wisselen tussen periodes van constipatie en diarree. De oorzaken van deze aandoening zijn niet helemaal duidelijk. Het kan verschijnen na een bacteriële darminfectie, door parasieten, of een gevolg zijn van hoge niveaus van stress en nervositeit.

Het FODMAP-dieet, dat is gebaseerd op het uitsluiten van bepaalde voedingsmiddelen die moeilijk te absorberen zijn uit het voedingsplan, is bedoeld om de symptomen te verlichten.

Voor meer informatie over dit onderwerp hebben we Mario Vega Carbó, een endocrinoloog, geïnterviewd met meer dan 20 jaar ervaring.

Dokter Mario,

1. Wat is het FODMAP-dieet?

De naam FODMAP verwijst naar de Engelse betekenis van oligosachariden, disachariden, monosachariden en fermenteerbare polyolen ("Fermenteerbare Oligosachariden, Disachariden, Monosachariden en polyolen").

Dit zijn allemaal koolhydraten die worden gekenmerkt doordat ze niet volledig door de darm worden verteerd, maar ze bewegen naar de dikke darm, waar ze gassen veroorzaken die opgezette buik veroorzaken. Daarom probeert dit dieet ze uit het voedingsplan te verwijderen om deze gevolgen te voorkomen.

2. Hoe verloopt de implementatie van dit dieet?

In een eerste fase worden alle voedingsmiddelen geëlimineerd met fermenteerbare koolhydraten, met als doel de spijsvertering te bereiken. Dan, zodra een verbetering van de symptomen is bereikt, kunt u geleidelijk kleine hoeveelheden van deze voedingsmiddelen aan individuele tolerantie controleren om elk van hen.

Op basis hiervan wordt een voedingsplan opgesteld dat zo gevarieerd, volledig en evenwichtig mogelijk is om in de loop van de tijd door te gaan, waarbij alleen die worden beperkt die ernstige aandoeningen veroorzaken.

3. Welke voedingsmiddelen moeten worden vermeden in het FODMAP-dieet?

Onder voedingsmiddelen met vergistbare koolhydraten die beperkt moeten worden, zijn melk en melkderivaten zoals kaas en yoghurt; granen van tarwe, gerst, rogge, haver en bruine rijst; knoflook, artisjok, aubergine, ui, kool, asperges, sla, peper, prei en biet; olijven, avocado, cranberry, kers, pruim, framboos, aardbei, appel, mango, perzik, meloen, braambes, peer, watermeloen en druif; alle peulvruchten behalve soja; amandelen en hazelnoten;

88

worstjes, vleeswaren, hamburgers en worstjes van varkensvlees, kalfsvlees, kalkoen of kip; de boter; en suiker, chocolade en honing.

Bovendien wordt het aanbevolen om overtollige vezels te vermijden, vooral als u last heeft van diarree en producten die gluten bevatten. Ook de gebakjes, snoepjes, koekjes, vla, ijs, sauzen, bouillons, frisdranken en alcohol.

4. Welke voedingsmiddelen zijn toegestaan in dit dieet?

Tot de voedingsmiddelen voor gratis consumptie behoren zuivelproducten met of zonder laag lactosegehalte; granen van maïs, tarwe en geraffineerde rijst en quinoa; snijbiet, courgette, pompoen, spinazie, komkommer, tomaat en wortel; kokosnoot, kiwi, citroen, sinaasappel, mandarijn, passievrucht, ananas en banaan; de noten; de sojabonen; zeevruchten, weekdieren, witte en blauwe vis, wit en rood vlees; de eieren; de olie olijfolie en zonnebloemolie en margarine. Anderzijds wordt aanbevolen om het waterverbruik te verhogen.

5. Hoe lang is het raadzaam om het FODMAP-dieet te volgen?

Het wordt aanbevolen om de eerste fase van het dieet, die de meest beperkende is, maximaal 6 weken te volgen totdat de spijsverteringsstabiliteit is bereikt. Het is niet raadzaam om het op de lange termijn voort te zetten om voedingstekorten te voorkomen, omdat het veel producten beperkt die als basis worden beschouwd.

Dan is het belangrijk om geleidelijk andere voedingsmiddelen te introduceren volgens individuele tolerantie.

6. Voor welke andere doeleinden kan dit dieet worden gebruikt?

Naast de prikkelbare darm kan het FODMAP-dieet helpen bij de behandeling van colitis ulcerosa, de ziekte van Crohn en andere darmongemakken.

7. Welke andere aspecten zijn belangrijk tijdens deze behandeling?

Naast het verzorgen van voedsel, worden ook het verbeteren van het prikkelbare darmsyndroom, regelmatige lichaamsbeweging, het drinken van veel water en het beheersen van stress door ontspanningstechnieken of yoga aanbevolen.

Hoofdstuk 18. Biliaire beschermingsdieet

De galblaas is een zakvormig orgaan waarin de gal geproduceerd door de lever zich ophoopt. Deze vloeistof helpt de spijsvertering en de afbraak van vetten in voedsel tot vetzuren die kunnen worden opgenomen.

Een goed dieet kan symptomen van koliek en galwegen dyspepsie voorkomen en steenvorming voorkomen.

Bovendien maakt het ook een beter herstel van patiënten mogelijk na een cholecystectomie, een chirurgische ingreep waarbij het orgaan wordt verwijderd wanneer het is geïnfecteerd, ontstoken of geblokkeerd door lithiasis.

Voor meer informatie over dit onderwerp, we geraadpleegd Dr. Mario Vega Carbo, specialist in endocrinologie , die werkt in het kantoor Vega & Vado.

Doctor Mariel,

1. Wat zijn de belangrijkste voedingsaanbevelingen om de galblaas te beschermen?

Allereerst moet u proberen het vet in al zijn vormen te beperken, met een maximum van ongeveer 40 gram per dag, bij voorkeur van plantaardige oorsprong.

Bovendien moet het dieet rijk zijn aan koolhydraten (rijst, pasta, aardappelen, peulvruchten en brood), aan fruit en groenten.

Onder andere voedingsmiddelen worden warme en milde infusies van thee en kamille aanbevolen; magere melk in kleine hoeveelheden; goed gekookte groentebouillon soepen; pap, linzen en maïspap; aardappelpuree of peulvruchten; rundvlees, konijn, kip, kalkoen of ram; de magere ham; en magere witte vis.

2. Welke andere voedingsmiddelen worden in dit dieet aanbevolen?

Aan de reeds genoemde kunnen we magere melk, natuurlijke yoghurt, verse kaas, witte of geroosterde plan, witte rijst, eenvoudige pasta (geen ei), Maria-koekjes en geroosterd of compote fruit toevoegen.

Aan de andere kant wordt het ook aangeraden om langzaam te eten, in kleine hoeveelheden, goed te kauwen en de inname te verdelen in 4 of 5 dagelijkse maaltijden om de galblaas te beschermen.

3. Welke voedingsmiddelen moeten worden vermeden?

In dit dieet moet je vet vlees vermijden, zoals lamsvlees, varkensvlees, kip en alle worstjes; de chocolade en de kweeperenjam; blauwe of ingeblikte vis; de zeevruchten; harde of gebakken eieren; vette en gefermenteerde kazen; de noten; plantaardige margarines en boter; Alcohol en frisdranken.

Ook winderig voedsel (kool, bloemkool, broccoli, hele gezeefde peulvruchten, komkommer en rauwe ui) of kruidig, gebak, gebak en gebak, vooral industriële en uitgebreide maaltijden.

Wat melk en derivaten daarvan betreft, deze moeten worden afgeroomd.

4. Welk type koken wordt aanbevolen?

Degenen met een laag vetgehalte, zonder frituren en zonder verwarming boven 100 graden worden aanbevolen.

Sommige opties zijn stomen, water, gebakken, gegrild, gegrild, gegrild of gewikkeld in plantaardige of aluminiumfolie.

Aan de andere kant heeft olijfolie de voorkeur boven die van andere zaden, zoals zonnebloem, maïs en soja.

Bovendien wordt aanbevolen om stoofschotels en stoofschotels te vermijden en sauzen te verwijderen.

5. Hoe kan biliaire lithiasis worden voorkomen?

Om steenvorming te voorkomen, is het belangrijk om geen maaltijden over te slaan en een gezond gewicht te behouden, het aantal ingenomen calorieën te verminderen en regelmatige lichamelijke activiteit te doen.

In het geval van gewichtsverlies, moet het verlies langzaam worden gedaan, want als het snel wordt uitgevoerd, kan dit het risico op lithiasis vergroten.

Wat het dieet betreft, het moet weinig vet, weinig cholesterol en veel vezels bevatten. Het moet prioriteit geven aan voedingsmiddelen van plantaardige oorsprong, die weinig calorieën, minder vet en veel vezels bevatten.

Hoofdstuk 19. Dieet voor de controle en preventie van schildklieraandoeningen

De schildklier is een van de belangrijkste klieren in het lichaam en de activiteit ervan beïnvloedt het metabolisme en de meeste functies van het lichaam, zoals hartslag en bloeddruk.

Dat er normale niveaus van zijn hormonen in het lichaam zijn, is essentieel voor een gezonde groei en ontwikkeling in de kindertijd en voor het functioneren van de hersenen gedurende het hele leven. Een van de meest voorkomende problemen die de klier kunnen beïnvloeden, zijn hypothyreoïdie, hyperthyreoïdie en struma.

Een goed dieet kan dit soort aandoeningen helpen beheersen en voorkomen.

Voor meer informatie over dit onderwerp interviewen we Mario Vega Carbó, een specialist in klinische endocrinologie .

Dokter Mario,

1. Welke voedingsrichtlijnen kunnen worden gevolgd om schildklierbeschadiging en hypothyreoïdie te voorkomen?

Ten eerste is het belangrijk om de consumptie van voedingsmiddelen met jodium en selenium te versterken, die de klier helpen goed te functioneren.

95

Jodium is aanwezig in vis, zeewier, kreeften, tonijn, kalkoenfilet, sardines, zeevruchten, brood, eieren, koemelk, kaas, yoghurt, ijs, gejodeerd tafelzout en sojaproducten. Van zijn kant wordt selenium verkregen in cashewzaden en noten.

Wat vetten betreft, moet de consumptie van die van goede kwaliteit worden verhoogd, zoals die van avocado-, olijf- of koolzaadolie, quinoa, zalm en noten in het algemeen.

Aan de andere kant is het ook goed om veel antioxidant glutathion te eten, wat het immuunsysteem van de schildklier versterkt. Dit komt voor in asperges, broccoli, knoflook, grapefruit en perzik en kan ook worden geconsumeerd door supplementen. Bovendien wordt aanbevolen om probiotica en gefermenteerde voedingsmiddelen van hoge kwaliteit te consumeren.

2. Welke voedingsmiddelen moeten worden vermeden?

Aan de ene kant moet je stoppen met het gebruik van stimulerende middelen zoals cafeïne, alcohol en suiker, die stress verhogen, wat schadelijk kan zijn voor de schildklier. Bovendien moet men voorzichtig zijn met goitrogenen, stoffen die aanwezig zijn in kruisbloemige groenten en sommige soorten fruit. Deze kunnen de opname en het gebruik van jodium blokkeren, de schildklieractiviteit vertragen en kunnen de ontwikkeling van struma bevorderen.

3. Wat zijn de meest voorkomende goitrogenen?

Onder de voedingsmiddelen die deze stof hebben zijn broccoli, spruitjes, gierst, mosterd, kool, bloemkool, radijs, boerenkool, perziken, pinda's, raap, spinazie, amandelen, Veenbessen, aardbeien en waterkers.

4. Moeten deze voedingsmiddelen uit het dieet worden verwijderd?

Veel van deze voedingsmiddelen zijn rijk aan vitamines en mineralen, naast antioxidanten, dus het is niet raadzaam om ze absoluut uit het dieet te verwijderen. Het belangrijkste is om ze niet rauw te eten, dus je moet ze van tevoren koken om het goitrogen-effect te verminderen.

5. Welke soorten vlees worden het meest aanbevolen?

Het heeft de voorkeur om wit vlees te eten, zoals kip of vis, die meer eiwitten bevatten.

6. Welke voedingsmiddelen beïnvloeden de absorptie van schildklierhormoon?

Soja en de voedingsmiddelen en supplementen die het bevatten, kunnen de hoeveelheid hormonen verminderen die door het lichaam worden opgenomen. Bovendien kunnen koffie en bepaalde voedingsmiddelen verrijkt met voedingsvezels de absorptie van levothyroxine verstoren.

7. In welke gevallen is het raadzaam om een dieet met een hoog of laag jodiumgehalte te volgen?

Zoals ik al eerder zei, helpt jodium de klier goed te laten functioneren en is het een noodzakelijk element voor de productie van schildklierhormoon. Het tekort kan een vergrote schildklier (struma) en hypothyreoïdie veroorzaken.

Integendeel, mensen met hyperthyreoïdie zouden hun inname moeten beheersen, omdat hun consumptie de symptomen erger kan maken.

Evenzo kan een dieet met weinig mineralen worden aanbevolen om de effectiviteit van een behandeling met radioactief jodium te vergroten.

8. Waar moet rekening mee worden gehouden in een dieet voor hyperthyreoïdie?

Dit dieet moet proberen de consumptie van sommige voedingsmiddelen die de schildklieractiviteit verminderen te verhogen en die te vermijden die dit stimuleren. Om de absorptie en het gebruik van jodium te blokkeren, kunnen voedingsmiddelen met bovengenoemde goitrogenen worden geconsumeerd.

Ook , die voedingsmiddelen hoog in cafeïne zuur en chlorogeenzuur het verminderen van de schildklier activiteit. Onder hen kunnen we selderij, sinaasappel, citroen, wortel, pruim, aubergine en druiven noemen.

Bovendien worden zuivelproducten en andere voedingsmiddelen die rijk zijn aan calcium en ijzer aanbevolen. Ook een toename van eiwit- en calorie-inname om katabolisme tegen te gaan. Integendeel, naast voedingsmiddelen met jodium moeten opwindende drankjes en vet vlees worden vermeden. Ondertussen is spirulina voedingssupplement gecontra-indiceerd als u hyperthyreoïdie heeft.

Hoofdstuk 20. Dieet voor polycysteus ovariumsyndroom

Polycysteus ovariumsyndroom is een veel voorkomende aandoening bij vrouwen in de reproductieve leeftijd, met een verhoogd niveau van androgeenachtige hormonen in hun lichaam.

De belangrijkste symptomen zijn onregelmatige menstruatie, overmatige haargroei in gebieden met mannelijke distributie, ernstige acne en onvruchtbaarheid. Bovendien houdt deze aandoening meestal andere metabole aandoeningen in, zoals hyperinsulinemie, insulineresistentie, hoge cholesterol- en triglycerideniveaus en eetstoornissen .

Een speciaal dieet en regelmatige lichamelijke activiteit kunnen uw symptomen helpen verminderen.

Voor meer informatie over dit onderwerp interviewen we Mario Ve ga Carbó, een endocrinoloog met meer dan 20 jaar ervaring.

Dokter Mario,

1. Hoe kan een goed dieet deze aandoening beheersen?

Zwaarlijvige vrouwen ontwikkelen vaker het polycysteus ovariumsyndroom en bij hen zijn de symptomen van de ziekte meestal ernstiger. Daarom is een dieet dat het mogelijk maakt om een adequaat

99

en gezond gewicht te behouden belangrijk om de tekenen ervan te voorkomen en te verminderen.

Aan de andere kant, bij vrouwen die insulineresistentie hebben, kan het beheersen van de niveaus van dit hormoon via voedsel de ovariële functie, menstruatiecycli en vruchtbaarheid helpen herstellen.

2. Wat is het dieet voor polycysteus ovariumsyndroom?

Over het algemeen wordt in deze gevallen een koolhydraatarm dieet aanbevolen waarmee u kunt afvallen en de bloedsuikerspiegel kunt regelen, waardoor de insulineresistentie wordt verbeterd. Hiervoor is het ideaal om die te consumeren die een lage glycemische index hebben en die rijk zijn aan eiwitten en gezonde vetten met ontstekingsremmende werking.

3. Welke soorten voedsel zijn meestal inbegrepen in dit dieet?

Onder voedingsmiddelen met een lage glycemische index zijn groene bladgroenten, de meeste vruchten, rauwe wortelen, kikkererwten, linzen en zemelengraan. Bovendien bevat het dieet meestal wit vlees zonder conserveermiddelen, kalfslever, blauwe vis, volkoren meel en ander vezelrijk voedsel.

Binnen de consumptie van eiwitten is het ideaal dat het voor 50 procent uit dieren en de andere 50 groente bestaat, waarbij het laatste in peulvruchten, sojabonen, quinoa , noten en zaden kan worden gevonden.

4. Welke voedingsmiddelen worden meestal verminderd in deze gevallen?

In dit dieet worden geraffineerde meel, rijst, witbrood, aardappelen, honing en voedingsmiddelen en dranken met veel suiker, die een hoge glycemische index hebben, meestal vermeden .

Het is ook belangrijk om zuivelproducten, glutenvrije granen, plantaardige oliën, koekjes, cakes en desserts, fastfood, industrieel gebak en ultraverwerkte producten te verminderen.

5. Welke andere aspecten zijn belangrijk in dit dieet?

Deze mensen worden aanbevolen om gedurende de dag kleine porties te eten, regelmatige voedingsschema's te handhaven en niet meer dan 4 uur door te brengen zonder iets in te nemen, omdat dit de decompensatie van bloedsuiker en insulinespiegels kan bevorderen.

Bovendien wordt hen ook geadviseerd om in elke maaltijd een bron van vetarme eiwitten op te nemen, die de eetlust helpt beheersen. Sommige opties zijn gekookt ei, vis of kip.

Ten slotte kunnen vrouwen met dit syndroom, indien nodig, magnesiumsupplementen, chroompicolinaat, Omega-3-vetzuren en lijnzaad worden voorgeschreven om het dieet aan te vullen.

Hoofdstuk 21. Glutenvrij dieet voor mensen met coeliakie

Een glutenvrij dieet is een voedingsplan dat dit eiwit uitsluit en is speciaal ontworpen voor mensen met coeliakie. Gluten is een stof die voorkomt in tarwe, gerst en rogge, die ook wordt aangetroffen in vitamines, supplementen, haar- en huidproducten, tandreinigingsmiddelen en lippenstiften.

Wanneer een coeliakie het consumeert, veroorzaakt dit het immuunsysteem om de dunne darm te beschadigen en te ontsteken, met onder andere diarree, buikpijn, bloedarmoede en constipatie.

Voor meer informatie over dit dieet, raadplegen we Dr. Mario Vega Carbó, een specialist in endocrinologie, verantwoordelijk voor het Vega & Vado Office.

Dokter Mario,

1. Welke voedingsmiddelen zijn meestal opgenomen in een glutenvrij dieet?

Bij het plannen van dit dieet is het belangrijk om speciale aandacht te besteden aan zowel de ingrediënten van het voedsel als de voedingswaarde ervan.

Onder degenen die zonder problemen kunnen worden geconsumeerd zijn fruit en groenten, bonen, zaden en noten in hun natuurlijke, onbewerkte vorm; de eieren;

vers kalfsvlees of varkensvlees, gevogelte, vis en zeevruchten; en de meeste vetarme zuivelproducten.

Aan de andere kant, onder de granen, zijn zetmeel en meel toegestaan amarant, pijlwortel, boekweit, maïs, vlas, gierst, quinoa , rijst, sorghum, sojabonen, tapioca tapioca.

Ondertussen bevatten zoetstoffen gelei; de jam; de honing; pindakaas ; maïszetmeel; bruine, witte of poedersuiker; en als specerijen en kruidenkruiden; het zout; de peper; de olijven; mosterd en gedistilleerde azijn.

2. Welke voedingsmiddelen zijn niet toegestaan?

In dit dieet moet u alle voedingsmiddelen en dranken vermijden die tarwe, gerst, rogge en, in sommige gevallen, haver bevatten.

Alle tarwederivaten zoals Grahan of gistmeel, de korst, de farro, de kamut, de spelt en het griesmeel moeten ook worden uitgesloten.

Bovendien wordt bier, tenzij aangegeven dat ze glutenvrij zijn, ook niet aanbevolen; het brood; de worsten; de patenten; gesmolten, geraspte of gespreide kazen; cakes en taarten; de snoepjes; de granen; de communie gastheren; zoete koekjes; de friet de mout; de pasta; hotdogs en ingeblikt vlees en vis; de sauzen; chocolade en cacao; de ijsjes; saladedressings; gekruide rijstmixen; soepen of bouillons en gevogelte gemarineerd met oliën of vetten.

3. Hoe weet je of een voedsel of drankje gluten bevat?

Bij het kopen van bewerkte voedingsmiddelen, moeten de etiketten van de producten zorgvuldig worden gelezen, omdat daar wordt aangegeven of ze tarwe, gerst, rogge of triticale, enig afgeleid ingrediënt bevatten of ermee zijn verwerkt.

4. Welke effecten heeft dit dieet op coeliakie en hoe lang moet het worden gevolgd?

Coeliakie kan niet worden genezen, dus het glutenvrije dieet moet gedurende het hele leven strikt worden gevolgd.

Voedingszorg werkt meestal bij de meeste patiënten, die na twee weken een verbetering van de symptomen bereiken, serologische normalisatie tussen 6 en 12 maanden en herstel van darmvlokken rond 2 jaar.

5. Welke voordelen heeft dit dieet voor mensen zonder coeliakie?

Hoewel sommige mensen beweren dat dit dieet de algehele gezondheid kan verbeteren, u kan helpen afvallen en de energie en atletische prestaties verhoogt, is er onvoldoende medisch of wetenschappelijk bewijs om dit te bevestigen.

Aan de andere kant is dit dieet nuttig voor mensen met een glutengevoeligheid die niet gerelateerd is aan coeliakie of tarweallergie.

6. Welke risico's kan dit soort voedsel met zich meebrengen?

Veel van de voedingsmiddelen die gluten bevatten, leveren belangrijke vitamines en andere voedingsstoffen, zoals ijzer, calcium en vezels die door anderen moeten worden vervangen.

Integendeel, veel van degenen die dit eiwit niet hebben, hebben een hoger vet- en suikergehalte, dus moeten gezonde alternatieven worden gekozen.

7. Welke andere voorzorgsmaatregelen moeten coeliakie volgen met voedsel?

Als u twijfelt of een voedingsmiddel gluten bevat, is het raadzaam om het niet te eten.

Wat betreft vervaardigde, verwerkte of verpakte producten, moeten etiketten zorgvuldig worden gecontroleerd, terwijl etiketten die met de hand worden geproduceerd of die waarvan de ingrediënten niet kunnen worden gecontroleerd, worden aanbevolen om ze weg te gooien.

Hoofdstuk 22. Lactosevrij dieet

Het lactosevrije dieet is een voedingsplan dat deze suiker uitsluit die aanwezig is in de melk van zoogdieren en andere zuivelproducten.

Het is speciaal ontworpen voor mensen die intolerantie voor deze stof hebben, wat meestal voorkomt wanneer de dunne darm niet genoeg van het enzym lactase produceert.

Dit veroorzaakt problemen bij het verteren van melksuiker, het produceren van gas, een opgeblazen gevoel, krampen en diarree.

Het eten van een lactosevrij dieet is niet moeilijk, hoewel zuivelproducten vaak zeer aanwezig zijn in ons dieet, dus is het noodzakelijk om extra voorzichtig te zijn.

Voor meer informatie over dit onderwerp hebben we Dr. Mario Vega Carbó, een specialist in endocrinologie , geraadpleegd met meer dan 20 jaar ervaring .

Dokter Mario,

1. Wat zijn de belangrijkste voedingsmiddelen die lactose hebben?

Onder de voedingsmiddelen die deze stof hebben, kunnen we de melk van zoogdieren noemen, verdampt, gecondenseerd en de melkroom; de boter;

106

de crème; de kaas; de yoghurt; de ijsjes; de vlaai; rijstpudding; de mousse; en melkchocolade.

Daarnaast zijn andere producten die lactose kunnen bevatten margarine, crèmes, soepen, puree, brood, worstjes, voorgekookte gerechten, beignets, saladedressings, cakes en taarten, verrijkte granen, koekjes, chocoladesurrogaten, alcoholische dranken, tandpasta, vitaminesupplementen en sommige medicijnen.

2. Welke voedingsmiddelen zijn toegestaan in dit dieet?

Lactosevrij voedsel omvat natuurlijk fruit, noten, vis en schaaldieren, ontbijtgranen, eieren, honing, marmelade, aardappelen, rijst, pasta, groenten, peulvruchten, wit vlees en rood en sojadranken, kokosnoot en havermout.

3. Hoe weet je of een voedingsmiddel lactose bevat?

Wanneer u voedsel koopt, moet u de etiketten van de producten aandachtig lezen, omdat daar wordt aangegeven of ze lactose bevatten of niet. In veel gevallen wordt deze stof toegevoegd aan voedingsmiddelen zoals brood, sauzen en snacks, dus het is belangrijk om elk afzonderlijk item te bekijken.

4. Kan dit dieet melk en aangepaste producten zonder lactose bevatten?

Ja, aangepaste melk en producten zonder lactose, zoals kaas, crèmes, boter, yoghurt en vla, kunnen zonder problemen worden geconsumeerd.

107

Aan deze voedingsmiddelen wordt kunstmatig lactase toegevoegd, waardoor het geen lactose meer bevat, maar glucose en galactose, suikers die het lichaam zonder problemen kan verteren.

Deze producten bevatten alle voedingsstoffen van het oorspronkelijke voedsel, dus ze worden sterk aanbevolen voor mensen met een intolerantie voor deze stof.

5. Hoe kunnen mensen met lactose-intolerantie zuivelproducten consumeren zonder later spijsverteringsongemakken te hebben?

Enerzijds zijn er de aangepaste producten zonder lactose die ik eerder noemde.

Een andere optie is om te zoeken naar de meest getolereerde zuivelproducten en ze gedurende de dag in zeer kleine doses te consumeren. De meeste mensen met lage lactaseniveaus kunnen tot een half kopje melk drinken zonder symptomen.

Onder de zuivelproducten die gemakkelijker te verteren zijn karnemelk, harde kazen zoals cheddar of Zwitserse, gefermenteerde producten zoals yoghurt t , melk en soja formules geit of rijst voor kleine kinderen.

Het is ook mogelijk om een medicijn te nemen met het enzym lactase, dat helpt meer lactose te verteren zonder dat het lastig is.

6. Wat zijn de voorzorgsmaatregelen die in dit dieet moeten worden genomen?

Als wordt besloten om zuivelproducten volledig te elimineren, is het belangrijk om te zoeken naar alternatieve voedingsmiddelen die rijk zijn aan dezelfde voedingsstoffen calcium, vitamine D, riboflavine en andere eiwitten om tekorten te voorkomen.

Calcium kan bijvoorbeeld worden verkregen uit sardines en ingeblikte zalm; garnalen; donkergroene groenten, zoals raap, kool en broccoli; sinaasappelen; vijgen; tofu, amandelen; Braziliaanse noten; zonnebloempitten; en witte bonen.

Indien nodig kunt u calciumsupplementen nemen met vitamine D.

7. Wat gebeurt er als een lactose-intolerante persoon het consumeert?

Wanneer dit gebeurt, kan de persoon een aantal onaangename symptomen hebben, zoals zwelling, diarree, misselijkheid en gas , die hun intensiteit zullen verminderen als het lichaam onverteerde lactose elimineert.

Deel II VOEDING

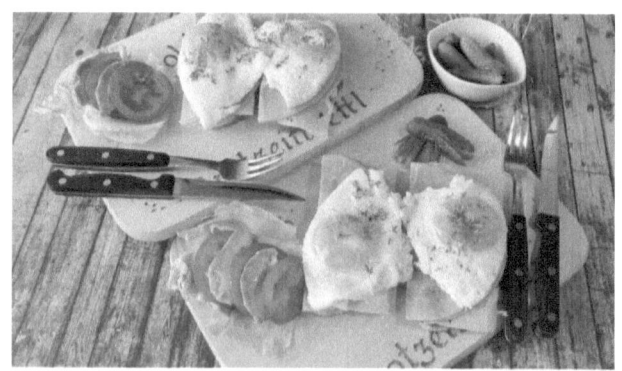

Hoofdstuk 23. Hormoonontregelaars

'Onzichtbare' verontreinigingen die onze gezondheid beïnvloeden

We wonen dagelijks bij hen. Endocriene verstoorders zijn aanwezig in de lucht, op het land, in water, in dranken, in voedsel, in schoonmaak- en persoonlijke hygiëneartikelen, in insecticiden en in een groot aantal andere producten. Het ergste is dat ze zonder ons medeweten ernstige gevolgen hebben voor ons lichaam en onze gezondheid, en ook voor dat van onze kinderen.

We hebben het over hormoonontregelaars, een reeks chemische of biologische stoffen, meestal geproduceerd door de mens, die de klieren veranderen die verantwoordelijk zijn voor de natuurlijke secretie van hormonen die ons lichaam reguleren.

Dit kan onder andere neurologische en gedragsveranderingen veroorzaken , het functioneren van de schildklier verstoren, de reproductieve gezondheid beïnvloeden, het immuunsysteem verzwakken en de seksuele ontwikkeling veranderen. Bovendien kan het de risico's op diabetes, obesitas en bepaalde soorten kanker verhogen.

Voor meer informatie over dit onderwerp hebben we de Cubaanse arts Mario Vega Carbó, een specialist in klinische endocrinologie, geïnterviewd .

Dokter Mario,

111

1. Wat is het endocriene systeem en wat is de functie ervan?

Het endocriene systeem is de verzameling organen en weefsels die verantwoordelijk zijn voor de secretie van hormonen, die worden vrijgegeven in de bloedbaan om enkele functies van ons lichaam te reguleren, zoals de groeisnelheid, het metabolisme, de ontwikkeling van seksuele organen en aspecten van ons gedrag Het is een van de drie belangrijkste systemen voor integratie en regulatie van ons lichaam, samen met het zenuwstelsel en het immuunsysteem.

2. Wat zijn hormoonontregelaars en hoe beïnvloeden ze ons?

Endocriene verstoorders zijn stoffen die het hormonale evenwicht en de regulatie van het endocriene systeem kunnen veranderen en die schadelijke gevolgen voor de gezondheid kunnen hebben.

Ze kunnen interfereren, door de chemische signalen van hormonen te verhogen, blokkeren of verlagen, verwarrende berichten naar het lichaam te sturen en allerlei gevolgen te genereren.

Het kan bijvoorbeeld aandoeningen veroorzaken die verband houden met de reproductieve gezondheid van vrouwen, zoals borstkanker, onvruchtbaarheid, vroegrijpe puberteit; aandoeningen van de mannelijke voortplantingsfunctie, zoals prostaatkanker, verminderde spermakwaliteit, aangeboren misvormingen; metabole stoornissen zoals diabetes of obesitas; neurologische ziekten zoals

112

gedragsveranderingen, aandachtstekortstoornis met hyperactiviteit, autisme en Parkinson; Schildklierkanker en cardiovasculaire aandoeningen.

3. Wat zou, afgezien van al deze effecten, de ernstigste van deze situatie zijn ?

Het ernstigste van alles is dat de gevolgen van hormoonontregelaars op het lichaam meestal cumulatief en onomkeerbaar zijn. Bovendien kunnen de effecten ervan tijdens de ene generatie onmerkbaar zijn en worden overgedragen op de volgende zonder zich pathologisch te manifesteren. Op deze manier kan iemand die nooit is blootgesteld aan deze stoffen ook de gevolgen ondervinden.

Aan de andere kant zijn hormoonontregelaars ook schadelijk voor het milieu en de natuur.

4. Waar zijn deze stoffen aanwezig?

Hormoonontregelaars zijn overal aanwezig en we wonen dagelijks bij hen thuis, op het werk, op school en op straat. Je kunt ze vinden in voedsel, pesticiden, persoonlijke hygiëne en schoonmaakproducten, bouw- en decoratiematerialen, luchtverfrissers, verf, cosmetica, insecticiden, speelgoed, kleding, apparaten en elektronische apparaten.

De catalogus met chemische stoffen die het endocriene systeem veranderen, is erg breed en groeit met de dag.

5. Wat kunnen we doen om blootstelling aan hormoonontregelaars te voorkomen?

113

Probeer in principe producten met polycarbonaat of polyvinylchloride te vermijden en de consumptie van conserven, bewerkte voedingsmiddelen en verpakkingen met PVC-folie te verminderen. Bovendien heeft het de voorkeur om verse groenten en fruit te consumeren dan ingevroren.

Het wordt ook geadviseerd om glazen flessen en containers te gebruiken om plastic materialen te voorkomen die BPA of ftalaten kunnen afgeven en om te voorkomen dat plastic met voedsel wordt verhit.

Aan de andere kant moeten we afzien van het gebruik van anabole, anti-aanbaklaag in de keuken en insecticiden in huis en de samenstelling van cosmetica en wasmiddelen controleren.

Gebruik bij kinderen en baby's fopspenen zonder bisfenol A en vermijd plastic speelgoed dat weekmakers bevat.

Probeer in alle gevallen altijd biologische producten te consumeren.

6. Welke andere preventieve maatregelen kunnen we op maatschappelijk niveau nemen?

Ad Emas controlemaatregelen en eliminatie van deze stoffen door overheden, is het essentieel dat verder onderzoek naar de effecten ervan op de gezondheid en het milieu om preventieve maatregelen te nemen.

Hoofdstuk 24. Extreme dunheid en zijn gevaren

Volgens de conventionele esthetische patronen van onze tijd, wordt dunheid meestal als aantrekkelijk en een schoonheidscanon beschouwd. Maar net als obesitas erg gevaarlijk is voor de gezondheid, is extreme dunheid dat ook.

Dunheid is een aandoening die optreedt wanneer het lichaamsgewicht van een persoon lager is dan wat volgens hem overeenkomt met zijn leeftijd, geslacht en grootte.

Enkele van de oorzaken die kunnen leiden tot hij zijn slechte voeding, drug com of de alcohol, roken, mentale en eetstoornissen, erfelijke factoren en andere onderliggende ziekten.

Voor meer informatie over dit probleem interviewen we de Cubaanse arts Mario Vega Carbó, een specialist in endocrinologie.

Dokter Mario,

1. Wat wordt beschouwd als extreme dunheid?

Over het algemeen beschouwd als iemand de aandoening wanneer hun Body Mass Index (BMI) onder 18. BMI wordt berekend door het delen van het gewicht kilo per persoon per vierkante meter (kg / m2) hoog.

115

2. Wat zijn de belangrijkste oorzaken van dunheid?

In sommige gevallen kan het worden veroorzaakt door fysieke en genetische problemen, zoals een schaarser vetweefsel dan normaal, wat betekent dat het lichaam niet in staat is om grote hoeveelheden vet of een versneld metabolisme op te hopen.

Het kan ook een gevolg zijn van een andere ziekte, zoals diabetes, sommige soorten kanker of HIV; een verslaving aan alcohol, drugs of roken; de consumptie van bepaalde medicijnen; een chronische infectie of overmatig gebruik van laxeermiddelen.

Andere mogelijke redenen zijn te lage diëten, eetstoornissen zoals anorexia en boulimia, stress- en angstsituaties en mentale of psychiatrische problemen.

3. Welke schade kan deze aandoening veroorzaken?

Lage kaliumgehaltes kunnen spierkrampen en pijn veroorzaken en, in ernstige gevallen, hersenontsteking. Onvoldoende tekorten aan eiwitten en voedingsstoffen kunnen ook het immuunsysteem beschadigen en mensen vatbaarder maken voor infecties en ziekten.

Bovendien kan extreme dunheid leiden tot vruchtbaarheidsproblemen, onregelmatige menstruatie, erectiestoornissen, risicovolle zwangerschappen, osteoporose, aritmieën en anemieën, naast andere aandoeningen.

116

4. Wat zijn uw belangrijkste symptomen?

Sommige tekenen zijn broos en dof haar, bleke huid en slijmvliezen, schilferende huid, oogproblemen, witte vlekken op tanden, het verschijnen van wonden en zwelling van de lippen en concave nagels .

Ook vermoeidheid, zwakte, uitputting, lage bloeddruk, hartkloppingen en lage bloedsuikerspiegel.

5. Wat is de behandeling van extreme dunheid?

Als het wordt veroorzaakt door een andere ziekte, moet het worden behandeld. Als de patiënt gezond is en geen bijbehorende pathologieën heeft, kan een voedzaam dieet dat rijk is aan calorieën worden voorgeschreven en proberen het energieverbruik te verminderen.

In deze gevallen wordt de consumptie van pasta, noten, honing, bruine rijst, olie, vlees, vis, eieren, zuivelproducten, fruit en groenten aanbevolen, in de door een voedingsdeskundige voorgestelde verhoudingen.

Lichaamsbeweging is gunstig voor de gezondheid en helpt uw eetlust op te wekken en spiermassa op te bouwen. Mensen met extreme dunheid moeten echter gematigde trainingsroutines volgen. In gevallen waar nodig, kunnen medicijnen worden gegeven om de eetlust te stimuleren.

Ten slotte, als de reden een eetstoornis of een psychologisch probleem is, moeten ze worden behandeld door een gespecialiseerde therapeut.

Hoofdstuk 25. Coeliakie of Coeliakie

Coeliakie is een ziekte van het immuunsysteem waarbij mensen geen gluten kunnen consumeren, omdat het hun dunne darm beschadigt en ontsteekt.

Gluten is een eiwit dat aanwezig is in tarwe, gerst en rogge, en dat ook voorkomt in vitamines, supplementen, haar- en huidproducten, tandreinigingsmiddelen en lippenstiften.

Deze medische aandoening beïnvloedt elke patiënt anders. Uw symptomen kunnen zich manifesteren in het spijsverteringsstelsel of in andere delen van het lichaam.

Sommige mensen kunnen diarree en buikpijn hebben, anderen voelen zich geïrriteerd of depressief en anderen vertonen geen teken.

Voor meer informatie over deze aandoening raadplegen we Dr. Mario Vega Carbó, een specialist in klinische endocrinologie .

Dokter Mario,

1. Wat zijn de oorzaken van coeliakie?

Coeliakie is een vrij veel voorkomende erfelijke aandoening. Patiënten hebben meestal anti-endomysiale antilichamen met atrofie van de darmvlokken. Geschat wordt dat zuigelingenvoeding, infecties, milieu-agentia en bacteriën in de darmen kunnen bijdragen aan hun uiterlijk.

In sommige gevallen wordt de aandoening geactiveerd na een operatie, zwangerschap, bevalling, een virale infectie of intense emotionele stress.

2. Hoe wordt deze ziekte gediagnosticeerd?

De diagnose is meestal ingewikkeld, omdat dezelfde symptomen ook bij veel andere ziekten voorkomen.

Om het te detecteren, is het noodzakelijk om de familiegeschiedenis van de patiënt te analyseren, bloedonderzoeken, serologische onderzoeken uit te voeren en, in sommige gevallen, een klein monster dunne darmweefsel te onderzoeken.

3. Wie lopen er meer risico op?

Coeliakie kan iedereen treffen. Het komt echter meestal vaker voor bij mensen met een familielid die de aandoening al heeft. Mensen met type 1 diabetes, Down of Turner syndroom, auto-immuun schildklieraandoeningen, reumatoïde artritis, primaire galcirrose, microscopische colitis, psoriasis, vitiligo, epilepsie of bijnierinsufficiëntie zijn ook waarschijnlijker.

Deze aandoening kan zich op elk moment in het leven manifesteren en wordt in dezelfde mate gediagnosticeerd bij zowel volwassenen als kinderen.

4. Wat zijn de hoofdtekens?

Als een coeliakie gluten eet, veroorzaakt dit een immuunrespons in de dunne darm. Na verloop van tijd beschadigt dit de bekleding van het orgel en voorkomt het de opname van sommige voedingsstoffen. De ziekte veroorzaakt vaak ernstige diarree, zware stoelgang, vermoeidheid, gewichtsverlies, een opgeblazen gevoel, gas, buikpijn, misselijkheid, braken en constipatie, hoewel de symptomen van persoon tot persoon verschillen.

Bij kinderen kan een onvoldoende opname van voedingsstoffen de groei en ontwikkeling beïnvloeden, wat een korte gestalte en late puberteit veroorzaakt.

5. Welke andere symptomen kunnen optreden?

Naast darmsymptomen kan coeliakie verslechtering van tandglazuur, aften, hoofdpijn en gewrichtspijn, miltproblemen, onregelmatige menstruatie, haarverlies en verwondingen aan het zenuwstelsel veroorzaken.

Een ander veel voorkomend teken is dermatitis herpetiformis, een huidziekte die jeuk en blaren veroorzaakt. Deze uitslag kan op de ellebogen, knieën, romp, hoofdhuid en billen verschijnen.

Aan de andere kant kan coeliakie ook prikkelbaarheid, depressie en aandachts- en concentratieproblemen veroorzaken.

6. Wat is de behandeling van deze medische aandoening?

120

Coeliakie kan niet worden genezen. De behandeling bestaat uit het volgen van een strikt glutenvrij dieet voor het leven. Dit omvat het vermijden van tarwe, gerst, rogge, bulgur, bloem en volkoren meel, mout, griesmeel en triticale. Voedingszorg werkt meestal bij de meeste patiënten, die na twee weken een verbetering van de symptomen bereiken, serologische normalisatie tussen 6 en 12 maanden en herstel van darmvlokken rond 2 jaar.

Degenen die niet op therapie reageren, kunnen andere aandoeningen hebben, zoals bacteriën in de darm, problemen in de alvleesklier of het prikkelbare darm syndroom.

Als de darm ernstig beschadigd is, is er een behandeling met steroïden die ontstekingen vermindert en medicijnen die het immuunsysteem onderdrukken.

Aan de andere kant, als coeliakie een aanzienlijk voedingsgebrek heeft veroorzaakt, is de inname van vitamines en minerale supplementen noodzakelijk.

7. Welke andere schade kan deze ziekte veroorzaken?

Door de opname van sommige voedingsstoffen te voorkomen, kan coeliakie ondervoeding en dus bloedarmoede en een afname van het lichaamsgewicht veroorzaken.

Ook verlies van calcium, vitamine D en botdichtheid, genereert rachitis, osteoporose, onvruchtbaarheid en meer kans op abortussen.

Anderzijds kan darmbeschadiging lactose-intolerantie, een verhoogd risico op sommige soorten kanker, leveraandoeningen en neurologische problemen, zoals epileptische aanvallen, veroorzaken.

8. Met welke andere aanbevelingen moet rekening worden gehouden?

Naast het eten van een goed dieet, moeten patiënten zich ook bewust zijn van de verborgen gluten in bepaalde medicijnen en niet-voedingsproducten, zoals vitaminesupplementen, lippenstiften, mondspoelingen en tandpasta's.

Hoofdstuk 26. Anorexia nervosa

Anorexia nervosa is een eet- en emotionele stoornis waardoor mensen meer afvallen dan gezond wordt geacht.

Over het algemeen hebben degenen die er last van hebben een vertekend beeld van hun figuren, raken geobsedeerd en wijzen voedsel systematisch af.

De aandoening gaat meestal gepaard met uitgelokt braken, uithongering, overmatige lichaamsbeweging, extreem gewichtsverlies en, in het geval van vrouwen, verdwijning van de menstruatie.

Deze patiënten gebruiken ook onjuist laxeermiddelen, diuretica en voedingssupplementen om te proberen af te vallen.

Voor meer informatie over dit onderwerp interviewen we Mario Vega Carbó, een specialist in endocrinologie, voeding en huisartsgeneeskunde, die werkt als endocrinoloog bij het Vega & Vado Office.

Dokter Mario,

1. Wat zijn de oorzaken van anorexia nervosa?

Er is geen exacte oorzaak die deze aandoening verklaart, maar er wordt geschat dat het het gevolg is van een combinatie van biologische, hormonale, psychologische, sociale en emotionele factoren. Hoewel het vaker voorkomt bij vrouwen tijdens de

123

adolescentie, kan anorexia ook mannen en mensen van elke leeftijd treffen.

2. Wat zijn uw belangrijkste symptomen?

Deze mensen hebben meestal een lager gewicht dan wat normaal wordt geacht voor hun leeftijd en lengte. Je fysieke symptomen kunnen zijn: gele of droge huid, vermoeidheid, slapeloosheid, duizeligheid en flauwvallen, droge mond, extreme gevoeligheid voor koud, dun of broos haar, constipatie en buikpijn.

Bovendien kan er een lage bloeddruk zijn, uitdroging, onregelmatige hartslag, zwelling van de armen of benen, osteoporose, verlies van lichaamsvet, spieratrofie en tandheelkundige erosie.

Aan de andere kant hebben deze patiënten vaak verwarrende of langzame gedachten, depressie, prikkelbaarheid en emotionele en gedragsproblemen die samenhangen met een onwerkelijke perceptie van lichaamsgewicht en een intense angst om aan te komen.

Ze kunnen ook veel tijd doorbrengen zonder te voeden en, als ze dat doen, zorgen ze ervoor dat braken het verdrijft. Daarom gaan ze meestal direct na de maaltijd naar het toilet, terwijl anderen weigeren te eten voor andere mensen.

Andere tekenen zijn om zeer strikte diëten te volgen, maaltijden over te slaan en overmatig te bewegen .

3. Hoe wordt deze ziekte gediagnosticeerd?

Geconfronteerd met de symptomen, worden tests meestal gedaan om de oorzaak van gewichtsverlies te bepalen, andere medische aandoeningen uit te sluiten en de schade te beoordelen die de ziekte heeft veroorzaakt.

Dit omvat meestal een lichamelijk onderzoek, botdichtheidstests, bloed- en urinetests, elektrocardiografieën, nier-, lever- en schildklierfunctietests en een psychologische evaluatie, naast andere studies.

4. Wat is uw behandeling?

De therapie moet worden gevolgd door een multidisciplinair team met artsen, voedingsdeskundigen en professionals in de geestelijke gezondheidszorg.

De belangrijkste uitdaging is om de patiënt te laten begrijpen dat hij een ernstig probleem heeft dat aandacht behoeft. De meeste mensen met anorexia ontkennen vaak dat ze aan een eetstoornis lijden en zoeken daarom geen hulp totdat de schade ernstig is.

In de eerste plaats zal de patiënt proberen gewicht te herstellen en gezonde eetgewoonten te volgen, met routines en schema's die zijn gemarkeerd voor eten.

Aan de andere kant kunnen bepaalde medicijnen worden voorgeschreven om depressie of angst te behandelen. In gevallen van ernstige ondervoeding, psychiatrische problemen of situaties waarin levensgevaar bestaat, kunnen ziekenhuisopname en intraveneuze of sondevoeding noodzakelijk zijn.

Daarnaast kunnen steungroepen en individuele en gezinstherapie ook een belangrijk onderdeel van de behandeling zijn.

5. Welke complicaties kan anorexia nervosa veroorzaken?

Deze medische aandoening kan een afname van de botmassa veroorzaken; een verhoogd risico op infecties; bloedarmoede; hart-, maag-, nier-, schildklier- en epilepsieproblemen.

Bovendien kunnen ondervoeding en uitdroging ernstige en onomkeerbare schade aan verschillende organen veroorzaken.

Aan de andere kant kan anorexia zelfs fataal zijn, als gevolg van aritmieën of een onbalans in de elektrolyten.

Wat betreft psychische en emotionele stoornissen, kunnen er obsessief en dwangmatig gedrag, depressie, angst, persoonlijkheidsveranderingen, zelfmoordgedachten en zelfbeschadiging zijn.

Hoofdstuk 27. Boulimia

Boulimia is een eetstoornis van neurotische oorsprong die wordt gekenmerkt door periodes van dwangmatig eten, gevolgd door anderen van schuld en ongemak waarbij braken wordt veroorzaakt of laxeermiddelen of diuretica worden geconsumeerd om gewichtstoename te voorkomen. Het wordt meestal waargenomen bij jonge vrouwen, hoewel het ook kan voorkomen bij mannen en mensen van elke leeftijd.

De beperking van zelfopgelegd voedsel leidt de bulimic tot een sterke staat van angst en de pathologische behoefte om grote hoeveelheden voedsel te eten. Veel patiënten die aan deze ziekte lijden, lijden ook aan anorexia. Boulimia is een ernstige en levensbedreigende aandoening.

Voor meer informatie over dit onderwerp interviewen we Mario Vega Carbó, een specialist in endocrinologie, voeding, die werkt als endocrinoloog bij het Santa Fe Medical Center en het Vega & Vado Office.

Dokter Mario,

1. Wat zijn de oorzaken van boulimia?

De oorzaken van het ontstaan van boulimia zijn talrijk en soms moeilijk te bepalen. In de oorsprong spelen biologische, hormonale, psychologische, emotionele en sociale factoren een rol die de visie van de patiënt op zichzelf verstoren. Meestal manifesteert deze aandoening zich nadat hij talloze schadelijke diëten

127

heeft gemaakt zonder medische controle. Bovendien wordt geschat dat de helft van de gevallen van anorexia tot boulimia leidt.

2. Wat zijn uw belangrijkste symptomen?

Bulimics zien zichzelf vaak als overgewicht, maar hebben vaak een normaal gewicht, dus het is mogelijk dat mensen om hen heen niets ongewoons detecteren. Sommige veel voorkomende gedragingen zijn veel tijd besteden aan sporten, naar het toilet gaan onmiddellijk na het eten, de controle verliezen tijdens de eetbuien en vervolgens braken of laxeermiddelen of diuretica gebruiken, vasten of maaltijden overslaan, of weigeren te eten voor andere mensen. De cycli van dwangmatige inname en daaropvolgende zuivering manifesteren zich minstens twee keer per week.

Aan de andere kant kunnen deze patiënten zwakte vertonen; hoofdpijn; zweren, littekens of eelt op de knokkels of handen; erosie van tanden; duizeligheid; menstruele onregelmatigheden en ontsteking van het gezicht, armen en voeten.

3. Wat is de behandeling van boulimia?

Het doel van therapie is om de eet- en psychische stoornissen van de aandoening te corrigeren. Om dit te doen, werken ze samen met een multidisciplinair team dat bestaat uit artsen, voedingsdeskundigen en professionals in de geestelijke gezondheidszorg.

Ten eerste wil het braken voorkomen, de metabole werking normaliseren en dat de patiënt een uitgebalanceerd dieet en gezonde eetgewoonten volgt.

Bovendien omvat de behandeling meestal de combinatie van psychotherapie met antidepressiva, familiesamenwerking en deelname aan steungroepen.

4. Welke complicaties kan deze aandoening veroorzaken?

Boulimia is een chronische ziekte en veel patiënten hebben nog steeds symptomen, zelfs met therapie. Aan de andere kant kan herhaaldelijk braken blijvende schade aan de slokdarm, keelontsteking en ernstig tandbederf veroorzaken.

Andere complicaties zijn uitdroging, constipatie, aambeien, hartproblemen en schade aan de alvleesklier.

Wat betreft psychische en emotionele stoornissen, kunnen er obsessief en dwangmatig gedrag, negatief zelfbeeld, depressie, angst, persoonlijkheidsveranderingen en relatieproblemen zijn.

5. Wat is het verschil tussen boulimia en anorexia?

Deze ziekten verschillen in die zin dat bij anorexia er meestal geen eetbuien of overvoeding zijn, maar een strikte beperking van voedsel, dus na verloop van tijd verdwijnen de zuiveringen door braken.

In plaats daarvan lijdt de boulimis een gevoel van gebrek aan controle over het voedsel dat hij later de schuld geeft.

Aan de andere kant, door geleidelijk voedsel te verminderen, in de anorexia, is gewichtsverlies duidelijk, terwijl in bulimische veranderingen meestal niet zo duidelijk zijn.

Wat betreft de persoonlijkheid, het anorexia is meestal obsessief, perfectionistisch en rigide en eet meestal niets buiten het zelf gevestigde. Van zijn kant is het bulimisch impulsief en heeft het geen zelfbeheersing en eet het meestal geïmproviseerd.

Hoofdstuk 28. Hypercholesterolemie of hoog cholesterol

Hypercholesterolemie is een aandoening waarbij een te hoog cholesterolgehalte in het bloed aanwezig is. Cholesterol is een natuurlijk lichaamsvet dat dient om nieuwe cellen en bepaalde hormonen te vormen. Het lost niet op in het bloed, maar hoopt zich op en circuleert door de aderen en slagaders met behulp van eiwitten die lipiden dragen.

Wanneer deze verhoogd is, kunnen zich vetafzettingen in de bloedvaten vormen. Dit verhoogt de kans op verstopte slagaders, hartaanvallen, beroertes en andere complicaties van de bloedsomloop. Hypercholesterolemie kan worden veroorzaakt door genetische aandoeningen, hoewel het meestal wordt veroorzaakt door andere factoren, zoals een ongezonde levensstijl en bepaalde ziekten.

Voor meer informatie over dit onderwerp interviewen we Mario Vega Carbó, een specialist in endocrinologie, die momenteel werkt als endocrinoloog bij het Vega & Vado-kantoor in Managua, Nicaragua.

Dokter Mario,

1. Wat zijn "goede" en "slechte" cholesterol?

Cholesterol circuleert in het bloed dat aan eiwitten is gehecht en de combinatie van beide wordt

131

lipoproteïne genoemd. LDL of "slechte" cholesterol is een lipoproteïne met lage dichtheid dat zijn deeltjes door het lichaam draagt. Het hoopt zich op in de wanden van de slagaders en kan verharding en vernauwing veroorzaken. Van zijn kant is HDL of "goede" cholesterol verantwoordelijk voor het verzamelen van het overtollige en het terugbrengen naar de lever.

2. Wat veroorzaakt hypercholesterolemie?

Deze aandoening houdt meestal verband met overgewicht, een ongezond dieet en gebrek aan lichaamsbeweging. Bovendien kunnen diabetes, nierziekte, polycysteus ovarium syndroom, hypoactieve schildklier, zwangerschap, bepaalde erfelijke aandoeningen en sommige medicijnen het ook veroorzaken.

3. Wie loopt er meer risico?

Zwaarlijvige mensen, mensen die niet sporten, rokers en mensen ouder dan 50 lopen een hoger risico om eraan te lijden. Ook degenen die veel verzadigde vetten en transvetten, rood vlees en hele zuivelproducten eten en degenen die aan de bovengenoemde ziekten lijden.

4. Hoe wordt deze ziekte ontdekt?

Hypercholesterolemie wordt gedetecteerd door een bloedtest die de niveaus van cholesterol, triglyceriden en andere vetten meet . De diagnose kan ook een vroegere bloedglucosetest vereisen om diabetes te detecteren en tests voor nier- en schildklierfunctie.

Normale waarden van LDL of "slechte" cholesterol tussen 70 tot 130 mg / dL, HDL of "goede" cholesterol worden overwogen als deze hoger is dan 50 mg / dL en totale cholesterol als deze lager is dan 200 mg / dL.

Aangezien deze toestand geen symptomen heeft, is het belangrijk om periodieke controles uit te voeren, minstens om de 4 jaar als normale resultaten worden verkregen. In het geval dat de niveaus hoog zijn, moeten de instructies van de arts worden gevolgd.

5. Wat is de behandeling van hypercholesterolemie?

De eerste stap is om de patiënt gezonde leefgewoonten bij te brengen. Dit omvat regelmatig sporten en het handhaven van voldoende lichaamsgewicht. Volg ook een zoutarm dieet dat dierlijke vetten beperkt en rijk is aan fruit, groenten en volle granen, naast niet roken of alcohol drinken.

Aan de andere kant zijn er verschillende soorten medicijnen die helpen het cholesterolgehalte te verlagen, zoals statines, galzuurbindende harsen en cholesterolabsorptieremmers.

Tolerantie voor deze medicijnen varieert van persoon tot persoon en kan bijwerkingen hebben, zoals spier- en maagpijn, omkeerbaar geheugenverlies, verwardheid, constipatie, misselijkheid, diarree en verhoogde bloedsuikerspiegel.

6. Welke andere aandoeningen kan hypercholesterolemie veroorzaken?

133

Deze medische aandoening kan ervoor zorgen dat de slagaders uitharden door de ophoping van vet en andere stoffen in hun wanden. Na verloop van tijd kan dit hen blokkeren en een hartaanval of beroerte veroorzaken.

Hoofdstuk 29. Hypertriglyceridemie of hoge triglyceriden

Het staat bekend als hypertriglyceridemie bij het hoge niveau van triglyceriden in het bloed. Dit zijn de meest voorkomende soorten vet in het lichaam en komen uit voedsel. De functie is om energie op te slaan voor tijden dat u niet eet.

Regelmatige inname van meer calorieën dan verbrand kan hypertriglyceridemie veroorzaken. Het teveel aan triglyceriden in het bloed verhoogt het risico op hartaandoeningen, diabetes, overgewicht of lever- of nierproblemen.

Voor meer informatie over dit onderwerp interviewen we Mario Vega Carbó, een specialist in endocrinologie met meer dan 20 jaar ervaring.

Dokter Mario,

1. Wat is het verschil tussen triglyceriden en cholesterol?

Cholesterol is een natuurlijk lichaamsvet dat dient om nieuwe cellen en bepaalde hormonen te vormen. In plaats daarvan worden triglyceriden ingenomen bij de maaltijd en gebruikt voor energie.

De twee zijn vergelijkbaar omdat ze niet in het bloed kunnen oplossen, maar ze accumuleren en circuleren

135

door de aderen en slagaders met behulp van eiwitten die lipiden transporteren.

2. Hoe worden triglyceriden gemeten?

Triglyceriden worden gemeten met een eenvoudige bloedtest, met 12 uren vasten. In het ideale geval zijn ze minder dan 150 milligram per deciliter (mg / dl).

Tussen 150 en 199 mg / dl staan ze op het punt problemen te ontwikkelen. Boven 200 mg / dl worden al als hoog beschouwd en, wanneer ze 500 mg / dl naderen of overschrijden, zeer hoog.

De risico's op hart- en vaatziekten nemen toe naarmate het niveau stijgt.

3. Wat veroorzaakt overtollige triglyceriden?

Hoge niveaus kunnen een gevolg zijn van obesitas, hoog cholesterol, roken, overmatig alcoholgebruik, metabool syndroom en andere ziekten zoals diabetes mellitus, h ipothyreoïdie en lever- of nierproblemen.

Ze kunnen ook te wijten zijn aan de inname van bepaalde medicijnen, zoals anticonceptiepillen, bètablokkers, diuretica, steroïden en bepaalde medicijnen voor de behandeling van borstkanker en het humaan immunodeficiëntievirus.

Anderzijds kunnen ze in sommige gevallen een gevolg zijn van genetische defecten in combinatie met omgevingsfactoren.

4. Hoe wordt hypertriglyceridemie behandeld?

Kiezen voor een gezonde levensstijl helpt doorgaans om triglyceriden in het bloed te normaliseren. Dit omvat het eten van voedsel met weinig vet en calorieën, het vermijden van suiker, geraffineerde koolhydraten en alcoholconsumptie.

Het is belangrijk om de verzadigde vetten in vlees te vervangen door gezondere opties, zoals olijfolie en vis zoals makreel of zalm. Train ook regelmatig, drink veel water, elimineer overgewicht en stop met roken.

Als veranderingen in levensstijl niet voldoende zijn, kan de arts sommige medicijnen voorschrijven, zoals statines, fibraten, omega-3-vetzuren en niacine om het niveau in het bloed te normaliseren. Als er een andere ziekte is die hypertriglyceridemie veroorzaakt , moet deze worden behandeld.

5. Welke andere complicaties kan deze aandoening veroorzaken?

De h ipertrigliceridemia kan bijdragen aan aderverkalking of verdikking van de arteriële wanden, die de kans op beroertes, hartaanvallen en hart-en vaatziekten.

Ook wanneer de niveaus erg hoog zijn, kan dit acute ontsteking van de alvleesklier veroorzaken.

Hoofdstuk 30. Dyslipidemieën

Dyslipidemie is een aandoening waarbij een te hoge concentratie bloedvet optreedt. Deze aandoening, waaronder cholesterol en triglyceriden, heeft meestal geen symptomen. Het uiterlijk verhoogt de kans op verstopte slagaders, hartaanvallen, beroertes en andere complicaties van de bloedsomloop.

Dyslipidemieën worden geclassificeerd als primair, wanneer ze het gevolg zijn van genetische aandoeningen en bekend zijn; en secundair, wanneer ze worden veroorzaakt door andere factoren, zoals levensstijl en bepaalde ziekten.

Voor meer informatie over dit onderwerp interviewen we Mario Vega Carbó, een specialist in endocrinologie en verantwoordelijk voor het Vega & Vado-kantoor in Managua, Nicaragua.

Dokter Mario,

1. Wat veroorzaakt dyslipidemie?

Bij volwassenen houdt deze aandoening meestal verband met overgewicht, een ongezond dieet en gebrek aan lichaamsbeweging. Bovendien kunnen diabetes, nierziekte, polycysteus ovarium syndroom, hypoactieve schildklier, zwangerschap, bepaalde erfelijke aandoeningen en sommige medicijnen het ook veroorzaken.

2. Hoe wordt deze toestand gedetecteerd?

Dyslipidemie wordt gedetecteerd door een bloedtest die de niveaus van cholesterol, triglyceriden en andere vetniveaus meet . Uw diagnose kan ook een bloedglucosetest vereisen om te controleren op diabetes en testen op nier- en schildklierfunctie. Aangezien deze toestand geen symptomen heeft, is het belangrijk om periodieke controles uit te voeren, minstens om de 4 jaar als normale resultaten worden verkregen. In het geval dat de niveaus hoog zijn, moeten de instructies van de arts worden gevolgd.

3. Wat is de behandeling van dyslipidemie?

De eerste stap is om de patiënt gezonde leefgewoonten bij te brengen. Dit omvat het eten van vetarm voedsel, regelmatig sporten en het handhaven van voldoende lichaamsgewicht , evenals niet roken of alcohol drinken. Aan de andere kant zijn er verschillende soorten medicijnen die helpen het cholesterolgehalte (statines) en triglyceriden (fibraten en niacine) te verlagen. Tolerantie voor deze medicijnen varieert van persoon tot persoon en kan bijwerkingen hebben, zoals spier- en maagpijn, constipatie, misselijkheid en diarree.

4. Welke andere aanbevelingen kunnen mensen met deze aandoening volgen?

Voor deze patiënten wordt ook geadviseerd om het voedsel in 4 hoofdmaaltijden en 2 snacks te verdelen en de portiegroottes te matigen.

Evenzo verminderen consumptie van voedingsmiddelen met een hoog verzadigd vet, suiker en zout; en eet minstens 2 fruit en 3 porties groenten per dag.

139

Bovendien worden ze aanbevolen om peulvruchten, volle granen, zaden en gedroogd fruit in het dieet op te nemen.

5. Welke andere aandoeningen kunnen dyslipidemie veroorzaken?

Deze medische aandoening kan ervoor zorgen dat de slagaders uitharden door de ophoping van vet en andere stoffen in hun wanden. Na verloop van tijd kan dit hen blokkeren en een hartaanval of beroerte veroorzaken.

Bovendien kan dyslipidemie het risico op het ontwikkelen van pancreatitis verhogen, een aandoening die ernstige buikpijn veroorzaakt en fataal kan zijn.

Hoofdstuk 31. Obesitas, een ernstige chronische ziekte die jaar na jaar groeit

De gegevens worden steeds alarmerender. In de wereld wordt geschat dat ongeveer 40 procent van de volwassenen te zwaar is en ongeveer 15 procent zwaarlijvig is. Onder kinderen en adolescenten zijn de cijfers nog zorgwekkender en specialisten zijn van mening dat het een van de ernstigste volksgezondheidsproblemen van de 21ste eeuw is.

Per jaar sterven ongeveer 3 miljoen mensen als gevolg van obesitas en overgewicht, die een toename van hart- en vaatziekten, diabetes, musculoskeletale aandoeningen en sommige soorten kanker veroorzaken.

Om meer te weten te komen over dit probleem, interviewen we Dr. Mario Vega Carbó, en een specialist in endocrinologie met meer dan 20 jaar ervaring.

Dokter Mario,

1. Wat is zwaarlijvigheid en hoe wordt het gedefinieerd?

Obesitas is een chronische ziekte die wordt gekenmerkt door overmatige ophoping van vet in het lichaam, waardoor het risico voor de gezondheid van de persoon duidelijk toeneemt.

141

Iemand wordt als zwaarlijvig beschouwd wanneer het vetpercentage hoger is dan 25 procent van het lichaamsgewicht bij mannen en 33 procent bij vrouwen.

2. Wat zijn de belangrijkste oorzaken die het veroorzaken?

De oorsprong en reden van obesitas zijn te wijten aan een veelheid van factoren. Het is belangrijk om te begrijpen dat het niet alleen een gevolg is dat de persoon veel eet en geen wilskracht heeft om af te vallen. Er zijn ook sociale, culturele, economische en erfelijke componenten die de diagnose en proliferatie beïnvloeden.

3. Wat zouden die andere elementen zijn waarmee ook rekening moet worden gehouden bij de analyse van dit probleem?

Er zijn genetische factoren, die betrokken zijn bij 40-75 procent van de oorzaken van obesitas; leeftijd, die wordt geassocieerd met voedingsstoornissen en lichamelijke inactiviteit; menopauze; sedentaire levensstijl; farmacologische behandelingen; de stress; slaapproblemen en neurologische, endocriene en psychiatrische ziekten. Natuurlijk zijn voeding en lichamelijke activiteit ook erg belangrijk, maar zoals ik al zei, ze zijn niet het enige dat moet worden geanalyseerd.

4. Welke rol speelt het milieu in deze gevallen?

De omgeving van de patiënt is erg belangrijk. Het is essentieel dat mensen de mogelijkheid hebben om een gezonde manier van leven te kiezen, met toegang tot gezond voedsel en plaatsen met bewegingsruimte. Vooral bij kinderen zijn hun dieet en fysieke gewoonten afhankelijk van de omgeving en wat het hen leert.

5. Wat is de aanbevolen behandeling voor obesitas?

Omdat het een chronische ziekte is, die vaak niet als zodanig wordt herkend, is de behandeling ervan complex. Het eerste wat u moet doen, is een gezond dieet volgen waarin de inname van vetten, suiker en zout wordt verminderd en de consumptie van fruit, groenten, peulvruchten, volle granen en noten verhogen .

U moet ook regelmatig lichamelijke activiteit doen, die langer duurt dan 150 minuten verdeeld over ten minste 5 dagen per week. In de meest extreme gevallen kan het nodig zijn om medicijnen voor te schrijven en zelfs een operatie te ondergaan.

Anderzijds is het belangrijk dat de behandeling wordt uitgevoerd door een multidisciplinair team met endocrinologen, voedingsdeskundigen, obesitas-experts en psychologen om de effectiviteit te verbeteren en alle fronten aan te vallen.

6. In de afgelopen jaren zijn er allerlei wonderbaarlijke diëten verspreid die over het algemeen niet de resultaten opleveren die ze beloven. Wat kunt u ons over deze diëten vertellen?

Deze magische diëten zijn erg gevaarlijk, omdat ze meestal geen medische of wetenschappelijke goedkeuring hebben. Ze zijn ook de oorzaak dat patiënten falen in hun pogingen om af te vallen, ontmoedigd raken en terugvallen in routines die schadelijk zijn voor hun gezondheid.

7. Wat zijn maagomleiding en maagmanchet?

Het zijn twee operaties die de voedselinname beperken door de omvang van maag- en dunne darmgebruik te verminderen. Dit geeft een gevoel van verzadiging met een lagere consumptie van voedsel en een afname van de productie van insuline uit de alvleesklier.

Deze behandelingen worden steeds vaker gebruikt omdat ze de kwaliteit van leven van patiënten na de interventie niet veranderen en het grootste gewichtsverlies op lange termijn bereiken.

8. Tot slot, wat zou u een persoon met obesitas aanbevelen?

Het eerste wat ik zou willen zeggen is dat obesitas de tweede oorzaak is van vermijdbare sterfte als gevolg van persoonlijke gewoonten, alleen overtroffen door roken. Daarom zou ik je adviseren om met specialisten om te gaan en niet op te geven als je eerdere slechte ervaringen had.

Ik zou ook willen begrijpen dat veranderingen in gewoonte langdurig moeten zijn, omdat in de meeste gevallen, wanneer de behandeling wordt gestaakt, het gewicht wordt hersteld. Dit is een ziekte waar je voor het leven voor moet zorgen.

Hoofdstuk 32. Morbide obesitas en zijn risico's

Het wordt beschouwd als morbide obesitas wanneer een persoon 45 kilo of meer boven het juiste gewicht heeft met een body mass index (BMI) van meer dan 40. Het is een gevaarlijke aandoening die, naast het verminderen van de levensverwachting, invaliditeit veroorzaakt en sociale uitsluitingsproblemen.

Aan de andere kant draagt deze aandoening bij aan de ontwikkeling van andere chronische ziekten, zoals hoge bloeddruk, diabetes, hypercholesterolemie, hartaandoeningen en sommige soorten kanker.

Morbide obesitas is de ernstigste vorm van overgewicht. Onderwijs en het vroegtijdig aanleren van gezonde gewoonten zijn de beste manier om dit te voorkomen.

Voor meer informatie over dit onderwerp interviewen we Dr. Mario Vega Carbó, een specialist in endocrinologie met meer dan 20 jaar ervaring.

Dokter Mario,

1. Wat zijn de belangrijkste oorzaken van morbide obesitas?

Deze aandoening is meestal te wijten aan een som van elementen. Naast overmatige calorie-inname spelen ook genetische, omgevings-, psychologische, sociale en culturele factoren een rol.

Familie predispositie, sedentaire levensstijl, gebrek aan lichaamsbeweging, slecht dieet, laag zelfbeeld, stress, slaapproblemen en depressieve toestanden kunnen enkele mogelijke oorzaken zijn. Ook de consumptie van bepaalde medicijnen en de aanwezigheid van andere ziekten, zoals hypothyreoïdie en andere endocriene en neurologische aandoeningen.

2. Hoe wordt iemand zo zwaarlijvig?

Dit is geen proces dat zich van de ene op de andere dag voordoet, maar is over het algemeen een probleem dat uit de kindertijd komt.

Een jongen die tijdens zijn jeugd zwaarlijvig was, is waarschijnlijker tijdens de volwassenheid. Geschat wordt dat 60 procent van de mensen die aan de adolescentie met overgewicht beginnen, dit de rest van hun leven volhoudt.

Aan de andere kant, die lijdt aan morbide obesitas heeft zeker verschillende diëten, oefeningen of medicijnen zonder resultaat geprobeerd gedurende meerdere jaren, totdat deze extreme situatie werd bereikt.

3. Welke andere gezondheidscomplicaties veroorzaken deze medische aandoening?

Deze aandoening verhoogt meestal de diabetesrisico's; hypertensie; hart-, long- en neurologische problemen; bepaalde soorten kanker, zoals borst- en darmkanker; osteoporose; hypoxemie en slaapapneu.

Anderzijds genereert het ook een laag zelfbeeld, depressie en sociale en gedragsproblemen.

4. Hoe wordt morbide obesitas behandeld?

Gewoonlijk is in deze situaties waar dieet, lichaamsbeweging en medicijnen geen resultaten hebben opgeleverd, de enige mogelijke behandeling bariatrische chirurgie.

Maagbypass en maagomhulling zijn bijvoorbeeld twee chirurgische ingrepen die de voedselinname beperken, waardoor het gebruik van maag en dunne darm wordt beperkt. Dit geeft een gevoel van verzadiging met een lagere consumptie van voedsel en een afname van de productie van insuline uit de alvleesklier.

Deze behandelingen worden steeds vaker gebruikt omdat ze de kwaliteit van leven van patiënten na de interventie niet veranderen en het grootste gewichtsverlies op lange termijn bereiken.

Anderzijds bevorderen ze ook de normalisatie van bloedglucose- en cholesterolspiegels en de verlaging van bloeddruk en slaapapneu.

5. Kan iemand bariatrische chirurgie ondergaan?

Nee. Over het algemeen wordt het alleen aanbevolen voor mensen tussen de 18 en 60 jaar met overgewicht, die een laag chirurgisch risico hebben, die hebben geprobeerd zwaarlijvigheid te bestrijden met traditionele methoden (lichaamsbeweging en dieet) zonder te slagen HEN AAN DE VOET TE VOLDOEN VAN DE BRIEF , en / of die risico's of ziekten vertonen die zijn afgeleid van complicaties van obesitas (diabetes, hypertensie, bijvoorbeeld).

Het is belangrijk dat deze kandidaten geen psychiatrische ziekten of verslavingen vertonen en dat zij de verbintenis aangaan om na de interventie door te gaan met de behandeling.

6. Hoe wordt morbide obesitas voorkomen?

De afgelopen jaren is obesitas geleidelijk toegenomen tot een ernstig probleem voor de volksgezondheid . Onderwijs en het aanleren van gezonde levensstijlgewoonten sinds de kindertijd zijn essentieel om dit te proberen te voorkomen.

7. Met welke andere aspecten moet tijdens deze medische aandoening rekening worden gehouden?

Naast lichamelijke en gezondheidsproblemen worden mensen die aan deze aandoening lijden vaak ook gediscrimineerd en sociaal gestigma. Vaak worden ze afgewezen door hun eigen familie, vinden ze het moeilijk om een baan te vinden, hebben ze moeite met bewegen en raken ze opgesloten in hun eigen ziekte.

In deze gevallen is de ondersteuning van het milieu essentieel om het succes van de behandeling te garanderen . Bovendien wordt indien nodig ook therapeutische follow-up aanbevolen.

Hoofdstuk 33 . Medicijnen voor obesitas: Orlistat en Phentermine

De aanneming van een gezond en uitgebalanceerd dieet, samen met de praktijk van regelmatige lichaamsbeweging, zijn de eerste maatregelen die meestal worden genomen om obesitas te behandelen.

In ernstige gevallen is het mogelijk dat de arts ook aanbeveelt het gebruik van geneesmiddelen op recept toe te voegen om gewicht te verliezen.

Ze worden meestal gebruikt wanneer de body mass index hoger is dan 30 of wanneer er andere bijbehorende complicaties zijn, zoals diabetes, hoog cholesterol, hoge bloeddruk of hartaandoeningen.

De meest gebruikte medicijnen zijn Orlistat en Phentermine. Deze zijn echter niet aan te raden voor alle patiënten.

Om over dit onderwerp te praten, interviewen we Mario Vega Carbó, een endocrinoloog met meer dan 20 jaar ervaring.

Dokter Mario,

1. Hoe werken medicijnen voor gewichtsverlies?

De meeste van deze medicijnen, waaronder Phentermine, verminderen de eetlust en verhogen het gevoel van volheid.

Orlistat werkt echter door te voorkomen dat de darmen bepaalde vetten uit voedsel absorberen.

2. Zijn deze medicijnen effectief?

In de meeste gevallen ja, ze helpen om meer gewichtsverlies te bereiken. Verschillende studies tonen aan dat patiënten die deze medicijnen gebruiken, ongeveer 5 procent meer van het totale lichaamsgewicht in een jaar verliezen, dan degenen die ze niet gebruiken. Bovendien helpen ze ook om gewichtherstel na de behandeling te voorkomen.

Het is echter belangrijk om duidelijk te maken dat deze medicijnen worden gebruikt als onderdeel van een globaal plan bij zwaarlijvige mensen, samen met een goede voeding en lichaamsbeweging. Ze worden niet aanbevolen als snelkoppeling voor normale patiënten die een paar kilo willen verliezen.

3. Hoe worden deze medicijnen gebruikt?

Orlistat wordt geleverd in capsules die meestal driemaal daags oraal worden ingenomen, samen met maaltijden. Het wordt meestal 2 of 3 maanden gebruikt en rust dan een maand.

Phentermine wordt ondertussen verkocht in de vorm van tabletten en een enkele dagelijkse dosis wordt 's ochtends ingenomen, of drie keer per dag 30 minuten voor de maaltijd. De meeste mensen nemen dit medicijn gedurende 3 tot 6 weken.

De duur van de behandeling hangt af van elk specifiek geval, afhankelijk van de reactie op het geneesmiddel en de resultaten ervan.

4. Wat moet u doen als u bent vergeten een dosis in te nemen?

In het geval van Orlistat, als het niet meer dan een uur na de maaltijd is geweest, kan het op dat moment worden ingenomen. Als er meer tijd is verstreken, moet u loslaten en doorgaan met het normale schema. In beide gevallen dient u geen dubbele dosis in te halen om de vergeten dosis in te halen.

5. Wat zijn de negatieve effecten van deze medicijnen?

Orlistat veroorzaakt meestal winderigheid en zachte ontlasting, dus het is raadzaam om tijdens het gebruik een vetarm dieet te volgen. Bovendien blokkeert het de opname van sommige vitamines, dus het wordt aanbevolen om multivitaminen te nemen.

Andere bijwerkingen die kunnen veroorzaken zijn pijn in het rectum en de maag, onregelmatigheden in de menstruatie, angst, braken en misselijkheid. In ernstige gevallen kan er moeite zijn met ademhalen of slikken, gele verkleuring van de huid of ogen, donkere urine en leverschade.

Anderzijds kan Phentermine diarree, constipatie, een verhoging van de hartslag en bloeddruk, slaperigheid of slapeloosheid en nervositeit veroorzaken.

Anderzijds kan het bij onjuist gebruik afhankelijkheid veroorzaken, vergelijkbaar met die van amfetamine. Daarom mag het niet meer dan de aangegeven dosis of langer dan voorgeschreven worden gebruikt.

6. Welke andere voorzorgsmaatregelen moeten worden genomen voordat deze geneesmiddelen worden gebruikt?

Voordat u met de behandeling begint, is het belangrijk om de arts te informeren over eventuele andere medicatie, vitamine of supplement die wordt gebruikt, zodat wordt beoordeeld of de combinatie schadelijk kan zijn.

U moet ook op de hoogte stellen als u andere aandoeningen heeft, zoals eetstoornissen, diabetes of nier- of hartproblemen; als u zwanger bent of op korte termijn zwanger wilt worden; als u borstvoeding geeft of een orgaantransplantatie heeft ontvangen.

Ten slotte moeten deze medicijnen op een geschikte plaats worden bewaard, bij kamertemperatuur en buiten het bereik van kinderen.

Hoofdstuk 34. Metabool syndroom en bijbehorende aandoeningen

Metabool syndroom wordt een reeks aandoeningen genoemd die samen voorkomen en het risico op hart- of nierziekten, een beroerte of diabetes verhogen.

Onder hen zijn hoge bloeddruk, hoge bloedsuikerspiegel, overtollig lichaamsvet rond de taille en abnormale cholesterol- en triglycerideniveaus.

Metabool syndroom komt steeds vaker voor en kan ernstige gezondheidsschade veroorzaken. Een goed dieet, regelmatige lichaamsbeweging, gewichtsverlies en bepaalde medicijnen kunnen het helpen behandelen.

Voor meer informatie over dit onderwerp interviewen we Mario Ve ga Carbó, een endocrinoloog met meer dan 20 jaar ervaring.

Dokter Mario,

1. Wat veroorzaakt het metabool syndroom?

In veel gevallen is de oorzaak van deze aandoening insulineresistentie. Het zorgt ervoor dat de lichaamscellen niet normaal reageren op dit hormoon en dat glucose ze niet met hetzelfde gemak kan binnendringen, waardoor het zich ophoopt in het bloed.

Het wordt ook geassocieerd met overgewicht, obesitas, gebrek aan lichamelijke activiteit en sedentaire levensstijl.

2. Wie loopt er meer risico om eraan te lijden?

Ouderen; de zwaarlijvige; mensen met een geschiedenis van familieleden met diabetes; degenen die leden aan ziekten zoals niet-alcoholische leververvetting, polycysteus ovarium syndroom of slaapapneu; Mensen met hoge bloeddruk en hoge triglycerideniveaus en een laag HDL-cholesterol hebben meer kans om hieraan te lijden.

3. Wat zijn uw belangrijkste symptomen?

De factoren geassocieerd met het metabool syndroom vertonen meestal geen duidelijke tekenen. Het meest zichtbaar is het overtollige lichaamsvet rond de taille. In het geval van een hoge bloedsuikerspiegel kan er een toename zijn van honger, dorst en de noodzaak om te plassen. Andere veel voorkomende symptomen zijn vermoeidheid, hoofdpijn en buikpijn, misselijkheid, braken, tachycardie, gebieden met een donkere huid en wazig zien.

4. Hoe wordt deze ziekte ontdekt?

De volgende parameters worden in aanmerking genomen om het metabool syndroom te diagnosticeren:

- Dat de taille van de patiënt ten minste 89 centimeter is voor vrouwen en 102 centimeter voor mannen.

- Dat triglycerideniveaus hoger zijn dan 150 mg / dl.

- Dat de niveaus van HDL of "goede" cholesterol minder zijn dan 50 mg / dL.

- Dat de bloeddruk 130/85 millimeter kwik (mmHg) of meer is.

- Dat nuchtere bloedglucose 100 mg / dl (5,6 mmol / l) of meer is.

5. Wat is de behandeling van het metabool syndroom?

De toe te passen therapie hangt af van de onderliggende reden die deze aandoening veroorzaakt. In het geval van insulineresistentie is het noodzakelijk om de levensstijl aan te passen, regelmatig te sporten en het lichaamsgewicht te beheersen. Het is ook belangrijk om een uitgebalanceerd dieet te volgen, met een lagere consumptie van verzadigde vetten.

Aan de andere kant moeten arteriële hypertensie, bloedsuikerspiegel en hypercholesterolemie worden gecontroleerd en, indien nodig, specifieke medicijnen voor dit doel nemen.

Evenzo zijn er medicijnen die insulineresistentie helpen oplossen, zoals metformine, glitazones, exenatide en liraglutide.

6. Welke andere complicaties kan deze aandoening veroorzaken?

Als het niet correct wordt gecontroleerd, kan dit hartaandoeningen en beroertes veroorzaken; diabetes mellitus; oog-, gehoor-, tand- en huidproblemen;

nierschade; verlies van gevoel; Zenuwletsel en ernstige voetzweren. Ook lastig om voedsel te verteren, langzame genezing, slaapapneu en erectiestoornissen.

7. Hoe kan het metabool syndroom worden voorkomen?

Om deze aandoening te voorkomen, is het essentieel om een gezond leven te leiden. Dit omvat het beheersen van het gewicht en het eten van een uitgebalanceerd dieet met minder calorieën, geraffineerde koolhydraten en verzadigde vetten, en meer fruit, groenten, magere eiwitten en volle granen.

Doe ook op de meeste dagen minstens 30 minuten lichamelijke activiteit, beperk zout en vermijd roken en overmatig alcoholgebruik.

Ten slotte is het ook belangrijk om voor emotionele gezondheid te zorgen. In die zin wordt geadviseerd om meditatie te beoefenen om de geest te bevrijden van zorgen, yoga en andere ontspannende activiteiten te doen.

Hoofdstuk 35. Non-alcoholische leververvetting

Non-alcoholische leververvetting (EHGNA) is een aandoening waarbij de ophoping van vet in dit orgaan niet wordt veroorzaakt door overmatig alcoholgebruik. Het is meestal gerelateerd aan overgewicht en obesitas. Sommige medicijnen, zoals calciumantagonisten, kunnen dit ook veroorzaken.

Aan de andere kant hebben mensen met diabetes mellitus, hoog cholesterol en triglyceriden, hoge bloeddruk, polycysteus ovarium syndroom, slaapapneu en darmziekten een hoger risico om eraan te lijden. Wanneer EHGNA ernstig is, kan dit leverfalen en cirrose veroorzaken.

Voor meer informatie over deze medische aandoening spraken we met Mario Vega Carbó, een specialist in endocrinologie die verantwoordelijk is voor het Vega & Vado-kantoor in Managua, Nicaragua.

Dokter Mario,

1. Wat zijn de symptomen van EHGNA?

Meestal hebben mensen met deze aandoening geen symptomen. In sommige gevallen kan er een vergrote lever, vermoeidheid en pijn in de rechterbovenhoek van de buik zijn. Als er leverschade is, kan er verlies van eetlust, misselijkheid, verwarring en jeuk zijn. Ook gastro-intestinale heilige, verwijde milt en ophoping van vocht en zwelling van de buik.

157

Vanaf het fysieke zie je een vergrote borst, rode handpalmen en een gelige kleur in ogen en huid.

2. Hoe wordt deze ziekte gediagnosticeerd?

Gewoonlijk wordt deze aandoening gedetecteerd tijdens routinematige bloedtesten die worden uitgevoerd om de leverfunctie te controleren. Om de diagnose te bevestigen, kunnen echografie, MRI , CT-scan en biopsie van een monster leverweefsel nodig zijn om tekenen van ontsteking en littekens te detecteren.

3. Wat is uw behandeling?

De therapie is bedoeld om risicofactoren te beheren en de patiënt te adviseren een gezond leven te leiden dat helpt voor zijn lever te zorgen. Dit omvat gewichtsverlies, het volgen van een zoutarm dieet, het vermijden van alcohol, het uitvoeren van regelmatige fysieke activiteit en het verlagen van cholesterol- en triglycerideniveaus.

Daarnaast kunnen vaccins tegen hepatitis A en B worden toegepast om de patiënt te beschermen tegen schadelijke virussen die dit orgaan aantasten.

Aan de andere kant, als er andere ziekten zijn die de risico's van EHGNA verhogen, moeten deze worden behandeld. Bijvoorbeeld het controleren d IABETES. Een ome medicijnen, zoals metformine en E en D vitaminen bijdragen tot het verminderen van gewicht en lichaamsvet.

4. Welke complicaties kan deze aandoening veroorzaken?

Deze ziekte kan een toename van buikvet, hoge bloeddruk veroorzaken en het vermogen om insuline te consumeren verminderen. In ernstige gevallen kan het leiden tot niet-alcoholische leversteatose, waarbij ontsteking van de lever kan optreden en cirrose en leverfalen kan veroorzaken.

Indien nodig kan levertransplantatie een optie zijn in complexe situaties.

5. Waarom wordt er tegenwoordig zoveel over deze ziekte gesproken?

Samen met obesitas is EHGNA de meest voorkomende leverziekte bij kinderen en adolescenten geworden. Dat is de reden waarom het belangrijk is om hun symptomen te voorkomen en gezonde levensstijlgewoonten vanaf de kindertijd aan te moedigen.

Hoofdstuk 36. Acanthosis Nigricans of gepigmenteerde acanthosis

Acanthosis Nigricans of Pigmented Acanthosis is een zeldzame huidaandoening gekenmerkt door donkere en dikke vlekken op verschillende delen van het lichaam.

Het wordt meestal getroffen door zwaarlijvige mensen of met diabetes en in sommige gevallen kan het ook een teken zijn van een tumor in een inwendig orgaan, zoals de maag of lever. Deze huidaandoening verschijnt meestal rond de gewrichten en in gebieden met veel plooien, zoals de oksels, ellebogen, knieën, lies en zijkanten van de nek. Acanthosis Nigricans is niet besmettelijk.

Voor meer informatie over dit onderwerp interviewen we Mario Vega Carbó, een specialist in endocrinologie , die werkt bij het Vega & Vado-kantoor in Managua, Nicaragua.

Dokter Mario,

1. Wat veroorzaakt deze aandoening?

De exacte etiologie is niet bekend, maar deze verschijnt meestal bij mensen met hoge insulinespiegels, meestal geassocieerd met overgewicht en diabetes. Het kan ook verband houden met genetische aandoeningen, zoals het syndroom van

Down en Alström, en sommige vormen van kanker van het spijsverteringsstelsel, lever, nieren en blaas.

Aan de andere kant kunnen cysten in de eierstokken, een traag werkende schildklier of problemen met de bijnieren het veroorzaken. Hetzelfde geldt voor sommige medicijnen en supplementen, zoals niacine, anticonceptiepillen, prednison en andere corticosteroïden.

2. Wat zijn uw symptomen?

L om een cantosis n igricans blijkt progressief en, behalve huidveranderingen, bevat het geen symptomen. De huid wordt donker, dik en fluweelachtig. In sommige gevallen kan de patiënt jeuk (jeuk) en stank ervaren in het getroffen gebied.

3. Hoe wordt deze aandoening vastgesteld?

Met alleen observeren geeft de huid al aan om Acanthosis Nigricans te detecteren. In enkele gevallen kan een biopsie nodig zijn. Als de oorzaak van de aandoening onduidelijk is, kunnen voor een nauwkeurige diagnose bloedtesten worden uitgevoerd om de suiker- en insulinespiegels, endoscopieën en röntgenfoto's te meten.

4. Welke complicaties kan deze aandoening veroorzaken?

Mensen met een cantosis n igricans hebben een hoger risico op het lijden van d IABETES, dit is een teken van de insulineresistentie.

5. Wat is uw behandeling?

161

In de meeste gevallen veroorzaakt Acanthosis Nigricans alleen veranderingen in het uiterlijk en vereist geen specifieke behandeling . Soms verdwijnen de vlekken vanzelf. Als dit zeer merkbaar is, kunnen hydraterende crèmes en lotions met ammoniumlactaat, tretinoïne of hydrochinon worden gebruikt om de huid te verlichten.

Als de aandoening een gevolg is van een aandoening of ziekte, moet deze worden behandeld. Als het bijvoorbeeld verband houdt met obesitas, zal het verliezen van gewicht uw symptomen verbeteren. Hetzelfde stoppen met het nemen van medicijnen die het kunnen veroorzaken.

6. Welke andere aanbevelingen kunnen patiënten volgen?

Om Acanthosis Nigricans te verminderen en te voorkomen, wordt aanbevolen om voldoende gewicht te behouden, regelmatig te sporten en een gezond dieet te volgen. Als de vlekken zeer merkbaar zijn, kunnen patiënten last hebben van gebrek aan zelfrespect, schaamte en depressie vanwege de verandering in uiterlijk, dus het is raadzaam om de behandeling te begeleiden met psychologische en gezinsondersteuning.

Hoofdstuk 37. Acrocordonen en huidknobbels

De crocordones niet kwaadaardig abnormaal formaties, ze gemanifesteerd door kleine vlezige stammen uitsteekt uit de huid. Ze verschijnen meestal op de nek, onderarmen, oksels, lies en oogleden, en zijn meestal klein, zacht en enigszins donker van kleur.

Ze zijn meestal onschadelijk en pijnloos, hoewel ze geïrriteerd kunnen raken en kunnen bloeden door contact met kleding. De een crocordones komen zeer vaak voor, lijken meer bij mannen dan bij vrouwen, vooral na 40 jaar, en zijn niet besmettelijk. In de meeste gevallen hebben ze geen behandeling nodig, maar kunnen ze eenvoudig worden verwijderd om esthetische redenen of om ongemak te voorkomen.

Voor meer informatie over dit onderwerp interviewen we Mario Vega Carbó, een specialist in endocrinologie, met meer dan 20 jaar ervaring.

Dokter Mario,

1. Waarom ontstaan acrocordons?

Er wordt aangenomen dat deze kleine klontjes worden veroorzaakt door de ophoping van collageen in de dikste delen van de huid of door herhaalde wrijving. Ze kunnen ook worden ontwikkeld door het gebruik van steroïden.

163

2. Wie zijn meer vatbaar voor hen?

Mensen met diabetes mellitus of obesitas hebben een grotere neiging om eraan te lijden, omdat de ophoping van vet de huid verzacht en de rimpels van het lichaam verhoogt, waardoor de ontwikkeling wordt vergemakkelijkt.

Evenzo hebben zwangere vrouwen en mensen met een familiegeschiedenis met deze aandoening ook meer kans om het te hebben. Dus het dezelfde mensen met een cromegalia en polycysteus ovarium syndroom.

3. Kunnen Acrocordones kwaadaardig worden?

Nee, deze klontjes zijn goedaardig en blijven meestal niet groeien of van kleur veranderen. Omdat het uiterlijk echter vergelijkbaar is met dat van andere aandoeningen, zoals naevus of weke delen tumoren, is het belangrijk dat de diagnose wordt gesteld door een dermatoloog.

4. Wat is uw behandeling?

De naar crocordones zijn onschadelijk en soms vallen door zelf . Ze kunnen echter worden geëlimineerd om esthetische redenen of omdat ze enig ongemak veroorzaken.

Cryotherapie, elektrochirurgie, lasertherapie of scalpelverwijdering zijn enkele van de procedures die voor dit doel worden gebruikt. Ze vereisen meestal geen verdoving of ziekenhuisopname en worden binnen enkele minuten uitgevoerd.

5. Zijn acrocordones hetzelfde als wratten?

Nee. Wratten zijn laesies veroorzaakt door het humaan papillomavirus en verschijnen meestal wanneer het immuunsysteem laag is. Hoewel ze visueel vergelijkbaar kunnen lijken, kunnen wratten, wanneer ze door een virus worden veroorzaakt, van de ene persoon op de andere worden verspreid via seksueel contact of bloedtransfusies.

Aan de andere kant zijn twee verschillende aandoeningen, vloeibare wrat verkocht in de apotheek niet bruikbaar voor het behandelen van een crocordones.

6. Met welke andere aspecten moet rekening worden gehouden bij deze voorwaarde?

Abnormale uitbraak van een crocordones kan aangeven dat de persoon lijdt d IABETES. Daarom wordt in deze gevallen aanbevolen om de nodige tests uit te voeren om de ziekte op te sporen.

7. Welke andere aanbevelingen kunnen patiënten worden gegeven?

Om de risico's van het ontstaan van te verminderen een crocordones, is het raadzaam om gewicht te verliezen, regelmatig sporten en gezond eten. Vermijd ook het gebruik van cosmetica met agressieve chemicaliën op een crocordones. In geval van diabetes of andere ziekten moeten deze worden behandeld.

165

Hoofdstuk 38. Hyperinsulinemie, Insulinoma en Diabetes

De term hyperinsulinemie duidt op een aandoening waarbij de insulinespiegels in het bloed hoger zijn dan normaal.

Insuline is het hormoon dat wordt geproduceerd door de alvleesklier, verantwoordelijk voor het reguleren van suiker (glucose) in het lichaam en het gebruik ervan als energiebron in de cellen. Hyperinsulinemie kan optreden wanneer het lichaam niet in staat is om bloedglucose effectief toe te dienen.

Een andere oorzaak kan een tumor in de alvleesklier zijn, bekend als insuline, of een aangeboren probleem. Na verloop van tijd kan ernstige hyperinsulinemie diabetes mellitus veroorzaken, die, indien onbehandeld, hart- en nierziekten, oogaandoeningen, polyneuropathieën en ernstige voetzweren veroorzaakt.

Voor meer informatie over dit onderwerp interviewen we Mario Ve ga Carbó, een endocrinoloog met meer dan 20 jaar ervaring.

Dokter Mario,

1. Wat zijn de symptomen van hyperinsulinemie?

Deze aandoening zelf veroorzaakt geen symptomen, maar een teveel aan insuline kan een verlaging van de bloedsuikerspiegel veroorzaken, wat bekend staat als hypoglykemie.

Dit kan onder andere honger, angst, duizeligheid, trillen, zweten, spraakproblemen, hoofdpijn, verwardheid, epileptische aanvallen en bewustzijnsverlies veroorzaken.

2. Waarom is deze toestand?

Hyperinsulinemie is meestal een teken van een ander probleem. De meest voorkomende is een insulineresistentie, waardoor de lichaamscellen niet normaal reageren op dit hormoon. Dit betekent dat glucose ze niet met hetzelfde gemak kan binnendringen, waardoor het zich ophoopt in het bloed. Een andere oorzaak, veel minder frequent, is een tumor in de alvleesklier.

Aan de andere kant kan deze aandoening vanaf de geboorte optreden als gevolg van diabetes bij de moeder, slechte foetale groei of verstikking bij de bevalling.

Bovendien kan een te hoge dosis insuline bij een persoon met diabetes ook de reden zijn voor hyperinsulinemie.

3. Wat kan insulineresistentie veroorzaken?

Hoewel in de meeste gevallen de specifieke reden onbekend is, zijn er een aantal factoren die het uiterlijk beïnvloeden. Deze omvatten erfelijke componenten, obesitas, lichamelijke inactiviteit, verzadigde vetinname en natriumrijke diëten, sedentaire levensstijl, hypertensie, arteriosclerose,

167

Alzheimer, cholesterol en verhoogde triglyceriden, bepaalde soorten kanker en sommige medicijnen zoals cortison.

4. Wat is de behandeling van hyperinsulinemie?

De toe te passen therapie hangt af van de onderliggende reden die deze aandoening veroorzaakt. In het geval van insulineresistentie is het noodzakelijk om de levensstijl aan te passen, regelmatig te sporten en het lichaamsgewicht te beheersen. Het is ook belangrijk om een uitgebalanceerd dieet te volgen, met een lagere consumptie van verzadigde vetten. S en most regelt hypertensie en hypercholesterolemie en, zo nodig, specifieke medicijnen voor dit doel.

Evenzo zijn er medicijnen die insulineresistentie helpen oplossen, zoals metformine, glitazones, exenatide en liraglutide.

Voor het h iperinsulinemia is het resultaat van i nsulinoma, kan de tumor worden operatief verwijderd, die meestal het probleem oplost. Als er veel tumoren zijn, is het noodzakelijk om een deel van de alvleesklier te verwijderen.

5. Wat is de relatie tussen hyperinsulinemie en diabetes?

Uiteindelijk konden insulineresistentie genereren d IABETES. Naarmate de gevoeligheid voor dit hormoon afneemt, zal de alvleesklier proberen meer te genereren, om de normale bloedsuikerspiegel te handhaven.

Wanneer de alvleesklier niet langer het vermogen heeft om insuline uit te scheiden, kan dit glucose-intolerantie veroorzaken die resulteert in diabetes.

6. Wat zijn de belangrijkste symptomen van diabetes en hoe wordt het behandeld?

De meest voorkomende tekenen zijn verhoogde honger, dorst en de noodzaak om te plassen. Daarnaast kan er gewichtsverlies, vermoeidheid, hoofdpijn, misselijkheid, braken, tachycardie, onvoldoende genezing, buikpijn en wazig zien optreden.

Wat betreft de behandeling, het doel zal zijn om de normale glycemische niveaus te herstellen, waarvoor het mogelijk nodig is om een insulinesubstituut of insuline-analogen of orale antidiabetica toe te passen. Bovendien moet de patiënt een gezond leven leiden.

Hoofdstuk 39. Insulinoom en hypoglykemie

Insulinoom is een zeldzame tumor in de alvleesklier, die een overmatige productie van insuline in het bloed genereert. Dit hormoon is verantwoordelijk voor het reguleren van glucoseniveaus in het lichaam en het gebruik ervan als energiebron in cellen.

Een hoge hoeveelheid insuline kan ervoor zorgen dat het suikergehalte te laag wordt, wat resulteert in hypoglykemie.. Insulinoom is meestal klein - minder dan 2 centimeter - en in de meeste gevallen goedaardig (niet-kankerachtig).

Voor meer informatie over dit onderwerp interviewen we Mario Ve ga Carbó, een klinische endocrinoloog met meer dan 20 jaar ervaring.

Dokter Mario,

1. Wat veroorzaakt een insuline?

In de overgrote meerderheid van de gevallen zijn dit tumoren met een sporadische oorsprong. Slechts een klein deel is erfelijk en geassocieerd met genetische syndromen, zoals multiple endocriene neoplasie (NEM) type I.

2. Wie loopt er meer risico om eraan te lijden?

Insulinoom verschijnt meestal tussen de 40 en 50 jaar, vaker bij vrouwen. De gemelde incidentie is 3-10 gevallen per miljoen mensen. Patiënten met bepaalde genetische syndromen hebben ook een hoger risico om eraan te lijden.

3. Wat zijn uw belangrijkste symptomen?

De tekenen zijn meestal gerelateerd aan de ontwikkeling van hypoglykemie en kunnen angst, zwakte, honger, verwardheid, wazig zien, hoofdpijn, duizeligheid, zweten en hartkloppingen zijn. Geassocieerd met frequente voedselinname, progressieve gewichtstoename in de afgelopen maanden.

In meer ernstige gevallen kan er sprake zijn van bewustzijnsverlies, epileptische aanvallen en coma.

4. Hoe wordt een insuline gedetecteerd?

Gezien de symptomen ervan wordt meestal een bloedtest uitgevoerd om de glucose-, insuline-, C-peptide- en pro-insulinespiegels te meten en de lichaamstest op glucagoninjectie. Bovendien kunnen computertomografie, magnetische resonantiebeeldvorming, transabdominale echografie, endoscopische echografie of andere onderzoeken op zoek naar de tumor worden uitgevoerd.

5. Wat is uw behandeling?

Therapie bestaat uit chirurgische verwijdering van insuline. Als er veel tumoren zijn, kan het nodig zijn om een deel van de alvleesklier te verwijderen.

In zeer zeldzame situaties, als er veel insulinomen zijn of als ze blijven verschijnen, wordt de hele klier verwijderd. Als dit gebeurt, wanneer het lichaam stopt met het produceren van insuline, moet de patiënt hormonale substituten voor het leven toepassen.

Als de persoon om een of andere reden geen operatie kan ondergaan, helpen bepaalde medicijnen de insulineproductie te verminderen en hypoglykemie te voorkomen. Onder hen zijn diazoxide, calciumkanaalblokkers, analogen van somatostatine en streptozotocine.

6. Wat zijn de verwachte resultaten van deze therapie?

Het genezingspercentage bij chirurgie is bijna 100 procent van de gevallen.

7. Welke andere complicaties kan deze ziekte veroorzaken?

Een ernstige hypoglycemische reactie kan epileptische aanvallen, hersenschade en zelfs de dood veroorzaken.

Aan de andere kant kunnen de enkele gevallen waarin totale excisie van de alvleesklier optreedt, leiden tot diabetes en metabole problemen. Als Insulinoma op zijn beurt kanker is, kan het zich verspreiden naar andere organen en dodelijk zijn.

Hoofdstuk 40. Jicht: wat het is en hoe het wordt behandeld

Jicht is een vorm van artritis die optreedt wanneer urinezuur zich ophoopt in het bloed en ontstekingen in de gewrichten veroorzaakt. Het wordt gekenmerkt door plotselinge en intense aanvallen van pijn, waarbij het getroffen gebied zonder duidelijke reden zwelt, rood wordt en verwarmt.

De meest voorkomende komt voor in de grote teen, die erg vervelend kan zijn en zich 's nachts manifesteert, waardoor de persoon plotseling wakker wordt van het ongemak.

Er zijn twee soorten jicht: de acute, die slechts één gewricht treft en meestal erg pijnlijk is; en de kroniek, waarin zich herhaalde afleveringen voordoen die zich in verschillende delen van het lichaam kunnen voordoen. Naar schatting heeft tussen de 1 en 2 procent van de bevolking er last van.

Voor meer informatie over dit probleem interviewen we de Cubaanse arts Mario Vega Carbó, een specialist in endocrinologie.

Dokter Mario,

1. Wat is de oorzaak van de val?

173

Deze ziekte treedt op wanneer veel urinezuur zich ophoopt in de vloeistof rond de weefsels. Hierdoor ontstaan kristallen, waardoor het gewricht opzwelt en de temperatuur stijgt. Het hoge niveau van urinezuur kan te wijten zijn aan overmatige productie of omdat het lichaam moeite heeft om ervan af te komen. Het kan ook worden gegeven door de inname van bepaalde medicijnen, zoals hydrochloorthiazide en andere diuretica, die hun natuurlijke eliminatie verstoren.

2. Wie hebben meer kans om aan deze aandoening te lijden?

Er wordt aangenomen dat jicht erfelijk kan zijn. Het uiterlijk komt vaker voor bij mannen en het risico op lijden neemt toe met de leeftijd. De mensen die alcohol drinken of hoge bloeddruk, diabetes, obesitas, bloedarmoede, leukemie, artritis en nierziekte zijn ook meer kans om te lijden. Hetzelfde gebeurde met degenen die een operatie of recent trauma hadden ondergaan.

3. Wat zijn uw symptomen?

De belangrijkste symptomen zijn pijn, zwelling, roodheid en opwarming van een of meer gewrichten. De meest getroffen zijn meestal die van de grote teen, knieën, enkels, ellebogen en polsen.

Het ongemak verschijnt meestal plotseling en 's nachts, met grote intensiteit. Sommige patiënten kunnen ook koorts ontwikkelen en na verloop van tijd kunnen urinezuurafzettingen bultjes onder de huid vormen, bekend als tofo.

174

4. Hoe wordt deze toestand gedetecteerd?

Wanneer uw symptomen optreden, worden meestal synoviale vloeistoftests en urinezuurtests in bloed en urine uitgevoerd en wordt een gezamenlijke röntgenfoto genomen om de diagnose te bevestigen.

5. Wat is uw behandeling?

Om pijn te verlichten, wordt de inname van niet-steroïde ontstekingsremmende medicijnen, zoals ibuprofen, aanbevolen. Een hogere dan normale dosis kan nodig zijn, die door de arts moet worden voorgeschreven. In zeer intense gevallen kunnen corticosteroïden, zoals prednison, in het ontstoken gewricht worden geïnjecteerd. Bovendien zijn colchicine, rust en lokale toepassing van ijs ook effectief bij het verminderen van ongemak.

Aan de andere kant, als wordt bevestigd dat de urinezuurwaarden zeer hoog zijn, wordt allopurinol, febuxostat, lesinurad of probenecid dagelijks voorgeschreven om kristalvorming te voorkomen.

6. Wat kan er gebeuren als het niet goed wordt behandeld?

Jicht kan schade en verlies van gewrichtsbeweging veroorzaken, waardoor de persoon meestal pijn en andere symptomen voelt. Het kan ook nierstenen en afzettingen in de nieren genereren.

7. Wat kan er nog meer worden gedaan om de voorspelling te verbeteren?

175

Een gezond leven leiden, sporten, veel drinken en goed eten kan aanvallen helpen voorkomen.

Het wordt aanbevolen om alcohol (vooral bier), rood vlees, gevogelte, schaaldieren en met suiker gezoete dranken te vermijden .

Integendeel, het wordt geadviseerd om een voldoende gewicht te behouden, koffie te drinken, zuivelproducten en kersen te consumeren en vitamine C-supplementen te nemen.

Hoofdstuk 41. Hemochromatose en overtollig ijzer in het lichaam

Hemochromatose is een erfelijke aandoening die overmatige ophoping van ijzer in het lichaam veroorzaakt.

Deze anomalie zorgt ervoor dat het mineraal wordt opgeslagen in de weefsels, vooral in de lever, het hart en de alvleesklier, waardoor de organen worden beschadigd.

Dit kan verschillende ziekten veroorzaken, zoals kanker, onregelmatige hartslag, diabetes, artritis en cirrose.

Bij veel patiënten is de ophoping van ijzer zo overdreven dat de huid donker wordt. Om uw niveaus te verlagen, is het noodzakelijk om regelmatig bloed uit het lichaam te halen.

Om meer te weten te komen over dit onderwerp, interviewen we Mario Vega Carbó, een specialist in endocrinologie met meer dan 20 jaar ervaring.

Dokter Mario,

1. Hoe vaak komt deze ziekte voor en wat zijn de oorzaken?

Hemochromatose is een genetische ziekte die 1 op 250 mensen treft. Het wordt gekenmerkt door een toename van ijzerabsorptie als gevolg van de mutatie van een gen. Om de aandoening te laten optreden, is het noodzakelijk om het gen van zowel de moeder als de vader te erven.

2. Hoeveel is normaal ijzer in het lichaam aanwezig?

Bij gezonde personen is de totale hoeveelheid ongeveer 2 tot 4 g en wordt deze gedurende het hele leven op die niveaus gehandhaafd. In het geval van mensen die aan hemochromatose lijden, varieert dit cijfer tussen 20 en 40 g.

3. Wat zijn de symptomen van deze ziekte?

De belangrijkste symptomen zijn gewrichtspijn, osteoporose, chronische vermoeidheid, gebrek aan energie en seksueel verlangen, ongemak in de buik, gewichtsverlies en andere aandoeningen geassocieerd met hartaandoeningen en diabetes. Sommige mensen met hemochromatose hebben echter nooit symptomen.

4. Wie lopen er meer kans op?

Deze symptomen komen vaker voor bij mannen tussen de 40 en 60 jaar en bij vrouwen ouder dan 50, aangezien de mannen meer kans hebben om aan de ziekte te lijden. De reden is dat vrouwen elke maand een aanzienlijke hoeveelheid bloed verliezen tijdens de menstruatie en ook tijdens de bevalling als ze zwanger worden. E l Overmatig alcoholgebruik draagt bij aan de progressie van symptomatische hemochromatose.

5. Hoe wordt deze ziekte gediagnosticeerd?

Via een bloedtest is het mogelijk om de hoeveelheid ijzer in het lichaam te bepalen. Anderzijds kan ook een test worden uitgevoerd om te bepalen of het defecte gen dat het veroorzaakt aanwezig is. Gewoonlijk wordt, samen met deze onderzoeken, meestal een analyse van de leverfunctie uitgevoerd om leverschade te detecteren.

Zodra de ziekte is gediagnosticeerd, is het belangrijk om een evaluatie van de rest van het gezin te maken vanwege het erfelijke karakter.

6. Wat is uw behandeling?

Hemochromatose wordt gecontroleerd met frequente flebotomieën, dat wil zeggen met bloedafname. Dit vermindert het ijzergehalte van het lichaam omdat het mineraal wordt opgeslagen in de rode bloedcellen.

In het begin van de behandeling zijn meestal een of twee extracties per week nodig en, wanneer de waarden zijn genormaliseerd, worden deze met grotere tussenpozen uitgevoerd, om de twee of drie maanden. Dit moet voor het leven worden gehandhaafd.

Voor degenen die geen bloedafname kunnen ondergaan, hetzij omdat ze lijden aan bloedarmoede of cardiale complicaties, zijn er medicijnen om overtollig ijzer te elimineren.

7. Wat zijn de verwachte resultaten?

Als de therapie wordt gestart voordat de organen worden beschadigd, kunnen complicaties die verband houden met deze ziekte worden voorkomen.

In die zin kunnen frequente flebotomieën de progressie van achteruitgang van de lever in de beginfase stoppen, waardoor een normale levensverwachting mogelijk wordt. Als er echter al tekenen zijn van cirrose, is er een hoog risico op kanker en kan zelfs het ijzergehalte worden genormaliseerd, omdat dit onomkeerbaar is.

In het geval van diabetes veroorzaakt door schade aan de alvleesklier, verbetert het meestal met de behandeling. Aan de andere kant helpen bloedafname ook de symptomen van vermoeidheid, buikpijn en donker worden van de huid te verlichten.

8. Welke andere zorg kan worden besteed aan het verbeteren van de ziekte?

Patiënten die lijden aan hemochromatose wordt geadviseerd om supplementen met ijzer en vitamine C te vermijden, alcohol te drinken en rauwe vis en schaaldieren te eten.

DEEL III DIABETES

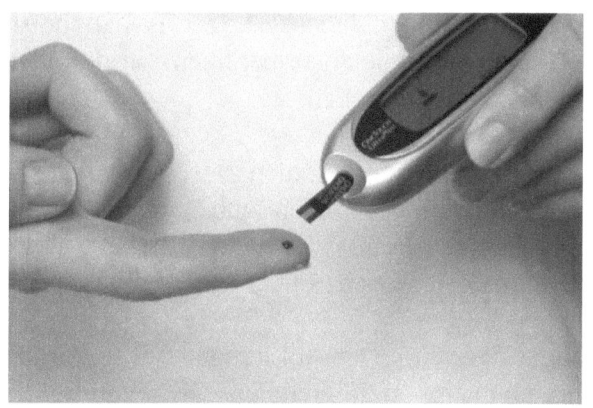

Hoofdstuk 42. Prediabetes en hoe dit op tijd op te lossen

Prediabetes is een aandoening waarbij het suikergehalte (bloedglucose) hoger is dan normaal, maar zonder de limieten te bereiken om de diagnose diabetes mellitus te stellen.

Deze aandoening kan optreden zowel bij volwassenen als bij kinderen en, indien onbehandeld, kan lang veroorzaken - termijn schade in het hart, de bloedvaten en de nieren , onder andere organen .

Veranderingen in levensstijl kunnen het suikergehalte in het lichaam reguleren en de evolutie ervan voorkomen.

Voor meer informatie over dit onderwerp interviewen we Mario Veg a Carbó, een endocrinoloog, met meer dan 20 jaar ervaring.

Dokter Mario,

1. Wat zijn de oorzaken van Prediabetes?

De exacte oorzaak is onbekend, maar familiegeschiedenis, genetica en overtollig vet in het lichaam lijken een belangrijke rol te spelen. De meeste glucose in het lichaam is afkomstig van het voedsel dat we eten. Vervolgens transporteert insuline, een hormoon dat door de alvleesklier wordt gegenereerd, naar de cellen, voor gebruik als energiebron.

Mensen met prediabetes verwerken suiker niet goed en het hoopt zich op in de bloedbaan en veroorzaakt negatieve gezondheidseffecten.

2. Wat zijn de symptomen van deze aandoening?

Over het algemeen vertoont prediabetes geen tekenen. Wanneer het is gevorderd, kan er een donker worden van de huid in bepaalde delen van het lichaam en een toename van honger, dorst en de noodzaak om te plassen.

Bovendien kunnen gewichtsverlies, vermoeidheid, hoofdpijn, misselijkheid, braken, tachycardie en wazig zien optreden. Als dit gebeurt, loopt de patiënt een ernstig risico op diabetes.

3. Hoe wordt deze toestand gedetecteerd?

Bij afwezigheid van symptomen is een bloedtest nodig om prediabetes te diagnosticeren om het suikergehalte te meten.

4. Wie loopt er meer risico?

Zoals in het geval van diabetes mellitus, mensen ouder dan 45 jaar, mensen met obesitas en overgewicht, mensen die geen fysieke activering uitvoeren, mensen die lijden aan hoge bloeddruk of polycysteus ovariumsyndroom en degenen die cholesterol hebben " goed " (HDL) lage, hoge triglyceriden en familiegeschiedenis met deze ziekte , hebben meer kans om te lijden.

183

5. Wat is uw behandeling?

Kiezen voor een gezonde levensstijl helpt doorgaans om de bloedsuikerspiegel te normaliseren. Dit omvat het eten van voedingsmiddelen die weinig vet en calorieën bevatten en veel vezels bevatten. Train ook regelmatig, drink veel water, elimineer overgewicht, stop met roken en vermijd het drinken van alcohol.

Aan de andere kant, indien nodig, kan de arts sommige medicijnen voorschrijven om de niveaus van glucose, cholesterol, triglyceriden en hoge bloeddruk te regelen.

6. Welke andere complicaties kan prediabetes veroorzaken?

Mensen met deze aandoening hebben een hoger risico op het ontwikkelen van diabetes m ellitus in de komende 10 jaar. Bovendien vergroten ze ook de kans op hartaandoeningen, blindheid, nierfalen, neurologische schade en beroerte.

Hoofdstuk 43. Type 2 Diabetes Mellitus

Diabetes Mellitus type 2 is een chronische aandoening die een juist glucosemetabolisme voorkomt, waardoor deze zich in het bloed ophoopt. Dit kan worden veroorzaakt door een tekort aan de productie van insuline in de alvleesklier die wordt voorafgegaan door een weerstand van de cellen tegen de werking van dit hormoon.

Insuline is verantwoordelijk voor het reguleren van suiker in het lichaam en het gebruik ervan als energiebron in spieren en andere weefsels.

Naar schatting lijdt ongeveer 8 procent van de volwassen bevolking aan diabetes en kan, indien niet correct behandeld , hart- en nierziekten, oogproblemen, polyneuropathieën en ernstige zweren in de ledematen veroorzaken, voornamelijk in de ledematen. lager . Hoewel het niet geneest, kan het worden gecontroleerd met een goed dieet, regelmatige lichaamsbeweging, gewichtsverlies, medicijnen en behandeling.

Voor meer informatie over dit onderwerp interviewen we Mario Veg a Carbó, een endocrinoloog met meer dan 20 jaar ervaring.

Dokter Mario,

1. Wat is insulineresistentie en wat is de oorzaak?

185

Insulineresistentie zorgt ervoor dat de lichaamscellen niet normaal reageren op dit hormoon. Dit betekent dat glucose ze niet met hetzelfde gemak kan binnendringen, waardoor het zich ophoopt in het bloed. Hoewel in de meeste gevallen de specifieke reden voor de oorzaak onbekend is, zijn er een aantal factoren die het uiterlijk beïnvloeden.

Deze omvatten erfelijke componenten, obesitas, lichamelijke inactiviteit, verzadigde vetinname en natriumrijke diëten, sedentaire levensstijl, hypertensie, arteriosclerose, Alzheimer, cholesterol en verhoogde triglyceriden, bepaalde soorten kanker en sommige medicijnen zoals cortison.

2. Welke relatie heeft dit met diabetes?

Na verloop van tijd kan insulineresistentie dit veroorzaken. Naarmate de gevoeligheid voor dit hormoon afneemt, zal de alvleesklier proberen meer te genereren, om de normale bloedsuikerspiegel te handhaven.

Wanneer de alvleesklier niet langer het vermogen heeft om insuline uit te scheiden, kan dit glucose-intolerantie veroorzaken die resulteert in diabetes.

3. Wie loopt er meer risico?

De meeste mensen met deze ziekte hebben overgewicht of obesitas, omdat het verhogen van vet het voor het lichaam moeilijk maakt om insuline op de juiste manier te gebruiken. Bovendien verhogen familiegeschiedenis, genetica , een laag niveau van lichamelijke activiteit en een slecht dieet het risico om eraan te lijden.

Evenzo zijn het hebben van ziekten zoals prediabetes, zwangerschapsdiabetes en polycysteus ovariumsyndroom risicofactoren voor diabetes .

Een andere factor om rekening mee te houden is leeftijd, omdat de mogelijkheden groeien naarmate je ouder wordt, vooral na je 45e verjaardag. Type 2 diabetes mellitus neemt echter aanzienlijk toe bij kinderen, adolescenten en jonge volwassenen.

4. Wat zijn uw belangrijkste symptomen?

Diabetes ontwikkelt zich meestal langzaam en in eerste instantie heeft de persoon mogelijk geen tekenen. Wanneer het geavanceerder is, kan er een toename zijn van honger, dorst en de noodzaak om te plassen.

Andere veel voorkomende symptomen zijn blaas-, nier- of huidinfecties; vermoeidheid; hoofdpijn en buikpijn; misselijkheid, braken; tachycardie; onvoldoende genezing; delen van een donkere huid, meestal in de oksels en nek; en wazig zien.

5. Hoe wordt het gedetecteerd?

Gezien de symptomen wordt meestal een analyse van de medische geschiedenis van de patiënt, een lichamelijk onderzoek en het niveau van glycemie, geglycosyleerd hemoglobine en bloedlipiden uitgevoerd .

Het is ook mogelijk dat urine, osmolariteit, hartslag, bloeddruk en andere tests worden uitgevoerd om de diagnose te bevestigen.

6. Wat is uw behandeling?

Het doel van de therapie is om de normale glycemische niveaus te herstellen, waarvoor het nodig kan zijn om een insulinesubstituut of insuline-analogen of orale antidiabetica toe te passen.

Aan de andere kant, omdat overmatige voedselinname en een zittende levensstijl het risico op deze ziekte vergroten, werk je ook aan een speciaal dieet en aan het aanpassen van een gezondere levensstijl.

In die zin is het belangrijk om het gewicht te beheersen en een uitgebalanceerd dieet te consumeren met minder calorieën, geraffineerde koolhydraten en verzadigde vetten, en meer fruit, groenten en vezels. Doe ook regelmatig aan lichaamsbeweging en vermijd roken en alcoholgebruik.

Bovendien moet de patiënt leren zijn bloedsuikerspiegel te meten met behulp van een glucometer en periodieke controles uitvoeren. Op basis van deze resultaten wordt de behandeling aangepast aan de behoeften om een geschikt bereik te behouden.

Indien nodig zal de arts injecteerbare of orale medicijnen voorschrijven die helpen het suikergehalte te reguleren , zoals metformine, sulfonylureumderivaten, meglitiniden of thiazolidinedionen. Insulinetoediening kan ook noodzakelijk zijn.

7. Welke andere complicaties kan diabetes veroorzaken?

Onder de problemen die verband houden met diabetes die onmiddellijke aandacht vereisen, zijn hyperglykemie, hyperglycemisch hyperosmolair syndroom, diabetische ketoacidose en hypoglykemie.

Aan de andere kant kan het, indien niet correct gecontroleerd, hartaandoeningen en beroertes veroorzaken; oog-, gehoor-, tand- en huidproblemen; nierschade; verlies van gevoel; Zenuwletsel en ernstige voetzweren die zelfs tot amputatie kunnen leiden. Ook , problemen met het verteren van voedsel, trage genezing, slaapapneu , ziekte van Alzheimer en erectiestoornissen.

8. Met welke andere aspecten moet tijdens deze ziekte rekening worden gehouden?

Leven met diabetes kan erg stressvol zijn en depressie en angst veroorzaken. Daarom is het ook belangrijk om voor emotionele gezondheid te zorgen. Het is raadzaam om meditatie te oefenen om de geest te bevrijden van zorgen, yoga te doen en andere ontspannende activiteiten. Indien nodig wordt psychologische en therapeutische ondersteuning aanbevolen.

Anderzijds is het belangrijk dat deze patiënten een armband of speciale kaart dragen die hun toestand aangeeft, om anderen in noodsituaties te waarschuwen.

Hoofdstuk 44. MODY Diabetes

De volwassen leeftijd diabetes die voorkomt bij jongeren staat bekend als MODY door zijn afkorting in het Engels ("Maturity Onset Diabetes of the Young"). Het is een type aandoening met kenmerken van diabetes mellitus, waarvan het begin meestal voorkomt op volwassen leeftijd, maar die zich in dit geval voordoet vóór de leeftijd van 25.

Het is niet gerelateerd aan de trend die de afgelopen tijd is waargenomen, waarbij de ziekte in de kinderpopulatie voorkomt als gevolg van obesitas, het resultaat van onvoldoende dieet en gebrek aan lichaamsbeweging. E General n diabetes patiënten MODY overgewicht niet.

Voor meer informatie over dit onderwerp hebben we Dr. Mario Vega Carbó, specialist in klinische endocrinologie , geraadpleegd .

Dokter Mario,

1. Wat kenmerkt het MODY-type diabetes?

Dit type wordt gekenmerkt door het verschijnen vóór de leeftijd van 25, meestal erfelijk (sterk overgedragen van ouders op kinderen), een langzame en progressieve evolutie hebben en een tekort aan insulinesecretie vertonen.

Dit begint meestal niet met een hoge concentratie ketonlichamen in de urine en houdt geen verband met obesitas.

2. Wat is de oorzaak van deze ziekte?

Het is meestal een monogene ziekte, die het resultaat is van mutaties in een enkel gen dat de rijping van pancreatische bètacellen beïnvloedt, die insuline produceren.

Dit verschilt van type 1 en 2, die meestal worden veroorzaakt door verschillende genen, naast levensstijlfactoren. Er zijn minstens 13 genen bekend die MODY-diabetes kunnen veroorzaken. De meeste van hen zijn transcriptiemiddelen die betrokken zijn bij de embryonale ontwikkeling.

Deze medische aandoening komt vaker voor bij kinderen en adolescenten, die over het algemeen een lagere capaciteit hebben om insuline te produceren. In zeer weinig gevallen is het probleem een ernstige weerstand tegen dit hormoon.

3. Hoe wordt MODY Diabetes gedetecteerd?

In veel gevallen wordt bij patiënten met MODY een verkeerde diagnose gesteld met type 1 of 2 diabetes, waardoor ze onvoldoende worden behandeld. Voor de juiste detectie is het essentieel om de familiegeschiedenis, de leeftijd van aanvang, de mate van hyperglykemie en de afwezigheid van pancreas auto-antilichamen te analyseren.

Anderzijds kunnen bloedglucose- en insulinetests en genetische tests en verschillende antilichamen bijdragen aan de diagnose.

4. Hoe wordt deze aandoening behandeld?

De therapie hangt af van het type MODY en de symptomen ervan. Sommige mensen kunnen de ziekte onder controle houden met een goed dieet en regelmatige lichaamsbeweging. Anderen zullen diabetesmedicatie moeten gebruiken, insuline of een orale antidiabetica .

Hoewel de initiële respons op orale antidiabetica meestal goed is, hebben sommige subtypen van MODY meer aanleg om insuline te vereisen naarmate de ziekte vordert.

Af en toe moeten patiënten ook behandelingen volgen voor gerelateerde aandoeningen, zoals nier- of jichtcysten.

5. Met welke andere aspecten moet tijdens deze ziekte rekening worden gehouden?

Net als bij andere soorten diabetes, moet de patiënt leren glycemische niveaus te meten en een gepersonaliseerd dieet volgen dat helpt de ziekte onder controle te houden.

E n indien bevestigd MODY diabetes, is het belangrijk om familieleden te identificeren die risico lopen op hun vermogen om te worden overgenomen.

Hoofdstuk 45. LADA Diabetes

Latente auto-immuundiabetes bij volwassenen, of LADA met het acroniem in het Engels (" Latente auto-immuundiabetes bij volwassenen"), is een type aandoening met late aanvang, die meestal wordt gediagnosticeerd bij mensen ouder dan 30 jaar.

Ook bekend als type 1.5 diabetes , het is een genetische auto-immuunziekte, waarbij het immuunsysteem ten onrechte de alvleesklier blokkeert en de cellen vernietigt die insuline produceren, net als bij type 1 (jeugddiabetes). In dit geval wordt er langzaam en geleidelijk vooruitgang geboekt, waardoor het soms wordt verward met diabetes type 2.

Voor meer informatie over dit onderwerp interviewen we Mario Ve ga Carbó, een endocrinoloog met meer dan 20 jaar ervaring.

Dokter Mario,

1. Wat zijn de speciale kenmerken van dit type diabetes?

LADA Diabetes heeft enkele kenmerken van type 1 en andere van type 2. Sommige specialisten beschouwen het zelfs als een variant van Jeugddiabetes, omdat het ook van auto-immuunoorsprong is, het is niet erfelijk en er is aanwezigheid van antilichamen in het bloed. Het

193

varieert echter in de leeftijd waarop het verschijnt, waarin de progressie veel langzamer is en waarin geen keton in het bloed of urine kan worden gezien.

Met betrekking tot type 2 diabetes, is hij het ermee eens dat het voorkomt bij volwassenen tussen de 30 en 50 jaar oud en dat de patiënt eerst insuline blijft produceren.

Integendeel, het verschilt in een laag niveau van C-peptide en verhoogde niveaus van antilichamen tegen pancreatische eilandjes.

2. Wat zijn de symptomen van LADA Diabetes?

De symptomen zijn vergelijkbaar met die van diabetes type 1 en 2: verhoogde honger, dorst en de noodzaak om te plassen; moe voelen; wazig zien; hoofdpijn; prikkelbaarheid en stemmingswisselingen

3. Hoe wordt deze ziekte ontdekt?

Voor zijn tekenen worden meestal een analyse van de medische geschiedenis van de patiënt, een lichamelijk onderzoek en de niveaus van glycemie, geglycosyleerd hemoglobine en bloedlipiden uitgevoerd . Ook tests van verschillende antilichamen, zoals eilandjescel (ICA), glutaminezuurdecarboxylase (GAD) en anti-insuline (IAA).

Omdat het meestal bij volwassenen voorkomt, worden de symptomen vaak verward met diabetes type 2. Naar schatting is tussen de 10 en 15 procent van de diagnoses van deze aandoening eigenlijk diabetes type LADA.

Om te bevestigen dat het om deze aandoening gaat, moet de patiënt ouder zijn dan 30 jaar, ten minste één van de antilichamen die overeenkomen met diabetes type 1 aanwezig zijn en de eerste zes maanden na detectie niet met insuline zijn behandeld.

4. Wat is de behandeling van LADA Diabetes ?

Net als bij type 2 diabetes, kunnen patiënten met LADA in eerste instantie orale medicatie gebruiken, sporten en een uitgebalanceerd dieet volgen om de ziekte te beheersen. Na verloop van tijd stopt de alvleesklier echter volledig met de productie van insuline, zoals bij type 1, en is injectie van het hormoon noodzakelijk .

Het proces tussen de ene fase en de andere kan maanden en zelfs jaren duren na de diagnose. Het is mogelijk dat medicijnen worden voorgeschreven voor hoge bloeddruk en voor het verlagen van cholesterol.

5. Welke complicaties kan LADA diabetes veroorzaken?

Net als bij type 1 en 2, hebben degenen met de diagnose LADA een hoger risico op het lijden aan bloedsomloop en hartziekten ; schade aan de zenuwen, schade ren ales, ogen en voeten, ik infectie producten huid en mond, en complicaties tijdens de zwangerschap.

Hoofdstuk 46. Andere specifieke soorten diabetes

Glucose is de belangrijkste energiebron van het lichaam. Deze suiker is afkomstig van het geconsumeerde voedsel en insuline is verantwoordelijk voor het reguleren van de toegang tot de lichaamscellen.

Wanneer de bloedglucosespiegel hoog is, wordt een chronische en onomkeerbare metabole ziekte, diabetes genaamd, gegenereerd.

Dit kan worden onderverdeeld in 4 grote groepen: type 1 of auto-immuunsysteem; type 2; Zwangerschaps- en andere specifieke soorten diabetes. Bij diabetes type 1 produceert de alvleesklier niet genoeg insuline. Bij type 2, dat de meest voorkomende is, is er meestal een weerstand tegen dit hormoon en het lichaam gebruikt het niet goed. Wat betreft zwangerschapsdiabetes , het is degene die verschijnt tijdens de zwangerschap.

Binnen de categorie "andere specifieke vormen van diabetes", is opgenomen n alle soorten die worden geactiveerd als een complicatie of symptomen van genetische syndromen, chirurgie, drugs, ondervoeding, infecties en andere gezondheidsproblemen.

Voor meer informatie over dit onderwerp interviewen we Mario V ega Carbó, een endocrinoloog met meer dan 20 jaar ervaring.

Dokter Mario,

1. Welk percentage gevallen van deze ziekte komt overeen met deze andere specifieke soorten diabetes?

Het wordt geschat dat dit soort vertegenwoordigt tussen 1- 2 % van alle gevallen.

2. Welke genetische veranderingen en endocrinopathieën kunnen dit soort secundaire diabetes veroorzaken?

Onder de genetische syndromen die kunnen leiden tot diabetes zijn Klinefelter, Turner, Down, Prader-Willi, Laurence-Moon-Biedl en Wolfram.

Ondertussen omvatten endocrinopathieën het syndroom van Cushing, acromegalie, schildklieraandoeningen of schildklieraandoeningen, tumoren die hormonen produceren zoals glucagon of somatostatine, feochromocytoom, primair hyperaldosteronisme, carcinoïd syndroom, auto-immuun polyglandulaire syndromen en syndroom. van polycystische eierstok.

3. Waarom kunnen deze endocriene pathologieën leiden tot diabetes?

Dit komt omdat er hormonen zijn met eigenschappen die tegengesteld zijn aan de werking van insuline, zoals cortisol, groeihormoon, glucago n en adrenaline;

197

en anderen die de secretie ervan remmen, zoals aldosteron en somatostatine.

4. Welke ziekten van de alvleesklier en medicijnen kunnen leiden tot andere soorten diabetes?

Onder de eerste zijn chronische pancreatitis, hetzij geïnduceerd door medicijnen, virussen of vesiculaire lithiasis; pancreascarcinoom, hemochromatose; cystische fibrose en pancreatectomie (chirurgische verwijdering van de alvleesklier) .

Wat medicijnen betreft, sommige zijn corticosteroïden, thiazidediuretica, nicotinezuur, oestrogenen, orale anticonceptiva, pentamidine en psychoactieve medicijnen.

5. Hoe worden deze soorten secundaire diabetes behandeld?

De therapie hangt af van de oorzaak van de ziekte en de symptomen ervan. Sommige mensen kunnen het beheersen met een goed dieet en regelmatige lichaamsbeweging. Anderen zullen diabetesmedicatie moeten nemen. Als het een gevolg is van een andere medische aandoening, moet het worden behandeld. Als de oorzaak een medicijn is, kan dit door een andere worden vervangen.

Hoofdstuk 47 . Acute complicatie van diabetes

Diabetes is een chronische aandoening die een juist glucosemetabolisme voorkomt, waardoor deze zich in het bloed ophoopt. Als dit niet goed wordt geregeld, kan dit leiden tot ernstige problemen in het hart, ogen, nieren, zenuwen en voeten.

Bovendien kunnen sommige acute complicaties van deze ziekte snel optreden en het leven van de patiënt in gevaar brengen. Onder deze ernstige situaties zijn hypoglykemie, hyperglycemie, coma hyperosmolair en ketoacidose.

Voor meer informatie over dit onderwerp interviewen we Mario Vega Carbó, een arts in docrinoloog met meer dan 20 jaar ervaring.

Dokter Mario,

1. Wat is hypoglykemie en welke acute complicatie kan het veroorzaken?

De hypoglykemie is een aandoening waarbij de bloedsuikerspiegel onder normaal. Het komt meestal voor bij patiënten die diabetesmedicijnen gebruiken in hogere doses dan nodig. Dit veroorzaakt veel insuline en een lage bloedsuikerspiegel.

Als het niet snel wordt opgelost, kan hypoglykemie snel verergeren en epileptische aanvallen en hersenschade veroorzaken.

2. Hoe wordt hypoglykemie behandeld?

Geconfronteerd met de symptomen, probeert de therapie een lage bloedsuikerspiegel te corrigeren. Dit kan het drinken van sappen, het eten van voedsel en het nemen van glucosetabletten omvatten.

In ernstige gevallen kan een injectie met glucago n, een hormoon dat suiker snel verhoogt , noodzakelijk zijn .

3. Wat is hyperglykemie en welke ernstige aandoeningen kan het veroorzaken?

De Hyperglykemie is een aandoening waarbij bloedsuikerspiegel boven normaal. Wanneer ze gedurende een lange periode erg hoog zijn, kunnen ze twee ernstige aandoeningen veroorzaken: de hyperosmolaire hypoglycemische toestand en diabetische ketoacidose.

4. Wat is de hyperosmolaire hypoglycemische toestand en welke acute complicaties kan dit veroorzaken?

Het is een van de ernstigste metabole aandoeningen die optreden bij patiënten met diabetes en omvat een zeer hoog bloedsuikergehalte, extreme uitdroging en verminderd bewustzijn.

Over het algemeen komt deze aandoening voor bij oudere mensen die de ziekte niet onder controle hebben. Het kan ook worden veroorzaakt door acute infecties of de consumptie van medicijnen zoals corticosteroïden of diuretica. Als het niet wordt behandeld, kan ernstige uitdroging toevallen, coma en uiteindelijk de dood veroorzaken.

5. Wat is uw behandeling?

In het algemeen is het eerste wat wordt gedaan om het vochtverlies te corrigeren door een fysiologische oplossing intraveneus toe te dienen. Dit verbetert de bloeddruk, urineproductie en circulatie.

Vervolgens wordt het hoge glucosegehalte behandeld met de toediening van insuline.

6. Wat is diabetische ketoacidose?

Dit is een andere ernstige complicatie van diabetes die optreedt wanneer het lichaam hoge niveaus van ketonen, zuren in het bloed, produceert.

Ketonen zijn chemicaliën die het lichaam aanmaakt op het moment dat het vet verbrandt om als energie te gebruiken. Dat gebeurt wanneer er onvoldoende insuline is om glucose te gebruiken, de belangrijkste brandstofbron voor spieren en andere weefsels.

7. Welke complicaties kan deze aandoening veroorzaken?

Diabetische ketoacidose kan een opeenhoping van vocht in de hersenen, een hartaanval en nierfalen veroorzaken, naast andere ernstige ziekten. Daarom is het belangrijk dat u, in het licht van uw symptomen, dringend aandacht vraagt.

8. Hoe wordt diabetische ketoacidose behandeld?

Ten eerste probeert het het hoge glucosegehalte in het bloed te corrigeren met insuline en verloren vloeistoffen en elektrolyten te vervangen.

Vecht met antibiotica als er een bacteriële infectie is. Als een andere ziekte deze aandoening veroorzaakt, moet deze ook worden behandeld.

9. Hoe kunnen deze acute complicaties van diabetes worden voorkomen?

Mensen met deze ziekte moeten zelftests van de bloedglucose uitvoeren om de bloedspiegels regelmatig te controleren. Het is essentieel dat ze de voorgeschreven medicatie correct innemen en dat ze de insulinedoseringen niet aanpassen zonder medisch toezicht.

Aan de andere kant is het belangrijk dat ze een uitgebalanceerd dieet volgen, dat ze regelmatig sporten, dat ze voldoende gewicht behouden en dat ze alcohol en tabak vermijden.

Hoofdstuk 48. Diabetische hypoglykemie en de complicaties ervan

De hypoglykemie is een aandoening waarbij de bloedsuikerspiegel onder normaal. Integendeel, diabetes is een ziekte waarbij ze te hoog zijn.

Insuline is verantwoordelijk voor het reguleren van bloedglucose in het lichaam en het gebruik ervan als energiebron in spieren en andere weefsels.

Tijdens de behandeling van diabetes worden substituten of analogen van dit hormoon meestal toegepast om de normale suikerniveaus te herstellen.

Als een zeer hoge dosis wordt gebruikt, kan dit ertoe leiden dat de waarden te laag worden, wat resulteert in diabetische hypoglykemie.

Voor meer informatie over dit onderwerp interviewen we Mario V ega Carbó, een endocrinoloog met meer dan 20 jaar ervaring.

Dokter Mario,

1. Wat zijn de oorzaken van hypoglykemie?

Deze aandoening komt meestal voor bij patiënten die diabetesmedicijnen gebruiken in hogere doses dan nodig. Dit veroorzaakt veel insuline en een lage

203

bloedsuikerspiegel. Een andere oorzaak kan een tumor in de alvleesklier zijn, bekend als insuline.

Bovendien kan het ook verschijnen als u niet genoeg eet, als u maaltijden overslaat of uitstelt, als u overtollige alcoholische dranken drinkt of meer dan normaal sport.

2. Wat zijn uw belangrijkste symptomen?

Het normale bloedsuikergehalte ligt tussen 70 en 99 mg / dL. Bij 55-70 mg / dl wordt dat de patiënt een uur mild ipoglucemia en kan honger, zweten, nervositeit en tremoren presenteren.

Wanneer het tussen 40 en 55 mg / dl ligt, wordt het beschouwd als matige hypoglykemie en kunnen er duizeligheid, sufheid, verwardheid, spraakproblemen, angst en zwakte optreden.

Wanneer het minder dan 40 mg / dl is, wordt het beschouwd als ernstige hypoglykemie en kan het verwarrend denken, toevallen, bewustzijnsverlies en coma veroorzaken.

3. Wat is uw behandeling?

De therapie zal proberen een lage bloedsuikerspiegel te corrigeren. Dit kan het drinken van sappen, het eten van voedsel en het nemen van glucosetabletten omvatten. In ernstige gevallen kan een injectie met glucag of n, een hormoon dat suiker snel verhoogt , noodzakelijk zijn .

Als hypoglykemie het gevolg is van een insuline, kan de tumor met een operatie worden verwijderd, wat meestal het probleem oplost. Als er veel tumoren zijn, is het noodzakelijk om een deel van de alvleesklier te verwijderen.

4. Welke andere complicaties kan deze aandoening veroorzaken?

Als het niet snel wordt opgelost, kan hypoglykemie snel verergeren en epileptische aanvallen en hersenschade veroorzaken. In sommige gevallen kan deze aandoening optreden terwijl de persoon slaapt. De symptomen zijn overmatig zweten , nachtmerries, vermoeidheid, prikkelbaarheid en desoriëntatie bij het ontwaken.

5. Hoe wordt diabetische hypoglykemie voorkomen?

Om deze aandoening te voorkomen, wordt aanbevolen om regelmatig de glucosespiegel te meten en een vast schema voor maaltijden te hanteren. Volg ook de aangegeven medische therapie voor de controle van diabetes en neem de medicijnen op het tijdstip en in de aangegeven doses.

Als u fysieke activiteiten gaat beoefenen, is het raadzaam om vloeistof te drinken en eerder te eten. Bovendien wordt mensen met een risico op hypoglykemie geadviseerd om altijd glucosetabletten of snoep bij de hand te hebben. Ook dat ze hun glucosewaarden meten voordat ze gaan rijden of een machine bedienen.

Ten slotte is het belangrijk dat deze patiënten een armband of speciale kaart dragen die hun toestand aangeeft, om anderen in noodsituaties te waarschuwen. Het is goed om familie, vrienden en collega's te waarschuwen voor hypoglykemie en hoe te handelen in een crisis.

Hoofdstuk 49. Hyperosmolaire hyperglycemische toestand

Hyperosmolaire hyperglycemische toestand is een van de ernstigste metabole aandoeningen die optreden bij patiënten met diabetes.

Het impliceert een zeer hoog suikergehalte (glucose) in het bloed, extreme uitdroging en verminderd bewustzijn.

Deze aandoening komt meestal voor bij oudere mensen die de ziekte niet onder controle hebben. Het kan ook worden veroorzaakt door acute infecties of de consumptie van medicijnen zoals corticosteroïden of diuretica.

Als het niet wordt behandeld, kan ernstige uitdroging toevallen, coma en uiteindelijk de dood veroorzaken.

Om over dit onderwerp te praten, interviewen we Dr. Mario Vega Carbó, een specialist in klinische endocrinologie .

Dokter Mario,

1. Wat zijn de symptomen van een hyperglycemische hyperosmolaire toestand?

Wanneer de bloedsuikerspiegel stijgt, probeert het lichaam het overtollige in de urine te elimineren, dus

207

een van de tekenen is dat hij vaak naar de badkamer moet. Andere symptomen zijn overmatige dorst, de noodzaak om veel vocht te drinken, een droge mond en schrale lippen, koorts en donkere urine.

De patiënt kan zich ook zwak voelen, slaperigheid of verwarring, misselijkheid, gewichtsverlies, verminderd zicht, hallucinaties en zwakte aan één kant van het lichaam hebben. De tekenen kunnen dagen of weken erger worden en problemen veroorzaken met beweging, spraakstoornissen, epileptische aanvallen en coma.

2. Welke andere factoren kunnen deze aandoening veroorzaken?

Naast ongecontroleerde diabetes kan Hyperosmolaire hyperglycemische toestand worden veroorzaakt door een acute infectie of andere naast elkaar bestaande ziekten, zoals een hartaanval, beroerte of recente chirurgie. Ook , kan het gevolg zijn van kleine klare vloeibare voedingsmiddelen te consumeren veel koolhydraten en suiker, of hart- of nierfalen.

Bovendien kunnen bepaalde medicijnen die het effect van insuline op het lichaam verminderen of die vochtverlies verhogen, dit veroorzaken.

3. Hoe wordt de hyperosmolaire hyperglycemische toestand gedetecteerd?

Gezien hun symptomen wordt meestal een analyse van de medische geschiedenis van de patiënt uitgevoerd en worden de bloedglucosespiegel, koorts, hartslag en bloeddruk gemeten.

Het is ook mogelijk dat urine, osmolariteit, BUN, natrium- en creatinegehalte, röntgenfoto's van de borst, elektrocardiogram en CT-scan van het hoofd worden uitgevoerd om de diagnose te bevestigen.

4. Wat is uw behandeling?

In het algemeen is het eerste wat wordt gedaan om het vochtverlies te corrigeren door een fysiologische oplossing intraveneus toe te dienen. Dit zal de bloeddruk, urineproductie en circulatie verbeteren. Vervolgens wordt het hoge glucosegehalte behandeld met de toediening van insuline.

5. Welke andere complicaties kan Hyperosmolar Hyperglycemische toestand veroorzaken?

Als deze aandoening niet wordt behandeld, kan dit een schok veroorzaken waarbij het lichaam onvoldoende bloedstroom ontvangt, waardoor schade aan verschillende organen wordt veroorzaakt. Bovendien kan het stolselvorming, hersenoedeem en een verhoging van het zuurniveau in het bloed genereren.

6. Hoe kan dit worden voorkomen?

Hyperglycemische hyperosmolaire toestand treedt alleen op wanneer diabetes niet goed onder controle is. Daarom wordt aanbevolen om de bloedsuikerspiegel regelmatig te meten en de medicijnen te nemen die door de arts zijn voorgeschreven. Daarnaast is het raadzaam om regelmatig vloeistof te drinken.

Hoofdstuk 50. Diabetische ketoacidose

Diabetische ketoacidose is een ernstige complicatie van diabetes die optreedt wanneer het lichaam hoge niveaus van ketonen, zuren in het bloed, produceert.

Ketonen zijn chemicaliën die het lichaam aanmaakt op het moment dat het vet verbrandt om als energie te gebruiken. Dat gebeurt wanneer er onvoldoende insuline is om glucose te gebruiken, de belangrijkste brandstofbron voor spieren en andere weefsels.

Deze complicatie treedt meestal op bij mensen met diabetes type 1. Wanneer ketonen zich in het bloed ophopen, wordt het zuurder. Een hoog niveau kan giftig en levensbedreigend zijn.

Voor meer informatie over dit onderwerp interviewen we Mario Vega Carbó, een specialist in endocrinologie die werkt als endocrinoloog bij het Vega & Vado-kantoor in Managua, Nicaragua.

Dokter Mario,

1. Wat kan diabetische ketoacidose veroorzaken?

Over het algemeen treedt deze complicatie op wanneer er gedurende een lange periode een ongecontroleerde bloedsuikerspiegel is. Het kan ook een gevolg zijn van onvoldoende voedsel, een

210

insulinereactie, een infectie, een verwonding, een ernstige ziekte, een fysiek of emotioneel trauma, een hartaanval, chirurgie, bepaalde medicijnen, zoals corticosteroïden en sommige diuretica, en consumptie overmatige alcohol of drugs, vooral cocaïne.

In veel gevallen kan ketoacidose het eerste symptoom zijn dat voorkomt bij mensen met type 1 diabetes die niet zijn gedetecteerd.

In gevallen waar het al werd gediagnosticeerd, kan het worden geactiveerd wanneer de patiënt stopt met het innemen van de medicijnen of wanneer een hogere dosis vereist is.

2. Wat zijn uw belangrijkste symptomen?

Mensen met diabetische ketoacidose kunnen een verminderde bewustzijnstoestand, kortademigheid, droge mond en huid, roodheid van het gezicht, frequent urineren, overmatige dorst, hoofdpijn en buikpijn, vermoeidheid, fruitige adem hebben , spierstijfheid, misselijkheid en braken.

3. Hoe wordt deze aandoening vastgesteld?

In het licht van de symptomen, worden een lichamelijk onderzoek en een ketontest meestal uitgevoerd met behulp van een bloed- of urinemonster. Om de diagnose te voltooien, kunnen ook arterieel bloedgas, röntgenfoto's van de borst, elektrocardiogram, metabole tests en meting van bloeddruk en glucosewaarden worden uitgevoerd.

4. Wat is uw behandeling?

211

Ten eerste zal het proberen het hoge niveau van bloedglucose te corrigeren met insuline en verloren vloeistoffen en elektrolyten te vervangen. Als er een bacteriële infectie is, wordt deze bestreden met antibiotica. Als een andere ziekte deze aandoening veroorzaakt, moet deze worden behandeld.

Als de patiënt diabetes heeft, kan hem worden geleerd om hoge suikerniveaus en ketonaccumulatie te detecteren via huishoudelijke glucometers die bloed en urine analyseren.

5. Welke complicaties kan diabetische ketoacidose veroorzaken?

Deze aandoening kan een opeenhoping van vocht in de hersenen, een hartaanval en nierfalen veroorzaken, naast andere ernstige ziekten.

Daarom is het belangrijk dat u, in het licht van uw symptomen, dringend aandacht vraagt.

Hoofdstuk 51. Diabetische neuropathie en de complicaties ervan

Diabetische neuropathie is zenuwbeschadiging die optreedt als gevolg van diabetes. Hoge bloedsuikerspiegel (glycemie) en verminderde bloedstroom kunnen de zenuwen van het hele lichaam beïnvloeden, vooral die van de benen en voeten.

Naar schatting lijdt de helft van de diabetici aan dergelijke aandoeningen. Over het algemeen zijn ze een gevolg van een gebrek aan controle over de ziekte. Bij sommige mensen zijn hun symptomen mild, maar bij anderen kunnen ze erg pijnlijk zijn en ernstige schade veroorzaken.

Voor meer informatie over dit onderwerp interviewen we Mario Vega Carbó, een specialist in endocrinologie met meer dan 20 jaar ervaring.

Dokter Mario,

1. Wat zijn de symptomen van deze aandoening?

De diabetische neuropathie ontwikkelt zich langzaam en in eerste instantie de persoon kan vertonen geen tekenen. Wanneer het geavanceerder is, zijn de symptomen afhankelijk van de zenuwen die worden beïnvloed. In de voeten en handen kunnen er tintelingen, branderigheid of pijn in de vingers zijn.

213

Ook verlies van gevoel, wat geen blaren, snijwonden of contact met iets te koud of heet veroorzaakt.

In het spijsverteringsstelsel kunnen er problemen zijn met het verteren van voedsel, maagzuur, ongemak om te slikken, misselijkheid, constipatie, diarree en braken. Wanneer het het hart en de bloedvaten beïnvloedt, kan er een gevoel van duizeligheid en verhoogde hartslag zijn, zelfs in rust.

Bovendien kan er verlies van evenwicht en coördinatie zijn; toegenomen zweten; seksuele problemen, zoals erectiestoornissen en vaginale droogheid; en blaas, met urineweginfecties of urineretentie of incontinentie.

2. Wie loopt meer risico op diabetische neuropathie?

Iedereen met diabetes kan er last van hebben, maar degenen die de ziekte niet onder controle hebben, mensen met nierproblemen of overgewicht, mensen die roken en mensen ouder dan 50 hebben een hoger risico om eraan te lijden.

3. Hoe wordt deze ziekte ontdekt?

Een lichamelijk onderzoek wordt uitgevoerd om spierkracht, reflexen, gevoeligheid voor aanraking en veranderingen in huid en haar te beoordelen. P ossibly uitgevoerde zenuwgeleiding tests en kantelen, elektromyografie en maaglediging studie om de diagnose te bevestigen.

4. Wat is uw behandeling?

214

Diabetische neuropathie kan niet worden genezen, maar er kunnen acties worden ondernomen om de progressie te verminderen, de symptomen te verlichten en complicaties te beheersen. Onder andere initiatieven is het mogelijk om medicijnen voor te schrijven voor pijn in de voeten, benen of armen; voor misselijkheid, braken of andere problemen met de spijsvertering; en voor erectiestoornissen en vaginale droogheid.

Aan de andere kant is het belangrijk om diabetes te behandelen door gezond voedsel te eten, regelmatig te sporten, af te vallen en de medicijnen of insuline te nemen die door de arts zijn voorgeschreven. Ook , het controleren van de bloedsuikerspiegel en het verzorgen en controleren van uw voeten regelmatig.

5. Welke andere complicaties kan deze kwaal veroorzaken?

Diabetische neuropathie kan het risico op urinewegen nierinfecties, gewrichtsschade, plotselinge bloeddrukdalingen en voetzweren verhogen die zelfs een amputatie kunnen bereiken. Andere problemen zijn seksueel en spijsvertering.

Aan de andere kant kan deze medische aandoening de symptomen verbergen van pijn op de borst die waarschuwt voor een ziekte of hartaanval, dus moeten er voorzorgsmaatregelen worden genomen .

Hoofdstuk 52. De diabetische voet en de mogelijkheden van amputatie

Na verloop van tijd kan een teveel aan bloedsuiker de zenuwen beschadigen en kan het gevoel in de voeten verloren gaan.

Dit kan leiden tot laesies, snijwonden, blaren of zweren die leiden tot zweren en infecties.

Aan de andere kant kan de verslechtering van de bloedvaten veroorzaakt door diabetes er ook voor zorgen dat de voeten onvoldoende bloed en zuurstof ontvangen en het helen en genezen bemoeilijken. In ernstige gevallen kan dit zelfs leiden tot een amputatie.

Voor meer informatie over het onderwerp interviewen we Dr. Mario Vega Carbó, een specialist in endocrinologie met meer dan 20 jaar ervaring.

Dokter Mario,

1. Wat is deze aandoening?

Diabetische voet is een aandoening die optreedt als gevolg van het handhaven van glucosespiegels hoger dan normaal.

Het wordt gekenmerkt door een afname van de gevoeligheid en de bloedcirculatie, wat het risico op ernstige zweren kan vergroten.

2. Wat zijn uw belangrijkste symptomen?

Sommige tekenen die verband houden met deze aandoening zijn roodheid, verhoogde temperatuur, eeltige gebieden die niet verbeteren en laesies die niet genezen. Het is belangrijk om speciale aandacht te schenken aan ingegroeide teennagels, blaren, plantaire wratten, open of bloedende zweren, onaangename geur, verkleuring van de voet, zwelling en zweren die niet verbeteren.

3. Wie loopt meer risico om aan deze aandoening te lijden?

De risico's nemen toe naarmate de ziekte vordert. Naar schatting heeft 15 procent van de diabetici ooit dergelijke verwondingen aan hun voeten.

Hoge bloedglucosewaarden, perifere neuropathie, slechte bloedcirculatie, verminderd gezichtsvermogen, nierziekte, hoge bloeddruk, roken en likdoorns en misvormingen vergroten de kans om ze te krijgen.

4. Wat is de behandeling van diabetische voet?

Bij het laagste teken van zweren wordt aanbevolen om onmiddellijk aandacht te vragen. Een blessure die niet geneest en weefsels en botten beschadigt, kan uiteindelijk de amputatie van een vinger, voet of een deel van het been vereisen.

De behandeling probeert meestal eerst de plantaire druk te verlichten, door te rusten of spalken te gebruiken. Vervolgens worden de callus en het dode weefsel verwijderd, wordt de wond schoongemaakt en wordt de infectie met antibiotica behandeld. Het gebruik van hydrogelverbanden als brokstukken kan worden aanbevolen om genezing te vergemakkelijken. Aan de andere kant is het belangrijk om diabetes, bloedplaatjesaggregatie, hypertensie en dyslipidemie te beheersen en te behandelen om complicaties te voorkomen.

5. In welke gevallen is een amputatie nodig?

Wanneer de aandoening ernstig weefselverlies of een fatale infectie veroorzaakt, kan amputatie de enige optie zijn. In deze gevallen wordt het beschadigde weefsel operatief verwijderd.

6. Hoe kan deze aandoening worden voorkomen?

De beste manier om diabetische voet te voorkomen, is door de ziekte goed te beheersen met een gezond dieet, regelmatige lichaamsbeweging, controle van de bloedsuikerspiegel en naleving van het voorgeschreven medicatieregime.

Aan de andere kant is het ook raadzaam om een neuropathisch en vasculair onderzoek te doen om de gevoeligheid te meten en de podoloog of een traumatoloog regelmatig te bezoeken om de voeten te inspecteren en te verzorgen. In het geval van eelt, eeltknobbels of wratten wordt aanbevolen om ze niet zelf te verwijderen en naar een specialist te gaan.

7. Welke zorg kunnen we thuis verrichten?

Degenen met deze ziekte wordt geadviseerd om de voeten elke dag te observeren, op zoek naar schuren, wonden, blaren, zwelling of roodheid. De gebieden die beter moeten worden bekeken, zijn de punt van de grote teen, de binnenkant van de rest van de tenen, de hiel, de zool en de buitenkant van de voet. Bij het knippen van de nagels moeten rechte sneden worden gemaakt, waarbij het vermijden van hoeken die verwondingen kunnen veroorzaken.

Bovendien is het belangrijk om je voeten dagelijks te wassen, ze schoon te houden, goed te drogen, ze te hydrateren met de juiste crèmes en ze te beschermen tegen kou en hitte. Het is raadzaam om comfortabele schoenen te dragen, synthetische sokken die niet knijpen en blootsvoets lopen vermijden.

Hoofdstuk 53. Diabetische retinopathie en oogproblemen

Diabetische retinopathie is een complicatie van diabetes die het gezichtsvermogen beïnvloedt. Het treedt op wanneer hoge bloedsuikerspiegel de bloedvaten van het netvlies beschadigt, het lichtgevoelige weefsel achter in het oog.

Aanvankelijk kan het geen symptomen hebben, maar na verloop van tijd kan het ernstige schade en zelfs blindheid veroorzaken. Bloedvaten kunnen zwellen en vocht verliezen of sluiten en voorkomen dat bloed stroomt. L naar retinopathie invloed op beide ogen.

Voor meer informatie over dit probleem interviewen we Dr. Mario Vega Carbó, een specialist in endocrinologie.

Dokter Mario,

1. Op wie is diabetische retinopathie van toepassing?

Iedereen met type 1 of type 2 diabetes kan aan deze aandoening lijden. Hoe langer je de ziekte hebt en hoe minder je onder controle bent, hoe groter de kans om het te krijgen. E l zwangerschap, hoge bloeddruk, hoog cholesterol en het verbruik van snuiftabak kan ook risico's toenemen. Alle patiënten met diabetes ondergaan ten minste eenmaal per jaar een volledig oogonderzoek.

2. Wat zijn uw symptomen?

Gewoonlijk biedt deze toestand geen vroege waarschuwingssignalen. Wanneer het geavanceerder is, kan de patiënt wazig zien en veranderde kleuren en donkere of lege gebieden hebben.

Bloedvaten kunnen bloed druppelen en kleine vlekjes achterlaten die in het zicht drijven. Deze kunnen zonder behandeling verdwijnen, maar de bloeding verschijnt meestal opnieuw, dus het is belangrijk om bij het eerste symptoom contact op te nemen met de arts. Hoe eerder het wordt behandeld, hoe meer kans op succes de therapie zal hebben.

3. Hoe wordt diabetische retinopathie gedetecteerd ?

Een complete visieanalyse omvat tests van gezichtsscherpte, onderzoek met verwijding van de pupillen en tonometrie om de oogdruk te meten, waarmee kan worden gedetecteerd of er bloedvaten lekken, ontsteking of losraken van het netvlies en afwijkingen van de oogzenuw.

Indien nodig kunnen fluoresceïne-angiografie en optische coherentietomografie ook worden uitgevoerd om de diagnose te bevestigen.

4. Wat is uw behandeling?
Als diabetische retinopathie mild is, moeten de bloedsuikerspiegel, bloeddruk en cholesterol worden gecontroleerd om het begin en de progressie van de

aandoening te vertragen. In meer gevorderde gevallen is een laserchirurgische behandeling, bekend als retinale fotocoagulatie, noodzakelijk. Het helpt abnormale bloedvaten te verminderen en is effectiever als het wordt gedaan voordat het bloeden begint.

Als de bloeding al ernstig is, kan een vitrectomie, een chirurgische procedure waarbij bloed uit het midden van het oog wordt verwijderd, worden uitgevoerd. Als er maculair oedeem is, waarbij ontsteking en vocht zich ophopen in het deel van het oog dat verantwoordelijk is voor centraal zicht, moet dit ook worden behandeld met laserfocuschirurgie.

5. Zijn deze operaties effectief?

Ja, behandelingen zijn effectief in het verminderen van verlies van gezichtsvermogen, vooral wanneer ze op tijd worden behandeld. Ze genezen echter geen diabetische retinopathie, dus patiënten lopen altijd het risico op nieuwe bloedingen en moeten mogelijk meerdere keren de therapie herhalen.

6. Welke andere complicaties kan deze aandoening veroorzaken?

Diabetische retinopathie kan glasvocht, vertraagde retinale prestaties, glaucoom en gezichtsverlies veroorzaken.

7. Hoe kan dit worden voorkomen?

Door goed voor de bloedsuikerspiegel, cholesterol en bloeddruk te zorgen en periodieke oogcontroles uit te voeren, worden de risico's op ernstige aandoeningen verminderd.

Hoofdstuk 54. Het hart en diabetes

Mensen met diabetes hebben een hoger risico op hartaandoeningen. Dit komt omdat een teveel aan bloedsuiker schade kan toebrengen aan vele delen van het lichaam, inclusief bloedvaten. Uw obstructie kan een hartaanval, beroerte en andere ernstige problemen veroorzaken.

Geschat wordt dat patiënten met diabetes meer dan twee keer zoveel kans hebben op hart- en vaatziekten, hartfalen en hartziekten als degenen die dat niet hebben.

Voor meer informatie over het onderwerp interviewen we Dr. Mario Vega Carbó, een specialist in endocrinologie met meer dan 20 jaar ervaring.

Dokter Mario,

1. Wat is de relatie tussen diabetes en hartproblemen?

Diabetes is een van de belangrijkste cardiovasculaire risicofactoren. Het kan abnormale cholesterol- en triglycerideniveaus veroorzaken en bijdragen aan verharding van de slagaders of verdikking van de vaatwanden, waardoor de kans op slagen, hartaanvallen en hartaandoeningen toeneemt.

Wanneer de bloedstroom wordt geblokkeerd, ontvangen het hart, de longen en de nieren niet dezelfde hoeveelheid bloed en wordt hun werking abnormaal.

Bovendien beschadigt diabetes de perifere zenuwen, beïnvloedt de hartslag en verbergt de symptomen van pijn op de borst die waarschuwt voor een ziekte of een aanval. D vermindert het vermogen van het lichaam om infecties of ziekteverwekkers te bestrijden en wonden te genezen.

2. Welke andere factoren verhogen het risico op hartaandoeningen?

Samen met diabetes hebben zwaarlijvige mensen met overmatig lichaamsvet rond de taille, mensen met hoge bloeddruk, abnormale cholesterol- en triglycerideniveaus en een geschiedenis van familieleden met hartaandoeningen meer kans om hieraan te lijden.

3. Wat zijn de meest voorkomende hartziekten die verband houden met diabetes?

De meest voorkomende zijn coronaire hartziekten, hartfalen en diabetische cardiomyopathie. Coronaire hartziekte treedt op wanneer de slagaders die bloed leveren aan de hartspier hard worden en smaller worden. Naarmate dit vordert, stroomt er minder bloed door de slagaders, wat kan leiden tot pijn op de borst of een hartaanval. Hartfalen is ondertussen een aandoening waarbij het hart niet de hoeveelheid bloed kan pompen die het lichaam nodig heeft. Dit veroorzaakt symptomen in het hele lichaam.

Ondertussen is cardiomyopathie een ziekte van de hartspier die meestal een toename van de grootte van het hart veroorzaakt of het dikker en stijver maakt dan normaal.

4. Wat zijn de eerdere tekenen van een hartaanval?

De persoon kan pijn of ongemak in de borst voelen; kortademigheid; zweten; indigestie; misselijkheid; duizeligheid; vermoeidheid of vermoeidheid Als pijn op de borst aanhoudt na rust, kan dit een teken zijn van een hartaanval. In veel gevallen verschijnen symptomen niet omdat diabetes de perifere zenuwen beïnvloedt.

5. Hoe worden hartproblemen in verband met diabetes behandeld?

Therapie omvat medicijnen om hartschade te behandelen, de bloedsuikerspiegel te verlagen en ziekten te bestrijden, voor bloeddruk en om cholesterol en triglyceriden te normaliseren. De arts kan ook aanbevelen om dagelijks aspirine te nemen om te voorkomen dat zich bloedstolsels vormen in de slagaders. E 1 behandeling omvat het aannemen van een gezonde levensstijl, zoals een evenwichtige voeding, regelmatige lichaamsbeweging, drink veel van water, verwijder overtollig gewicht, stoppen met roken en te voorkomen dat het drinken van alcohol.

6. Hoe kan schade door diabetes worden voorkomen?

De beste manier is om de ziekte goed te beheersen met gezonde levensstijlgewoonten, bloedsuikercontrole en naleving van het voorgeschreven medicatieregime.

Hoofdstuk 55. Diabetes en nierziekte

Diabetische nefropathie is een nierziekte die in de loop van de tijd voorkomt bij mensen met diabetes. Het is een gevolg van de schade die overtollige bloedglucose veroorzaakt in de nefronen, de structurele en functionele basiseenheid van de nier en de bloedvaten.

Wanneer dit gebeurt, wordt de taak om afval en extra vloeistoffen uit het lichaam te verwijderen, beïnvloed. Als de nefropathie niet wordt behandeld, kan dit leiden tot nierfalen, een levensbedreigende aandoening.

De beste manier om deze ziekte te voorkomen, is door een gezonde levensstijl te leiden en diabetes en hoge bloeddruk onder controle te houden.

Voor meer informatie over dit onderwerp interviewen we Mario Vega Carbó, een endocrinoloog, met meer dan 20 jaar ervaring.

Dokter Mario,

1. Wat is de hoofdfunctie van de nieren?

De nieren zijn verantwoordelijk voor het filteren van afval en overtollige vloeistoffen in de vorm van urine. Ze zijn ook verantwoordelijk voor het balanceren van de zouten en mineralen die in het bloed circuleren, zoals calcium, fosfor, natrium en kalium. Ze helpen de bloeddruk onder controle te houden en produceren hormonen die belangrijk zijn voor het genereren van rode bloedcellen en het sterk houden van botten.

2. Wat veroorzaakt diabetische nefropathie?

Als gevolg van verhoogde bloedsuikerspiegels en hoge bloeddruk, raken nefronen en bloedvaten na verloop van tijd beschadigd, wat de normale werking van de nieren aantast.

3. Wie loopt er meer risico?

Mensen met ongecontroleerde diabetes, obesitas, rokers en mensen met hoge bloeddruk, hoog cholesterol of een familiegeschiedenis van nierproblemen hebben meer kans om hieraan te lijden.

4. Wat zijn de symptomen van diabetische nefropathie?

Gewoonlijk vertoont deze toestand geen tekenen totdat de schade ernstig is. Na verloop van tijd kan de patiënt vermoeidheid, malaise, hoofdpijn, zwelling van de voeten en enkels, verhoogde plasbehoefte, onregelmatige hartslag, verlies van eetlust, ademhalingsmoeilijkheden, maagpijn, aanhoudende jeuk, slapeloosheid en verwarring ervaren. .

5. Hoe wordt deze ziekte ontdekt?

Urinetests worden meestal gedaan om de eiwitniveaus erin te controleren. Als ze verhoogd zijn, kan dit betekenen dat de bloedvaten van de nieren beschadigd zijn en de voedingsstoffen die het lichaam nodig heeft niet goed kunnen filteren. Ook worden bloed- en bloeddruktests en beeldvormende tests en nierbiopsie uitgevoerd om de diagnose te bevestigen.

6. Wat is uw behandeling?

De therapie probeert de schade veroorzaakt door de ziekte te beheersen en uit te stellen. Om dit te doen, moet u de bloeddruk en gestabiliseerde suikerniveaus handhaven en een gezonde levensstijl aannemen. Dit omvat het volgen van een uitgebalanceerd dieet, regelmatige lichaamsbeweging, veel water drinken, overgewicht elimineren, stoppen met roken en alcoholgebruik vermijden.

Medicijnen om het cholesterol te verlagen, de calcium- en fosfaatbalans te beheersen en het eiwitgehalte in de urine te verlagen, kunnen ook noodzakelijk zijn.

Een efore het nemen van een nieuw geneesmiddel of vitamine, is het belangrijk om de arts te vertellen om te zien of het kan invloed hebben op de nieren. Het is raadzaam om niet-steroïde ontstekingsremmers zoals Ibuprofen te vermijden en genormaliseerde vitamine D-waarden te handhaven.

7. Wat is nierfalen en hoe wordt het behandeld?

Wanneer diabetische nefropathie ernstige schade veroorzaakt, kunnen de nieren stoppen met werken. Als dit gebeurt, hoopt zich afval op in het lichaam en treedt nierfalen op. De symptomen zijn misselijkheid, braken, zwakte, kortademigheid en verwarring en kunnen leiden tot epileptische aanvallen en coma.

In dit geval is een dialysebehandeling nodig, waarbij een machine wordt gebruikt om afvalstoffen uit het bloed te verwijderen. Een andere optie is om een niertransplantatie uit te voeren.

8. Welke andere complicaties kan deze ziekte veroorzaken?

Diabetische nefropathie kan vochtretentie veroorzaken en zwelling in de armen en benen, hoge bloeddruk en longoedeem veroorzaken.

Bovendien kan het onomkeerbare schade aan de nieren, bloed- en vaatziekten, bloedarmoede, voetzweren, erectiestoornissen, diarree en andere problemen veroorzaken.

Anderzijds kan het tijdens de zwangerschap risico's voor de moeder en de zich ontwikkelende foetus met zich meebrengen.

Hoofdstuk 56. Chirurgie bij de diabetespatiënt

Wanneer een persoon met diabetes een operatie moet ondergaan, hetzij vanwege een complicatie van de ziekte of om andere redenen, is het noodzakelijk om extra voorzichtig te zijn. De aandoening kan het risico op post-operatieve infecties verhogen of een langzamere genezing veroorzaken, evenals hart-, vloeistof-, elektrolyt- of nierproblemen, naast andere mogelijkheden.

Om een adequate voorbereiding op de operatie te maken, is het noodzakelijk dat het medische team naar behoren wordt geïnformeerd over de medische geschiedenis van de patiënt, zodat alle collecties kunnen worden genomen.

Om over dit onderwerp te praten, interviewen we Dr. Mario Vega Carbó, een specialist in endocrinologie, hij werkt als endocrinoloog bij het Vega & Vado Office.

Dokter Mario,

1. Hoe moet een patiënt met diabetes zich voorbereiden op een operatie?

In de weken voorafgaand aan de operatie is het belangrijk om de controles van de ziekte te versterken. Dit omvat het volgen van een gezond en

230

uitgebalanceerd dieet, het houden van glucosewaarden binnen de doelen, het tijdig innemen van medicijnen, het vermijden van afleveringen van hypoglykemie en hyperglykemie en het voorkomen van de ontwikkeling van ketoacidose.

Bovendien moet de arts op de hoogte worden gebracht van alle medicijnen die worden ingenomen. Als u metformine gebruikt, kan het 2 dagen vóór en 2 dagen na de interventie worden opgeschort om het risico op lactaatacidose te verminderen.

2. Wat controleert de arts vóór de operatie?

Vóór de operatie moet het medische team een algemene controle van de patiënt uitvoeren en voorafgaand aan de ingreep alle nodige aanbevelingen doen . S e zal een glycemische controle uitvoeren om te bepalen of het geschikt is om de bewerking uit te voeren of niet.

In deze gevallen wordt het aanbevolen om de operatie voort te zetten als geglycosyleerd hemoglobine minder dan 7,5 % of tussen 7,5 en 9 % is . Als het groter is dan 9, is het raadzaam om het opnieuw te programmeren totdat de resultaten zijn verbeterd.

3. Welke voorzichtigheid is geboden tijdens de operatie?

Eenmaal in het ziekenhuis wordt aanbevolen om het gewicht van de patiënt te controleren en een glycemisch profiel uit te voeren. Aangezien algemene anesthesie de symptomen en tekenen van hypoglykemie maskeert, is frequente controle van de niveaus noodzakelijk.

Aan de andere kant kan de toename van stress als gevolg van de operatie een neiging tot hyperglykemie en ketoacidose veroorzaken, terwijl de veranderingen in de bloedsomloop geassocieerd met anesthesie en chirurgie de absorptie van insuline die subcutaan wordt toegediend, kunnen beïnvloeden.

4. Wat is het hoofddoel tijdens een operatie met betrekking tot diabetes?

Het belangrijkste doel zal zijn om hypoglykemie, ketoacidose en hyperglycemie te voorkomen. D ijdens de operatie wordt geadviseerd om glucose te houden controleert 100 tot 180 mg / dl. Als de patiënt nuchter is, is het noodzakelijk om insuline te beheren om ketoacidose te voorkomen.

5. Hoe wordt insuline toegediend tijdens de operatie?

De nacht voor de operatie moet de patiënt zijn insulinebehandeling op de normale manier eten en krijgen. Op de dag van de operatie, op het gebruikelijke tijdstip waarop de persoon zijn dosis inneemt, begint een druppel serumglucose met elektrolyten en een tweede route met een infusie van insuline.

Het feit dat twee afzonderlijke kolven worden gebruikt, maakt het mogelijk de infusiesnelheid van insuline aan te passen om het bloedglucosegehalte tussen 100 en 180 mg / dl te houden.

6. Wat moet er na de operatie worden gedaan?

Na de interventie moeten de patiënt of verpleegkundigen regelmatig de bloedsuikerspiegel controleren. Ze kunnen worden gewijzigd als gevolg van postoperatieve stress, eetproblemen, gebrek aan activiteit of het gebruik van medicijnen.

Om de controle te verzekeren, moeten mensen met diabetes vaak langer in het ziekenhuis blijven dan mensen zonder deze ziekte.

7. Op welke signalen moet ik letten?

Naast het regelmatig controleren van de bloedsuikerspiegel, moet u alert zijn op symptomen van infectie, zoals koorts of een incisie die rood en warm aanvoelt, met meer pijn of ettering. Ze moeten doorligwonden voorkomen, waarvoor het belangrijk is om constant te bewegen.

Hoofdstuk 57. Insulineresistentie: Metformine

Type 2 diabetes mellitus is een chronische aandoening die een juist glucosemetabolisme voorkomt, waardoor het zich ophoopt in het bloed. Dit kan worden veroorzaakt door een insulineresistentie die uiteindelijk leidt tot een tekort in de productie van dit hormoon in de alvleesklier .

Om weerstand te behandelen, is het noodzakelijk om de levensstijl aan te passen, regelmatig te sporten en het lichaamsgewicht te beheersen. Neem ook een uitgebalanceerd dieet, met een lagere consumptie van verzadigde vetten. Als deze veranderingen niet voldoende zijn, kan de arts het gebruik van medicijnen aanbevelen. Onder hen is de meest gebruikte Metformine.

Om over dit onderwerp te praten, interviewen we Mario Ve ga Carbó, een endocrinoloog met meer dan 20 jaar ervaring.

Dokter Mario,

1. Hoe werkt Metformin?

Dit medicijn verlaagt de bloedsuikerspiegel door de hoeveelheid die op voedselniveau uit voedsel wordt opgenomen te verminderen en uit te stellen.

Het vermindert ook de suiker die door de lever wordt geproduceerd en bevordert de opslag ervan als glycogeen, en verhoogt de reactie van het lichaam op insuline, waardoor het gebruik ervan wordt verbeterd.

2. Hoe moet dit medicijn worden ingenomen?

Metformine wordt verkocht in vloeistof of tabletten. Het wordt meestal 2 of 3 keer per dag ingenomen, tijdens of na de maaltijd. De startdosis is meestal 500 mg, die wordt aangepast op basis van bloedglucosewaarden. Er zijn tabletten met verlengde afgifte die eenmaal per dag worden ingenomen, bij het avondeten.

3. Wat moet u doen als u bent vergeten een dosis in te nemen?

U moet het innemen zodra u eraan denkt. Als het echter bijna tijd is voor de volgende dosis, is het beter om deze over te slaan en door te gaan met de normale dosering. In geen geval mag een dubbele dosis worden genomen om de vergeten dosis in te halen.

4. Welke bijwerkingen heeft Metformin?

Aan het begin van de behandeling is het mogelijk dat de patiënt misselijkheid, braken, diarree, winderigheid, constipatie, buikpijn, zwelling en verlies van eetlust vertoont, die kort daarna verdwijnen. Als de dag aanhoudt, moet u uw arts raadplegen om uw dosis te verlagen of uw behandeling te stoppen.

Wanneer het lang wordt gebruikt, is er in sommige gevallen een vermindering van de absorptie van vitamine B12, waardoor het risico op bloedarmoede toeneemt.

E n patiënten met ernstig nierfalen, kunnen melkzuuracidose, een zeldzame stofwisselingscomplicatie waarin dit zuur ophoopt in het bloed wanneer het zuurstofgehalte verlagen in cellen. Sommige van de symptomen zijn ademnood, buikpijn, spierkrampen, extreme vermoeidheid, asthenie en hypothermie, die uiteindelijk tot een coma kunnen leiden.

5. Wat zijn de meest voorkomende fouten tijdens het gebruik van dit geneesmiddel?

Soms verwaarlozen mensen dieet en lichaamsbeweging omdat ze denken dat met de inname van metformine de ziekte al onder controle is. In andere gevallen wordt het gebruik ervan niet tijdelijk opgeschort in speciale situaties, zoals chirurgie of radiologisch onderzoek met intraveneuze jodiumhoudende contrasten; de nierfunctie van de patiënt wordt niet overwogen tijdens de behandeling; of de dosis wordt niet aangepast in de tijd op basis van de evolutie van diabetes.

6. Met welke andere aspecten moet rekening worden gehouden tijdens het gebruik van Metformin?

Voordat u met de behandeling begint, is het belangrijk om de arts te informeren over eventuele andere medicatie, vitamine of supplement die wordt gebruikt, zodat wordt beoordeeld of de combinatie schadelijk kan zijn.

U moet ook op de hoogte stellen als u andere aandoeningen heeft, zoals nier- of hartproblemen; als u zwanger bent of op korte termijn zwanger wilt worden, of als u borstvoeding geeft.

Aan de andere kant kan het gebruik van orale anticonceptiva het glycemische metabolisme verergeren en Metformine minder effectief maken, dus het zal nodig zijn om de dosis aan te passen.

Bovendien moet tijdens het gebruik van alcohol worden vermeden, wat het risico op lactaatacidose kan verhogen en de bloedsuikerspiegel kan verlagen.

Ten slotte moet dit geneesmiddel op een geschikte plaats worden bewaard, bij kamertemperatuur en buiten het bereik van kinderen.

Hoofdstuk 58. Hypoglycemische geneesmiddelen

Naast Metformin zijn er andere geneesmiddelen die worden gebruikt bij de behandeling van diabetes type 2, wanneer veranderingen in levensstijl niet voldoende zijn. Ze staan bekend als hypoglycemische medicijnen en helpen de bloedsuikerspiegel te verlagen.

Deze antidiabetica onderscheiden zich door hun chemische structuur en hun werkingsmechanisme. Onder hen zijn sulfonylureumderivaten, meglitiniden, thiazolidinedionen en alfa-glucosidase en dipeptidylpeptidase 4-remmers.

Om over dit onderwerp te praten, interviewen we Mario Ve ga Carbó, een endocrinoloog met meer dan 20 jaar ervaring.

Dokter Mario,

1. Hoe werken hypoglycemische medicijnen?

Deze medicijnen kunnen op verschillende manieren werken. Sommigen stimuleren de pancreassecretie van insuline, terwijl anderen de perifere weefsels voor het hormoon sensibiliseren, de gastro-intestinale absorptie van glucose veranderen of de aanwezigheid van suiker in de urine verhogen.

Ze worden meestal gebruikt in combinatie met Metformin, of wanneer het niet wordt getolereerd of gecontra-indiceerd.

2. Hoe helpen sulfonylurea bij de controle van diabetes?

Deze orale medicijnen, waaronder gliclazide, glimepiride, glibenclamide en glipizide, stimuleren de insulinesecretie in bètacellen van de pancreas (door deze actie worden ze secretagogen genoemd) . Op de lange termijn verhogen ze de metabole respons op circulerende insuline. Over het algemeen worden ze één of twee keer per dag ingenomen, vóór de maaltijd.

3. Wat zijn de nadelige effecten ervan?

Deze medicijnen kunnen hypoglykemie en een toename van het lichaamsgewicht veroorzaken. Ze worden niet aanbevolen voor kinderen of zwangere vrouwen, tijdens borstvoeding, of voor patiënten met type 1 diabetes, diabetische ketoacidose of gevorderd lever- en nierfalen.

In geval van hypoglykemie, als het niet snel wordt opgelost, kan het snel verergeren en epileptische aanvallen en hersenschade veroorzaken.

4. Hoe werken thiazolidinedionen of glitazones?

Deze medicijnen werken door de gevoeligheid van spieren, vet en lever voor insuline te vergroten en de perifere weerstand tegen dit hormoon te verminderen. Ze kunnen alleen of in combinatie met sulfonylureas of met Metformin worden gebruikt. L

239

thiazolidinedionen zoals kan gunstig zijn bij de behandeling van NAFLD zijn.

5. Welke voorzichtigheid is geboden bij het gebruik van deze medicijnen?

Gevallen van hartfalen geassocieerd met de toediening van thiazolidinedionen zijn gemeld en worden daarom niet aanbevolen bij patiënten met hartaandoeningen. E n het verleden veroorzaakte enige drugs acuut lever. Hoewel dit probleem niet meer optreedt, worden periodieke controles van de leverfunctie tijdens gebruik geadviseerd.

Bovendien is in veel gevallen een toename van het gewicht waargenomen als gevolg van het vasthouden van vocht en de toename van de massa vetweefsel.

6. Hoe werken alfa-glucosidaseremmers ?

Deze medicijnen, zoals acarbose en miglitol, verminderen de opname van koolhydraten uit het spijsverteringskanaal, waardoor de suikerspiegel na de maaltijd wordt verlaagd. Hoewel ze minder effectief zijn dan de andere geneesmiddelen, kunnen ze in combinatie worden gegeven om de behandeling te verbeteren. Onder de bijwerkingen zijn dyspepsie, winderigheid en diarree.

7. Ten slotte, hoe werken dipeptidylpeptidase-4-remmers?

Deze medicijnen, zoals vildagliptine, sitagliptine, linagliptine en saxagliptine, zijn gebaseerd op de werking van incretinehormonen, die de werking van de alvleesklier helpen beheersen. Door het enzym

DDP-4 te remmen, produceert dit orgaan meer insuline na de maaltijd.

Sommige van de bijwerkingen zijn verstopte neus, keelpijn en hoofdpijn, diarree, ontsteking van de alvleesklier, huiduitslag, zwelling van het gezicht en ademhalingsproblemen.

Hoofdstuk 59. Gebruik van insuline voor de controle van diabetes

Insuline is het hormoon dat wordt geproduceerd door de alvleesklier, verantwoordelijk voor het reguleren van suiker in het lichaam en het gebruik ervan als energiebron in de cellen.

Mensen met diabetes hebben een hoge bloedsuikerspiegel omdat ze onvoldoende insuline produceren of omdat het lichaam er niet adequaat op reageert.

Dit kan ernstige problemen veroorzaken in het hart, ogen, nieren, zenuwen en voeten. Een vervangende therapie kan deze patiënten helpen hun stabiele waarden te behouden.

Voor meer informatie over dit onderwerp interviewen we Mario Vega Carbó, een endocrinoloog met meer dan 20 jaar ervaring.

Dokter Mario,

1. Wie moet insuline gebruiken?

Bij die patiënten met type 1 diabetes produceert de alvleesklier niet genoeg insuline, dus moeten ze elke dag een vervangend hormoon nemen. E n mensen met type 2 diabetes hebben vaak insulineresistentie en het lichaam niet goed gebruikt. Deze mensen moeten het

242

innemen wanneer andere behandelingen en medicijnen de bloedsuikerspiegel niet kunnen regelen.

2. Hoe werkt deze therapie?

Dit geneesmiddel vervangt de insuline die het lichaam niet op natuurlijke wijze produceert en werkt door de bloedsuikerspiegel naar de andere weefsels van het lichaam te verplaatsen, waar het wordt gebruikt als energiebron. Bovendien voorkomt het ook dat de lever meer glucose produceert.

3. Hoeveel soorten insuline zijn er?

Er zijn verschillende soorten. Onder hen zijn snelwerkende insuline, die vóór de maaltijd wordt ingenomen en na 15 minuten begint te werken en 4 uur duurt; de basislijn, die begint te werken na 2 uur en duurt van 12 tot 18 uur; en de langdurige, die helpt de glucose gedurende de dag onder controle te houden.

Afhankelijk van het geval kunnen deze afzonderlijk of in combinatie worden gebruikt.

4. Hoe wordt insuline toegediend?

Over het algemeen bestaat de therapie uit de toediening van drie of meer dagelijkse injecties om een normaal bloedsuikerspiegel te handhaven. Deze worden aangebracht op de buik, bovenarm, dijen of heupen.

Een andere optie is het gebruik van een insulinepomp, een apparaat ter grootte van een mobiele telefoon dat het hormoon 24 uur lang continu beheert. Om dit te doen, verbindt een buis het reservoir met een katheter, die onder de huid van de buik wordt ingebracht.

Het is ook mogelijk om een wegwerp-insulinepen te gebruiken, die met een naald onder de huid wordt afgegeven; of een poederinhalator.

Het hormoon kan niet oraal worden toegediend omdat maagzuren het vernietigen.

5. Hoeveel insuline wordt gegeven?

De dosis en gebruiksfrequentie zijn afhankelijk van verschillende factoren, zoals het gewicht van de patiënt, de hoeveelheid voedsel die hij consumeert, zijn mate van lichamelijke activiteit, de bloedsuikerspiegel en of hij al dan niet lijdt aan andere gezondheidsproblemen. Daarom is het belangrijk dat deze mensen leren glucose te meten en periodieke controles uit te voeren. Op basis van deze resultaten wordt de behandeling aangepast aan de behoeften om een geschikt bereik te behouden.

6. Met welke voorzorgsmaatregelen moet tijdens het gebruik rekening worden gehouden?

Voordat u met de behandeling begint, is het belangrijk om de arts te informeren over eventuele andere medicatie, vitamine of supplement die wordt gebruikt, zodat wordt beoordeeld of de combinatie schadelijk kan zijn.

Het moet ook worden gemeld als er andere aandoeningen zijn, zoals zenuwbeschadiging, hartfalen, nier- of hartproblemen; als u zwanger bent of op korte termijn zwanger wilt worden; of als u borstvoeding geeft.

Aan de andere kant kan het in bepaalde situaties nodig zijn om de dosis insuline aan te passen. Bijvoorbeeld, voor en na de operatie, in tijden van stress of reizen naar andere tijdzones, of wanneer u ziek bent, sport u veel, drinkt u alcohol of eet u te veel.

7. Welke bijwerkingen kan dit geneesmiddel veroorzaken?

In sommige gevallen kunnen patiënten roodheid, zwelling of irritatie op de injectieplaats hebben; huidveranderingen; gewichtstoename; en constipatie

In ernstige gevallen kunnen ademhalingsproblemen, wazig zien, onregelmatige hartslag, zwelling in armen en benen en spierkrampen optreden.

8. Wat gebeurt er als een zeer hoge dosis insuline wordt gebruikt?

Een overdosis insuline kan hypoglykemie veroorzaken, een aandoening waarbij de bloedsuikerspiegel lager is dan normaal. Als dit niet snel wordt opgelost, kan het snel verergeren en epileptische aanvallen en hersenschade veroorzaken.

Om deze aandoening te voorkomen, wordt aanbevolen om regelmatig de glucosespiegel te meten en een vast schema voor maaltijden te hanteren. Volg ook de aangegeven medische therapie voor de controle van diabetes en neem de medicijnen op het tijdstip en in de aangegeven doses.

Als u bovendien fysieke activiteiten gaat beoefenen, is het raadzaam om vloeistof te drinken en eerder te eten, en altijd glucosetabletten of snoep bij de hand te hebben.

9. Met welke andere aspecten moet tijdens de behandeling rekening worden gehouden?

Bij het toedienen van de injecties moet de toepassing op spieren, littekens of moedervlekken worden vermeden en moet voor elke keer in hetzelfde gebied een andere plaats worden gebruikt.

Aan de andere kant is het belangrijk voor de patiënt om te begrijpen dat insuline de bloedsuikerspiegel regelt, maar diabetes niet geneest. Daarom moet het ook worden gebruikt als u zich goed voelt.

Ten slotte moeten gesloten medicijnen altijd in de koelkast worden bewaard, buiten het bereik van kinderen.

Hoofdstuk 60. Glucosebewaking en zelfcontrole

Mensen met diabetes moeten hun suikerspiegel permanent controleren om de ziekte adequaat te beheersen.

Naast de tests die in ziekenhuizen worden uitgevoerd, is het belangrijk dat deze patiënten hun eigen glucose- en ketonwaarden in eigen land leren meten. Hiervoor zijn elektronische apparaten bekend als glucometers, die de hoeveelheden van deze stoffen in bloed en urine eenvoudig en onmiddellijk analyseren.

Op basis van deze resultaten kan de diabetesbehandeling worden aangepast aan de behoeften, om de symptomen te beheersen en ernstige gevolgen te voorkomen.

Voor meer informatie over dit onderwerp interviewen we Mario Vega Carbó, een specialist in endocrinologie, die werkt als endocrinoloog bij het Vega & Vado Office.

Dokter Mario,

1. Wie moet uw glucosespiegel permanent controleren?

Deze controles worden aanbevolen voor alle patiënten met diabetes, vooral voor degenen die insuline

247

gebruiken of pillen gebruiken om de ziekte te behandelen.

Bovendien zijn ze ook erg belangrijk in gevallen van intensieve therapieën met dit hormoon en in situaties van zwangerschap en met zeer lage of zeer hoge bloedsuikerspiegels.

2. Wat zijn de voordelen van deze metingen?

Deze controles zijn de beste manier om te weten of de behandeling die wordt gevolgd tegen diabetes effectief is. Bovendien maken ze tijdige detectie van acute complicaties gerelateerd aan de ziekte mogelijk, zoals hypoglykemie, hyperglykemie, coma hyperosmolair en ketoacidose.

Anderzijds helpt het handhaven van suikerniveaus binnen het gewenste bereik het voorkomen van ernstige problemen in het hart, ogen, nieren, zenuwen en voeten. E hese metingen kan een evenwicht tussen voedsel geconsumeerd, oefeningen die worden uitgevoerd en drugs gebruikt om deze aandoening te behandelen, naast weten hoe het lichaam reageert op elke situatie.

3. Hoe gebeurt een zelfcontrole?

Er wordt een draagbare elektronische meter voor gebruikt, een glucometer. Na het wassen van uw handen wordt een prikelement gebruikt om de vingertop te prikken en een druppel bloed te krijgen. Dit wordt op een teststrip geplaatst die bedekt is met een chemische stof in het apparaat, die het glucosegehalte op het scherm aangeeft.

Om de arts te laten vergelijken en de resultaten te analyseren, is het belangrijk om de metingen elke dag op dezelfde tijdstippen uit te voeren en ook het ingenomen voedsel, de gebruikte medicatiedosis en de uitgevoerde oefening te registreren.

4. Welke waarden worden als normaal beschouwd?

De aanbevolen glucosespiegels zijn afhankelijk van elke patiënt, hun leeftijd en hun gezondheidstoestand. S en als normale waarden tussen 70 en 100 milligram per deciliter (mg / dL) gemeten over vasten; tussen 80 en 130 mg / dl vóór de maaltijd; en minder dan 170 mg / dL twee uur na hen.

5. Hoeveel dagelijkse controles worden aanbevolen?

Het aantal metingen hangt af van elke patiënt op basis van de medische aanbeveling. In het geval dat mensen insuline-injecties gebruiken, worden meestal 6 dagelijkse controles geadviseerd. Deze worden meestal gedaan vóór de 3 hoofdmaaltijden (ontbijt, lunch en diner), en twee uur na elk van hen, de laatste voor het slapengaan.

Voor degenen die langwerkende insuline gebruiken, wordt meestal twee monitoring per dag aanbevolen, één in de ochtend en één in de nacht. Ondertussen hebben patiënten met type 2 diabetes die geen insuline gebruiken en die de ziekte behandelen met voeding en lichaamsbeweging in het algemeen geen dagelijkse metingen nodig.

In situaties van stress, ziekte of veranderingen in de dosis medicijnen zijn frequentere controles vereist.

6. Wat is postprandiale glycemie?

Het is het niveau van bloedsuiker na het eten. Meestal stijgt het na de maaltijd gedurende de eerste twee uur en groeit de productie van insuline in het lichaam.

7. Welke waarden worden na de maaltijd verwacht?

Het glucosegehalte mag niet hoger zijn dan 170 mg / dL na meer dan 90 minuten na het eten van voedsel. Bovendien moeten deze waarden na 3 uur inname weer normaal worden.

8. Wat zijn continue glucosemonitors?

Het zijn apparaten die glucose vaak meten, via een sensor die onder de huid wordt geplaatst. Ze weerspiegelen te allen tijde de suikerniveaus en hebben een alarm dat wordt geactiveerd wanneer de waarden te hoog of te laag zijn. Ze worden meestal aanbevolen voor patiënten met type 1 diabetes die insuline gebruiken.

9. Welke voorzichtigheid is geboden tijdens deze metingen?

Om de effectiviteit van deze controles te waarborgen, is het belangrijk om te controleren of de glucometer en de rest van de gebruikte elementen schoon zijn en dat ze op kamertemperatuur zijn. Het is ook noodzakelijk om ervoor te zorgen dat de teststrips niet verlopen of beschadigd zijn, dat de meter goed gekalibreerd is en dat de grootte van de bloeddruppel wordt aangegeven.

10. Hoe zijn urineglucosecontroles?

Deze metingen zijn vergelijkbaar met bloed. In deze gevallen geeft de kleur waarbij de teststrip verandert het glucoseniveau aan . Urinecontroles zijn echter niet zo nauwkeurig als bloedcontroles, dus ze worden niet sterk aanbevolen, tenzij er geen andere optie is.

E ste controle wordt gebruikt om ketonen, sommige zuren die verschijnen wanneer er niet genoeg insuline in het lichaam op te sporen. De aanwezigheid van deze is een indicatie dat het lichaam gebruikt vet als energiebron in plaats van suiker, die gewoonlijk vaker voorkomen bij patiënten met d IABETES type 1.

11. Wat is de geglycosyleerde hemoglobine- of HbA1c-test?

Het is een test die het gemiddelde bloedglucosegehalte meet dat aan hemoglobine, het deel van de rode bloedcellen dat zuurstof vervoert, gedurende de laatste drie maanden meet. Het wordt gebruikt om diabetes of prediabetes bij volwassenen op te sporen of om de voortgang van de ziekte en de resultaten van de behandeling ervan te volgen. Diabetici worden aanbevolen om deze test minstens twee keer per jaar uit te voeren.

12. Hoe is dit onderzoek uitgevoerd en wat zijn de verwachte waarden?

Voor deze analyse wordt een bloedmonster uit een ader in een arm getrokken met behulp van een naald.

De resultaten worden weergegeven in percentages en zijn meestal normaal onder 5,7%, geven prediabetes aan tussen 5,7 en 6,4% en diabetes als ze groter zijn dan die waarde. Voor mensen die de ziekte al hebben, wordt aanbevolen om deze waarde onder de 6,5% te houden .

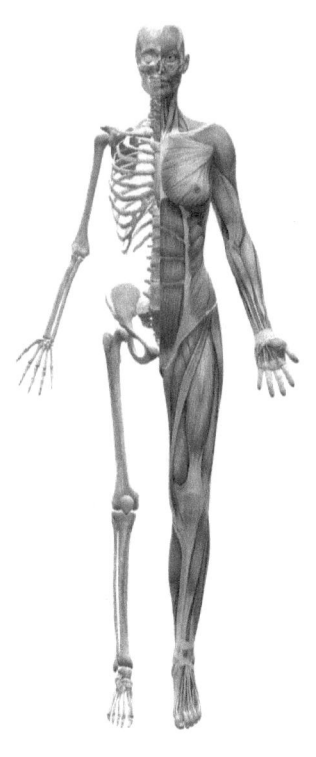

AFDELING II
ENDOCRINOLOGÍA

Het tweede deel van dit interview met interviews gaat wat dieper in op kwesties die verband houden met de klinische endocrinologiediscipline. In elk van de delen en hoofdstukken nodigen we de lezer uit om te identificeren welke de belangrijkste klieren van het endocriene systeem zijn, hoe ze werken en welke situaties voortkomen uit hun ziekten.

We beginnen met te praten over de schildklier, een klier die functioneert als "een geweldige initiator voor alle metabolische processen in het lichaam." We zullen uw twijfels over ziekten zoals hypothyreoïdie, hyperthyreoïdie, de complicaties ervan, medicijnen voor de behandeling ervan verduidelijken, en we zullen praten over andere minder bekende ziekten, zoals ziek euthyroid syndroom, tot ernstigere aandoeningen zoals schildklierkanker en diagnosemethoden en behandeling.

Evenzo neemt de schildklier deel aan de regulatie en het metabolisme van calcium, wat het tweede deel van deze sectie is. U zult begrijpen hoe calcium in het lichaam wordt gebruikt in verschillende cellulaire processen, welke hormonen uw bloedspiegels beheersen en de ziekten die het gevolg zijn van hun veranderingen. We zullen de bijschildklier en de processen voor het reguleren van uw bijschildklierhormoon bestuderen.

Het derde deel van dit tweede deel gaat over de bijnieren, een paar klieren in nauwe relatie met de nieren, die echte endocriene regulatoren zijn, omdat

254

hun hormonen de processen regelen die verband houden met koolhydraatmetabolisme, niveaus van elektrolyten (natrium, kalium) en zijn een bron van productie van geslachtshormonen (androgenen). We zullen enkele pathologieën bespreken die worden gegeven door hun hypo- of hyperfunctie, factoren die deze functie en het beheer ervan veranderen.

In het vierde deel van deze sectie hebben we het over het controlerende centrum van alle endocriene organen van het lichaam, de hypofyse of hypofyse. Het bevindt zich in de schedel en is verantwoordelijk voor het vrijgeven van hormonen die de werking van de rest van de endocriene klieren van het lichaam stimuleren, en omvat ook het proces van het reguleren van de hormonale secretie. We zullen twijfels over ziekten die de functie van de hypofyse, symptomen, diagnose en behandeling aantasten, ophelderen.

Verdiep vervolgens uw kennis in de endocrinologie.

Deel IV SCHILDKLIER

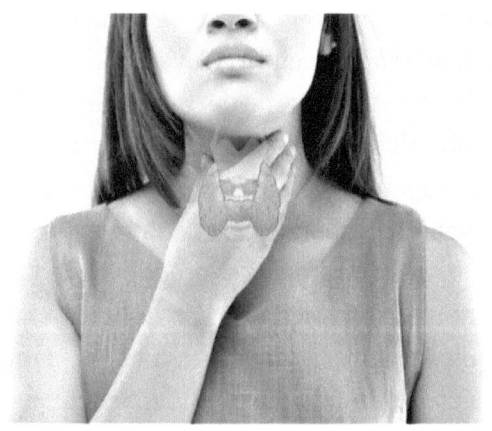

Hoofdstuk 61 .
Buitenbaarmoederlijke schildklier

Ectopische schildklier is een zeldzame aangeboren afwijking, waarbij de klier zich niet op de normale locatie bevindt. Dit gebeurt als gevolg van een defecte verplaatsing van het orgel van het blinde gat naar zijn uiteindelijke pretracheale positie. In de meeste gevallen is de meest voorkomende locatie van schildklierweefsel aan de basis van de tong en sublinguaal.

Deze aandoening kan asymptomatisch zijn of verschillende complicaties hebben, zoals hypothyreoïdie. De klinische incidentie wordt geschat in 1 geval per 200 duizend mensen, wat vaker voorkomt bij vrouwen.

Om over dit probleem te praten, interviewen we Dr. Mario Vega Carbó, een specialist in endocrinologie , die momenteel werkt als endocrinoloog bij het Vega & Vado-kantoor.

Dokter Mario,

1. Hoe wordt de buitenbaarmoederlijke schildklier gegenereerd?

Deze klier verschijnt als een epitheliale proliferatie op de bodem van de keelholte en migreert vervolgens totdat het zijn pretracheale locatie bereikt in de zevende week van de zwangerschap. Tijdens dit proces blijft het bevestigd aan de basis van de tong via een leiding die vervolgens verdwijnt.

Wanneer er veranderingen optreden tijdens deze verplaatsing, ontwikkelt de schildklier zich op een andere locatie. Als de afdaling niet begint, blijft de klier in zijn oorspronkelijke positie aan de basis van de tong. Als het kan bewegen, kan het worden ondergebracht in het sublinguale, submandibulaire, prelaringale of tracheale gebied, en zelfs verschijnen in gebieden weg van de nek.

Er wordt aangenomen dat deze afwijking te wijten is aan de verandering in de functie van verschillende genen die de ontwikkeling van de schildklier reguleren.

2. Wat zijn uw belangrijkste symptomen?

In veel gevallen is de buitenbaarmoederlijke schildklier asymptomatisch. In andere gevallen kan dit moeilijkheden of onvermogen om te slikken, dysfonie, verstikkings- en ademhalingsproblemen, een gevoel van een vreemd lichaam in de mond of keelholte, hoesten en bloedlijm veroorzaken.

Bij baby's is er meestal een afname van de activiteit en een toename van de slaap, evenals moeite met voeden en constipatie.

3. Hoe wordt de buitenbaarmoederlijke schildklier gedetecteerd?

Gezien de symptomen, een lichamelijk onderzoek en nekpalpatie, analyse van hormonale niveaus, scintigrafie en radiologische tests worden meestal uitgevoerd om de grootte van ectopisch schildklierweefsel nauwkeuriger te bepalen en te onderscheiden van andere oorzaken van cervicale massa.

4. Wat is uw behandeling?

In geval van een linguale schildklier zonder symptomen en klein van formaat, wordt conservatief gedrag met regelmatige controles en schildklierfunctietests aanbevolen. Als de klier een gemiddelde grootte heeft, wordt een behandeling op basis van onderdrukking met T3 en T4 meestal uitgevoerd zodat de grootte geleidelijk afneemt.

Als de symptomen erger worden, is er ernstige obstructie, vermoeden van maligniteit, ulceratie of bloeding, kan een operatie noodzakelijk zijn.

5. Welke andere complicaties kan deze kwaal veroorzaken?

Schildklierhormoon is essentieel voor hersenontwikkeling en groei. In gevallen waarbij de buitenbaarmoederlijke schildklier resulteert in aangeboren hypothyreoïdie, kan de patiënt, als hij niet op tijd wordt behandeld, intellectuele handicaps en een volwassen vertraging oplopen.

Wat carcinomen uit ectopisch schildklierweefsel betreft, ze zijn meestal zeldzaam.

Hoofdstuk 62. Kropgezwel

Struma is een zwelling in de nek die wordt veroorzaakt door een abnormale vergroting van de schildklier. Het is meestal niet pijnlijk, maar het kan hoesten en moeite met slikken en ademhalen veroorzaken.

De meest voorkomende oorzaak van deze aandoening is het gebrek aan jodium in het dieet, hoewel het ook kan optreden als gevolg van overmatige of onvoldoende productie van bepaalde hormonen of schildklierknobbeltjes. De meeste van deze pakketten zijn niet-kankerachtig.

De schildklier is verantwoordelijk voor het beheersen van het metabolisme en zijn taak is essentieel voor normale groei en ontwikkeling in de kindertijd en voor het functioneren van de hersenen gedurende het hele leven.

Voor meer informatie over dit onderwerp interviewen we Mario Ve ga Carbó, een endocrinoloog met meer dan 20 jaar ervaring.

Dokter Mario,

1. Wat zijn de symptomen van struma?

Het meest voorkomende teken is een zichtbare bult aan de basis van de nek. Bovendien kan de gezwollen schildklier druk uitoefenen op de luchtpijp en de

260

slokdarm en hoesten, heesheid, droogheid en moeite met slikken en ademen veroorzaken. In sommige gevallen heeft de struma echter geen symptomen.

2. Wie hebben er meer kans op?

Struma kan iedereen beïnvloeden, aangeboren zijn of na verloop van tijd verschijnen. Vrouwen, vooral zwangere vrouwen, 40-plussers en mensen met een familiegeschiedenis van auto-immuunziekten lopen een hoger risico hieraan te lijden.

Ook mensen met de ziekte van Graves, hypothyreoïdie of thyroiditis, mensen die bepaalde medicijnen consumeren, zoals lithium, rokers en mensen die straling in de nek of borst hebben gekregen.

3. Hoe wordt deze ziekte ontdekt?

Om de diagnose te bevestigen, worden meestal fysieke onderzoeken en bloedtesten uitgevoerd om de niveaus van hormonen die door de schildklier en hypofyse worden geproduceerd, te beheersen. P ou kan worden verlangd echografie hals en schildklier scintigrafie en biopsie.

4. Wat is uw behandeling?

De therapie hangt af van de grootte van de struma en de symptomen ervan. Als het klein is en geen problemen veroorzaakt, zijn periodieke controles meestal alleen vereist. Als de oorzaak het gebrek aan jodium is, wordt een dieet rijk aan dit mineraal aanbevolen, samen met kaliumjodidesupplementen.

Als het probleem Hypothyreoïdie is, zal een vervanging van het schildklierhormoon door Levothyroxine worden uitgevoerd, terwijl als het hyperthyreoïdie is, de effecten ervan worden geblokkeerd met propylthiouracil of methimazol.

Voor ontsteking van de klier kan aspirine of een corticosteroïde worden ingenomen. In ernstige gevallen kan een operatie noodzakelijk zijn om het orgel te verwijderen of de reductie ervan bij inname van radioactief jodium. Als dat gebeurt, moet de patiënt levenslang hormoonvervangende pillen nemen.

5. Welke andere aspecten worden aanbevolen om te overwegen?

Voor mensen met struma is het raadzaam om voedingsmiddelen te eten die rijk zijn aan jodium, zoals vis, garnalen en schaaldieren. Vermijd ook sommige groenten, zoals bloemkool, kool, broccoli en kool, waardoor het moeilijk is om dit mineraal te bedienen. In veel landen wordt jodium toegevoegd aan zout.

Hoofdstuk 63. Echografie of echografie van de schildklier

Echografie of echografie van de schildklier is een beeldvormingstest die wordt uitgevoerd om deze klier in detail te observeren, die verantwoordelijk is voor de productie van hormonen die de stofwisseling, het cardiovasculaire evenwicht, het energieverbruik en de groei regelen.

Dit is een onderzoek dat gebruik maakt van hoogfrequente geluidsgolven waarmee je interne organen en structuren van het lichaam in realtime kunt zien. In tegenstelling tot röntgenstralen wordt deze test niet blootgesteld aan straling.

Echografie van de schildklier maakt het onder andere mogelijk om te zien of de klier vergroot of gezwollen is, of dat het knobbeltjes en zelfs kanker heeft. Bovendien is het mogelijk om de naald te geleiden in geval van biopsie.

Voor meer informatie over deze test hebben we Dr. Mario Vega Carbó geraadpleegd, een specialist in endocrinologie die verantwoordelijk is voor het Vega & Vado Office.

Dokter Mario,

1. Wanneer moet een echografie van de schildklier worden uitgevoerd?

263

Als de patiënt symptomen vertoont van abnormaal functioneren van de klier of als het een zwelling of vreemde groei heeft, wil de arts mogelijk de structuur en grootte controleren en bevestigen of er knobbeltjes zijn.

2. Hoe is de voorbereiding op het examen?

Voor het uitvoeren van een echografie is geen voorafgaande voorbereiding of vasten nodig. De patiënt moet comfortabele en losse kleding dragen, kettingen en kettingen uitdoen en op een brancard liggen.

3. Hoe wordt echografie uitgevoerd?

Een geleidende gel op waterbasis wordt op de patiënt aangebracht, waardoor de ultrasone transducer kan worden aangepast. Dit is een klein draagbaar apparaat dat via een kabel op een computer is aangesloten. De transducer schuift op de huid om hoogfrequente akoestische golven te verzenden en beelden in realtime op een monitor te verkrijgen. Meestal duurt het examen tussen de 15 en 30 minuten en is het volledig pijnloos.

4. Wat is te zien in het onderzoek?

Met de echografie kunt u de vorm en de interne structuur van de schildklier observeren en controleren of deze is vergroot of een kleiner volume heeft ; kijk of er knobbeltjes zijn en wat hun afmetingen, locatie en kenmerken zijn om te bepalen of ze goedaardig of kwaadaardig zijn.

In het geval van Doppler, een type echografie dat ook de bloedstroom laat zien, kan vascularisatie van de klier worden waargenomen, wat helpt bij de diagnose van thyroiditis of de ziekte van Graves-Basedow.

De resultaten verkregen in het onderzoek zijn van fundamenteel belang om de stappen te bepalen die bij de behandeling moeten worden gevolgd.

5. Welke andere toepassingen heeft deze test?

Echografie maakt het ook mogelijk om tumoren te detecteren in de bijschildklieren, die zich achter de schildklier bevinden en zeer belangrijk voor het reguleren van de calciumspiegels in het lichaam . Bovendien is het erg handig om controles uit te voeren na chirurgische ingrepen in het gebied, om de functie van de stembanden te beoordelen en om lymfeklieren en andere tumoren en cysten die in de nek kunnen verschijnen te observeren.

Aan de andere kant wordt het ook gebruikt als een gids om een schildklierbiopsie uit te voeren. In dat geval maakt de echografie het mogelijk om de naald in de cyste of hematoom te richten om een kleine hoeveelheid weefsel te verwijderen, af te voeren, de inhoud te analyseren of een medicijn te infiltreren. Deze procedure maakt het mogelijk om met grotere zekerheid te differentiëren of de schildklierletsel goedaardig of kwaadaardig is.

Hoofdstuk 64 . Fijne naaldbiopsie voor de studie van schildklierknobbeltjes

De meeste knobbeltjes die in de schildklier verschijnen, 90 - 95 % , zijn goedaardig van aard. Er zijn echter verschillende soorten kanker die het kunnen beïnvloeden. Wanneer het nodig is om een monster van uw cellen te nemen om een ziekte te detecteren of uit te sluiten, is het mogelijk om een biopsie met fijn water uit te voeren.

Tijdens deze procedure wordt het in de klier ingebracht om vloeistof en weefsels te verwijderen, die voor analyse naar het laboratorium worden gestuurd.

Om meer te weten te komen over dit onderwerp, interviewen we Mario Vega Carbó, een specialist in endocrinologie met meer dan 20 jaar ervaring.

Dokter Mario,

1. Hoe is deze studie uitgevoerd?

Deze biopsie is heel eenvoudig en kan met of zonder verdoving worden uitgevoerd. Zodra het monster is verwijderd, wordt druk uitgeoefend op het gebied om het bloeden te stoppen en vervolgens bedekt met een verband.

In gevallen waar het niet mogelijk is om het gebied te voelen, wordt een echografie of scanner gebruikt om de naald in de cyste of hematoom te leiden. Meestal duurt het examen 15-30 minuten.

2. Hoe werkt echografie?

Een geleidende gel op waterbasis wordt op de patiënt aangebracht, waardoor de ultrasone transducer kan worden aangepast. Dit is een klein draagbaar apparaat dat via een kabel op een computer is aangesloten . De transducer schuift op de huid om hoogfrequente akoestische golven te verzenden en realtime beelden op een monitor te krijgen.

3. Hoe is de voorbereiding op dit examen?

Dit type onderzoek vereist niet veel voorbereiding. U moet de arts alleen informeren over alle medicijnen die u gebruikt, als u lijdt aan een vorm van allergie of ziekte, of als u zwanger bent.

In het geval van het nemen van anticoagulantia, zoals aspirine en ibuprofen, is het mogelijk dat de patiënt ze een paar dagen voor de interventie tijdelijk opschort.

4. Wat zijn de voordelen van deze procedure?

De fijne naaldbiopsie stelt ons in staat om met grotere zekerheid te differentiëren of de schildklierletsel goedaardig of kwaadaardig is. Het is een minder invasief onderzoek dan het chirurgische onderzoek, het laat bijna geen littekens achter en houdt geen blootstelling aan ioniserende straling in.

5. Welke afwijkingen zijn te vinden in de biopsie?

De resultaten kunnen een soort schildklieraandoening vertonen, zoals struma of thyroiditis, goedaardige tumoren of kanker.

6. Welke bijwerkingen heeft het?

In sommige gevallen kunt u een licht ongemak in de nek voelen of een kleine blauwe plek hebben die binnen een dag of twee verdwijnt. G enerally patiënten kunnen hun activiteiten te hervatten zonder problemen na de procedure en legde het verband wordt binnen een paar uur verwijderd.

7. Is er risico voor de fijne naaldbiopsie?

De procedure is erg veilig en de risico's zijn erg laag. In enkele zeer weinig gevallen kan de patiënt op de plaats van het onderzoek bloeden, een infectie of schade aan een van de structuren naast de schildklier.

Schildklierkanker is er een die voorkomt in de schildklier die verantwoordelijk is voor de productie van hormonen die het metabolisme, de groei en de meeste lichaamsfuncties beïnvloeden, zoals hartslag en bloeddruk.

Dit orgel bevindt zich in de nek, net onder de adamsnoot, en heeft de vorm van een vlinder, met twee lobben verbonden door een centraal gebied. De meeste knobbeltjes die erin voorkomen, tussen 90 - 95 % , zijn goedaardig van aard. Er zijn echter verschillende soorten kanker die het kunnen beïnvloeden. De meest voorkomende en minst gevaarlijke is Papillair carcinoom, dat meestal voorkomt bij vrouwen in de reproductieve leeftijd en zich langzaam verspreidt. Anderen zijn anaplastisch carcinoom, de meest schadelijke maar zeldzame; Folliculaire tumor, die zeer waarschijnlijk weer verschijnt; en Medullair carcinoom, dat niet-schildkliercellen aantast die in de klier worden aangetroffen en meestal in families voorkomt.

Om meer te weten te komen over dit onderwerp, interviewen we Mario Vega Carbó, een specialist in endocrinologie met meer dan 20 jaar ervaring.

Dokter Mario,

1. Wat zijn de symptomen van schildklierkanker?

De symptomen kunnen variëren, afhankelijk van het type kanker, maar ze hebben meestal een knobbeltje of zwelling in de nek, hoesten, slikproblemen, vergroting van de schildklier, stemveranderingen met verhoogde heesheid, keelpijn, ademhalingsproblemen en gezwollen lymfeklieren.

2. Wie hebben er meer kans op?

Schildklierkanker kan op elke leeftijd voorkomen, hoewel het vaker voorkomt bij volwassenen en vrouwen. L ensen die straling hebben ontvangen om de nek of hoofd, en mensen met een familiegeschiedenis hebben meer mogelijkheden van het lijden.

3. Hoe wordt het geproduceerd?

Schildklierkanker ontstaat wanneer de cellen die zich daar bevinden genetische veranderingen ondergaan waardoor ze snel kunnen groeien en zich vermenigvuldigen. In Daarnaast is deze mutatie veroorzaakt pierd aan n de mogelijkheid om te sterven, zoals ze zouden normale cellen. De ophoping in de klier vormt een tumor, die nabijgelegen weefsels kan binnendringen en zich door het lichaam kan verspreiden.

4. Hoe wordt schildklierkanker ontdekt?

In het licht van de symptomen wordt meestal een lichamelijk onderzoek gedaan om te zoeken naar knobbels in de klier en zwelling van de lymfeklieren in de nek. Om de diagnose te bevestigen, zijn onderzoeken uitgevoerd naar calcitonine in het bloed, laryngoscopie, biopsie en echografie van de schildklier, computertomografie van de nek en tests van de schildklierfunctie.

5. Wat is uw behandeling?

Therapie hangt af van het type schildklierkanker. Meestal wordt een operatie uitgevoerd waarbij de hele klier wordt verwijderd. Als ze zich hebben verspreid, kan het ook nodig zijn om lymfeklieren uit de nek te verwijderen. Na de behandeling moet de patiënt gedurende zijn hele leven schildklierhormoonpillen nemen.

Dit proces kan gepaard gaan met externe radiotherapie of met jodium, dat komt in de vorm van capsules of drinkvloeistof. Het kan bijwerkingen veroorzaken zoals misselijkheid, droge mond en ogen, vermoeidheid en veranderingen in smaak en geur.

Als de kanker niet reageert op chirurgie of radiotherapie, kan deze worden getest met chemotherapie of met gerichte therapie, met stoffen die kankercellen aanvallen zonder normale cellen te beschadigen.

6. Wat is de voorspelling?

De behandeling van de meeste soorten schildklierkanker is meestal effectief als deze tijdig wordt gediagnosticeerd.

7. Welke andere complicaties kan deze ziekte veroorzaken?

Deze aandoening kan letsel aan het strottenhoofd, schade aan de stembanden en heesheid na een operatie, lage calciumspiegels als gevolg van onbedoelde verwijdering van de bijschildklieren en verspreiding van kanker naar de longen, botten of andere delen van het lichaam veroorzaken.

8. Welke andere aspecten worden aanbevolen om rekening te houden met deze ziekte?

Vanwege de stress en bezorgdheid die deze ziekte kan veroorzaken, wordt psychologische ondersteuning en deelname aan therapeutische groepen met mensen die aan dezelfde ziekte lijden aanbevolen.

Hoofdstuk 66 . Schildklierchirurgie en de complicaties ervan

Schildklierchirurgie is de meest voorkomende endocriene operatie. Het wordt gedaan om verschillende klierproblemen te behandelen, zoals kanker, struma of hyperthyreoïdie.

Als tijdens de operatie slechts één deel wordt verwijderd, is het mogelijk dat de schildklier normaal kan blijven functioneren. Aan de andere kant, als de verwijdering volledig is, moet de patiënt hormoonvervangende medicijnen voor het leven nemen.

Thyroidectomie is meestal een veilige procedure. Zoals bij elke operatie kunnen er echter complicaties optreden.

Voor meer informatie over dit onderwerp hebben we Dr. Mario Vega Carbó, een specialist in endocrinologie, geraadpleegd die momenteel werkt bij het Vega & Vado-kantoor.

Dokter Mario,

1. Wat zijn de meest voorkomende redenen voor schildklieroperaties?

Kanker is de meest voorkomende oorzaak van thyreoïdectomie. Ook struma, een zwelling in de nek

273

die wordt veroorzaakt door een abnormale vergroting van de klier en die ademhalings- of slikproblemen kan veroorzaken. Andere mogelijke redenen zijn hyperthyreoïdie, een ziekte waarbij de schildklier te veel thyroxinehormoon produceert; en het verschijnen van bepaalde verdachte knobbeltjes die het risico lopen kwaadaardig te zijn.

2. Wat is deze interventie?

Er zijn verschillende manieren om een thyreoïdectomie uit te voeren. Bij de conventionele methode wordt een snee gemaakt in het midden van de nek om directe toegang tot de klier te hebben. In de transorale wordt deze incisie vermeden door deze in de mond te maken. In de endoscopie worden kleine sneden in de nek gemaakt waardoor een kleine videocamera wordt ingebracht die de arts tijdens de interventie begeleidt. Een andere optie is om een operatie uit te voeren vanuit de oksel.

3. Welke complicaties kunnen zich voordoen tijdens de operatie?

De schildklier is sterk gevasculariseerd wat bloedingen en infectierisico kan veroorzaken. Bovendien kan bloeden luchtwegobstructie veroorzaken.

Aan de andere kant kan tijdens de operatie een onwillekeurige laesie van de bijschildklieren, die zich achter de schildklier bevinden, optreden. Dit kan leiden tot hypoparathyreoïdie, een aandoening waarbij weinig bijschildklierhormoon wordt geproduceerd , die verantwoordelijk is voor het beheersen van het gebruik en de eliminatie van calcium, fosfaat en vitamine D uit het lichaam.

Op hun beurt hebben sommige mensen na een thyreoïdectomie nekpijn of een hese of zwakke stem, als gevolg van een beschadiging van de zenuwen van de stembanden en het strottenhoofd.

Ten slotte kan in ernstige gevallen van onbehandelde hyperthyreoïdie een plotselinge verergering van de symptomen optreden en de zogenaamde schildklierstorm veroorzaken.

4. Waarom kunnen stemveranderingen optreden na de operatie?

Wanneer een thyreoïdectomie wordt uitgevoerd, bestaat het risico van schade aan de terugkerende larynxale zenuw, die door het interne en achterste deel van de klier gaat. Daarom kunnen sommige patiënten heesheid of een zwakke stem hebben. E hese symptomen tijdelijk en moet de buis te handhaven longventilatie zenuwirritatie veroorzaakt door chirurgie wordt in de trachea of tijdens bedrijf geplaatst.

Meestal verdwijnen deze symptomen binnen 2 of 3 weken zonder dat behandeling nodig is. In enkele gevallen kan een traumatische intubatie, overmatig uitrekken van de zenuw of onbedoeld snijden een duidelijke verandering van de stem en ademhaling veroorzaken.

5. Welke schade kan huidchirurgie veroorzaken?

275

De effecten op de huid zijn die van de incisie die moet worden gemaakt om de interventie te oefenen. Wanneer een snee in de nek wordt gemaakt, is het onvermijdelijk dat er na de operatie een litteken achterblijft.

In de eerste weken van de wond kan er wat beklemming zijn en wat pijn en zelfs gevoelloosheid eromheen. Deze tekenen zijn normaal en van voorbijgaande aard. Aan de andere kant zijn infecties en kneuzingen op de huid zeer onwaarschijnlijk.

6. Wat is Thyroid Storm?

Schildklierstorm is de acute toename van symptomen van hyperthyreoïdie, die het functioneren van de organen en het leven van de patiënt in gevaar brengt. Het is een zeldzame crisis die kan worden veroorzaakt door een infectie of een operatie, die hoge koorts, diarree, tachycardie, shock en overlijden veroorzaakt.

Het komt meestal voor bij patiënten bij wie schildklierhyperactiviteit slecht wordt geregeld of zelfs niet wordt gediagnosticeerd.

Hoofdstuk 67 . Hypothyreoïdie of hypoactieve schildklier

Hypothyreoïdie is een ziekte waarbij de schildklier niet voldoende schildklierhormoon produceert. Deze klier is een van de belangrijkste in het lichaam en de activiteit ervan beïnvloedt het metabolisme en de meeste lichaamsfuncties, zoals hartslag en bloeddruk.

Dat er normale niveaus van dit hormoon in het lichaam zijn, is essentieel voor normale groei en ontwikkeling in de kindertijd en voor het functioneren van de hersenen gedurende het hele leven. Indien niet correct behandeld, kan hypothyreoïdie tal van gezondheidsproblemen veroorzaken, zoals obesitas, gewrichtspijn, onvruchtbaarheid of hartaandoeningen.

Om over dit onderwerp te praten, interviewen we Dr. Mario Vega Carbó, een specialist in endocrinologie, die werkt als endocrinoloog bij het Vega & Vado Office.

Dokter Mario,

1. Wat is de oorzaak van hypothyreoïdie?

De meest voorkomende oorzaak is de ziekte van Hashimoto of chronische thyroïditis. Het wordt veroorzaakt door een reactie van het immuunsysteem, waarbij antilichamen gericht tegen de schildklier leiden tot ontsteking van de klier. Het is niet zeker

277

waarom dit gebeurt, maar er wordt aangenomen dat het verband houdt met een virus, een bacterie of een genetische storing. De chronische schade die door deze aandoening wordt veroorzaakt, veroorzaakt meestal een verlaging van de niveaus van schildklierhormoon in het bloed.

Bovendien kan hypothyreoïdie ook worden veroorzaakt door virale of respiratoire infecties, zwangerschap, bepaalde medicijnen zoals lithium, sommige soorten chemotherapie, aangeboren ziekten en het Sheehan-syndroom.

Andere redenen zijn behandelingen met radioactief jodium of geneesmiddelen tegen hyperthyreoïdie, radiotherapie of een tumor of een operatie van de schildklier of hypofyse.

2. Wie loopt er meer risico?

Hypothyreoïdie kan op elke leeftijd voorkomen. Het komt echter vaker voor bij vrouwen van middelbare leeftijd en ouder dan 60 jaar. L os die auto-immuunziekte of familiale voorgeschiedenis van problemen met de schildklier, waardoor hyperthyreoïdie behandeling gemaakt en blootgesteld aan hoge niveaus van straling hebben meer kans om te lijden. Ook vrouwen die zwanger waren of in de afgelopen 6 maanden zijn bevallen.

3. Wat zijn uw belangrijkste symptomen?

De ziekte ontwikkelt zich meestal langzaam en vertoont aanvankelijk geen tekenen. Na verloop van tijd kan de patiënt constipatie, concentratiestoornissen, bleke droge huid, zwelling in de keel, vermoeidheid, broos haar en nagels, onregelmatige menstruatie, verhoogde gevoeligheid voor kou, gewichtstoename, depressie, pijn hebben. in de gewrichten en spierzwakte.

Als het onbehandeld blijft, kan er in ernstigere gevallen een afname zijn van het smaak- en reukvermogen, heesheid, verdikking van de huid, langzame hartslag en zwelling van het gezicht, handen en voeten.

4. Hoe wordt deze ziekte ontdekt?

Wanneer uw symptomen optreden, worden meestal een lichamelijk onderzoek en verschillende onderzoeken uitgevoerd om de niveaus van schildklierhormoon, schildklierstimulerend hormoon, cholesterol en glucose en een antilichaamtest te meten. Andere gespecialiseerde tests van de klier kunnen ook nodig zijn.

5. Wat is uw behandeling?

De therapie omvat het aanvullen van het schildklierhormoon dat in het lichaam ontbreekt met Levothyroxine, dat in het algemeen voor het leven moet worden ingenomen. Deze orale medicatie herstelt voldoende niveaus van het hormoon en keert de tekenen en symptomen van de ziekte om. Periodieke controles zijn essentieel tijdens de behandeling, omdat dit medicijn bij de juiste dosis geen bijwerkingen heeft. Bij inname meer dan noodzakelijk, kan de patiënt een versnelde pols, tremor, gewichtsverlies, vermoeidheid en hyperactiviteit hebben.

6. Welke andere complicaties kan hypothyreoïdie veroorzaken?

Als het niet goed wordt behandeld, kan het infecties, struma, hartproblemen, perifere neuropathie, depressie, verminderd libido, onvruchtbaarheid en miskraam veroorzaken. Ook myxoedeem , de meest ernstige vorm van hypothyreoïdie, die een medisch noodgeval veroorzaakt dat in het ziekenhuis moet worden behandeld. De symptomen zijn lage temperatuur, verminderde ademhaling, lage bloeddruk en bloedglucose, lethargie en bewustzijnsverlies.

Aan de andere kant kunnen baby's van vrouwen met onbehandelde hypothyreoïdie worden geboren met aangeboren afwijkingen.

Hoofdstuk 68 . Medicijnen voor hypothyreoïdie: Levothyroxine en Lyothyronine

Hypothyreoïdie is een ziekte waarbij de schildklier niet voldoende schildklierhormoon produceert. De gebruikelijke niveaus ervan zijn essentieel voor normale groei en ontwikkeling in de kindertijd en voor het functioneren van de hersenen gedurende het hele leven.

De behandeling voor deze aandoening bestaat uit het aanvullen van het hormoon dat in het lichaam ontbreekt, waarvoor Levothyroxine en Lyothyronine worden gebruikt, dat in het algemeen voor het leven moet worden ingenomen.

Voor meer informatie over dit onderwerp interviewen we Mario Ve ga Carbó, een endocrinoloog met meer dan 20 jaar ervaring.

Dokter Mario,

1. Hoe werken levothyroxine en lithothyronine?

Deze medicijnen vervangen het schildklierhormoon dat het lichaam normaal produceert. Ze komen in tabletten en capsules, en in het algemeen worden ze eenmaal per dag op een lege maag ingenomen, een half uur voor het ontbijt. Het wordt meestal gestart met een lage dosis, die geleidelijk toeneemt.

281

In het geval van baby's moeten ze worden verpletterd en toegediend gemengd met water of moedermelk, met behulp van een druppelaar of spuit.

2. Waarin verschillen ze van elkaar?

Gewoonlijk wordt bij de behandeling van hypothyreoïdie alleen Levothyroxine gebruikt. In sommige gevallen waarin de symptomen aanhouden, kan gecombineerde therapie met lithiotyline echter effectiever zijn. Liothyronine heeft een sneller begin van actie en een kortere halfwaardetijd in relatie tot Levothyroxine.

3. Wat moet er gedaan worden als u vergeten bent een dosis van deze medicijnen in te nemen?

U moet het innemen zodra u eraan denkt. Als het echter bijna tijd is voor de volgende dosis, is het beter om deze over te slaan en door te gaan met de normale dosering. In geen geval mag een dubbele dosis worden genomen om de vergeten dosis in te halen.

4. Welke bijwerkingen hebben deze medicijnen?

Wanneer ze in de juiste dosis worden toegediend, vertonen ze meestal geen bijwerkingen, dus periodieke controles zijn belangrijk om de dosis aan te passen. Soms kunnen patiënten aankomen of afvallen, hoofdpijn voelen of last hebben van braken, diarree, veranderingen in eetlust en menstruatiecyclus, koorts, hittegevoeligheid en krampen in de benen.

In meer ernstige gevallen kan er ademhalingsmoeilijkheden zijn, uitslag, roodheid en zwelling van de handen, voeten, enkels of onderbenen.

5. Wat gebeurt er als een grotere dan voldoende dosis wordt gegeven?

Bij inname meer dan noodzakelijk, kan de patiënt een versnelde pols, pijn op de borst, prikkelbaarheid, kortademigheid, vermoeidheid, hyperactiviteit en bewustzijnsverlies hebben. C kip genomen in grote hoeveelheden amfetamine en methamfetamine kan leiden tot ernstige, het leven veroorzaken - bedreigend.

6. Met welke andere aspecten moet tijdens het gebruik rekening worden gehouden?

Voordat u met de behandeling begint, is het belangrijk om de arts te informeren over eventuele andere medicatie, vitamine of supplement die wordt gebruikt, zodat wordt beoordeeld of de combinatie schadelijk kan zijn.

U moet ook op de hoogte stellen als u andere aandoeningen heeft, zoals nier- of hartproblemen; als u zwanger bent of op korte termijn zwanger wilt worden, of als u borstvoeding geeft. Levothyroxine en liothyronine mogen niet worden gebruikt bij behandelingen voor obesitas of om gewichtsverlies te veroorzaken.

Anderzijds kunnen sommige voedingsmiddelen en dranken, met name die welke voedingsvezels bevatten, de opname van deze medicijnen verstoren. Het is belangrijk dat de patiënt begrijpt dat deze medicijnen Hypothyreoïdie beheersen, maar niet genezen. Daarom moeten ze blijven worden gebruikt, zelfs als de patiënt zich goed voelt.

Ten slotte moeten deze medicijnen op een geschikte plaats worden bewaard, bij kamertemperatuur en buiten het bereik van kinderen.

Hoofdstuk 69 . Eet gemengd

Mixedematous Coma is een ernstige complicatie van hypothyreoïdie die het leven van de patiënt in gevaar brengt. Het is een zeldzame aandoening waarbij het gebrek aan schildklierhormoonproductie slecht wordt geregeld of zelfs niet wordt gediagnosticeerd.

Onder de belangrijkste symptomen zijn intense koude-intolerantie en slaperigheid, gevolgd door diepe lethargie en bewustzijnsverlies. Mixedematous Coma moet dringend worden behandeld.

Om over dit probleem te praten, interviewen we Dr. Mario Vega Carbó, een specialist in endocrinologie die werkt als endocrinoloog bij het Vega & Vado Office.

Dokter Mario,

1. Wat veroorzaakt Mixedematous Coma?

Deze aandoening komt voor bij patiënten met hypothyreoïdie of jarenlang slecht onder controle. Wanneer deze ziekte niet wordt behandeld, kan een situatie van ernstige stress, trauma, een hartaanval, een operatie, een infectie, blootstelling aan kou, heupfractuur, gastro-intestinale bloedingen of het gebruik van anesthetica, sedativa of verdovende middelen, een plotselinge verergering van uw symptomen veroorzaken en een crisis veroorzaken.

285

2. Wie loopt er meer risico om eraan te lijden?

Deze aandoening komt vaker voor bij oudere vrouwen en komt vaker voor in de wintermaanden, omdat blootstelling aan kou een neerslag is.

3. Wat zijn uw belangrijkste symptomen?

De meest voorkomende symptomen zijn ernstige koude-intolerantie, ademhalingsfalen, onderkoeling, constipatie, vermoeidheid, gewrichtspijn, trage hartslag, droge huid, alopecia, hese stem en zwelling van het gezicht, handen en voeten.

Aan de andere kant gaat de mentale toestand meestal voort van de verandering van bewustzijn naar desoriëntatie, diepe lethargie en uiteindelijk coma, wat gepaard kan gaan met convulsies.

4. Hoe wordt Mixedematous Coma gedetecteerd?

Tekenen zoals onvrijwillige verlaging van de lichaamstemperatuur worden in aanmerking genomen voor de diagnose; het lage niveau van glycemie en natrium en de toename van creatinefosfokinase en schildklierstimulerend hormoon; de afwezigheid van voldoende zuurstof in de weefsels om lichaamsfuncties te behouden; langzame hartslag en veranderingen in de bewustzijnsstaat. Urine en luchtwegen worden ook getest op infecties.

5. Wat is uw behandeling?

De therapie moet vroeg en multidisciplinair zijn. Het omvat de geleidelijke opwarming van de patiënt, de correctie van bloedglucoseveranderingen, de

286

monitoring van de cardiovasculaire functie en de mechanische ventilatie en voldoende hydratatie. Bovendien wordt hypothyreoïdie onder controle gehouden met hoge doses Levothyroxine, oraal of intraveneus, en zullen ze breedspectrumglucocorticoïden en antibiotica toedienen om infecties te bestrijden . Ook worden arteriële hypotensie, hydro-elektrolytische aandoeningen en crisistriggers behandeld .

6. Wat zijn de verwachte resultaten?

De evolutie zal afhangen van leeftijd, bijbehorende ziekten en, fundamenteel, de controle van hypothermie. In alle gevallen is de vroege diagnose van vitaal belang, omdat de vertraging in de behandeling de prognose verslechtert.

Hoofdstuk 70 . Chronische Hashimoto's thyroiditis en hypothyreoïdie

Chronische thyroiditis of de ziekte van Hashimoto is een aandoening die wordt veroorzaakt door een reactie van het immuunsysteem tegen de schildklier. P verplaatst een afname van de schildklierfunctie, resulterend in hypothyreoïdie.

Deze medische aandoening treft vooral vrouwen van middelbare leeftijd, hoewel het ook kan voorkomen bij mannen en jongens. De ziekte van Hashimoto ontwikkelt zich langzaam en het kan lang duren voordat deze wordt gedetecteerd. Uw hormoonvervangende behandeling geeft meestal goede resultaten.

Om over dit onderwerp te praten, hebben we Dr. Mario Vega Carbó geïnterviewd, een specialist in endocrinologie die verantwoordelijk is voor het Vega & Vado-kantoor in Managua, Nicaragua.

Dokter Mario,

1.   Wat   veroorzaakt   chronische schildklierontsteking?

De ziekte van Hashimoto wordt veroorzaakt door een reactie van het immuunsysteem, waarbij antilichamen gericht tegen de schildklier leiden tot ontsteking van de klier. Het is niet met zekerheid bekend waarom dit gebeurt, maar er wordt aangenomen dat het verband houdt met een virus, een bacterie of een genetische storing.

De chronische schade die door deze aandoening wordt veroorzaakt, veroorzaakt meestal een verlaging van de niveaus van schildklierhormoon in het bloed. In enkele gevallen kan de ziekte verband houden met andere endocriene aandoeningen, zoals bijnierinsufficiëntie en type 1 diabetes.

2. Wie loopt er meer risico?

Chronische thyroiditis kan op elke leeftijd voorkomen. Het komt echter vaker voor bij vrouwen van middelbare leeftijd. Degenen die last hebben van immuun- of familieziekten met een geschiedenis van schildklierproblemen en mensen die worden blootgesteld aan hoge stralingsniveaus hebben meer kans om hieraan te lijden.

3. Wat zijn uw belangrijkste symptomen?

De patiënt heeft meestal constipatie, concentratiestoornissen, bleke en droge huid, zwelling aan de voorkant van de keel, vermoeidheid, haarverlies, broze nagels, onregelmatige menstruatie, grotere gevoeligheid voor kou, verhoogde tonggrootte en gewicht , depressie, gewrichtspijn en spierzwakte.

4. Hoe wordt deze ziekte ontdekt?

Wanneer uw symptomen optreden, worden meestal een lichamelijk onderzoek en verschillende onderzoeken uitgevoerd om de niveaus van schildklierhormoon, schildklierstimulerend hormoon, cholesterol en glucose en een antilichaamtest te meten. Andere gespecialiseerde tests van de klier kunnen ook nodig zijn.

5. Wat is uw behandeling?

Als u hypothyreoïdie heeft, wordt deze behandeld met Levothyroxine, een pil die schildklierhormoon bevat. Bij deze therapie is het noodzakelijk om periodieke controles uit te voeren om de dosis aan te passen en het geneesmiddel moet waarschijnlijk levenslang worden ingenomen. Als er geen hormonaal tekort is en de schildklier normaal functioneert, moet alleen de evolutie ervan worden gevolgd.

6. Wat gebeurt er als een hogere dosis hormonen aan de juiste dosis wordt gegeven?

Bij inname meer dan noodzakelijk, kan de patiënt een versnelde pols, gewichtsverlies, vermoeidheid en hyperactiviteit hebben. Daarom zijn periodieke controles essentieel voor een correcte toediening , omdat het in de juiste dosis geen bijwerkingen heeft.

7. Welke andere complicaties kan chronische thyroiditis veroorzaken?

De ziekte van Hashimoto kan voorkomen samen met andere auto-immuunziekten, zoals bijnierinsufficiëntie en diabetes type 1. Als deze niet wordt behandeld, kan dit ook struma, hartproblemen, depressie, verminderd libido en myxoedeem veroorzaken. Bovendien kunt u in zeldzame gevallen lymfoom of schildklierkanker ontwikkelen. Aan de andere kant kunnen baby's van vrouwen met onbehandelde hypothyreoïdie worden geboren met aangeboren afwijkingen.

Hoofdstuk 71 . Subacute thyroiditis en virale infecties

Subacute thyroiditis is een ontsteking van de schildklier die meestal optreedt na een virale infectie. Het is een zeldzame ziekte die optreedt kort na een besmettelijk beeld van de bovenste luchtwegen, zoals bof (bof), griep of verkoudheid. De symptomen zijn koorts en nekpijn.

E n de eerste weken bijna de helft van de patiënten opgenomen overproductie van schildklierhormoon (hyperthyroïdie) die vervolgens genormaliseerd. Deze aandoening valt vooral vrouwen van middelbare leeftijd aan en verdwijnt meestal binnen een paar maanden.

Voor meer informatie over dit onderwerp interviewen we Mario Vega Carbó, een endocrinoloog met meer dan 20 jaar ervaring.

Dokter Mario,

1. Wat zijn de symptomen van subacute thyroiditis?

Meestal heeft de patiënt koorts en pijn aan de voorkant van de nek, hoewel dit ongemak zich kan uitbreiden naar de kaak en oren. Dat is de reden waarom hun symptomen vaak worden verward met een tandprobleem, faryngitis of otitis. In deze

291

gevallen neemt de klier meestal asymmetrisch in grootte toe en is hij gezwollen en gevoelig voor aanraking. Bovendien kan de pijn toenemen bij inslikken of wanneer het hoofd wordt gedraaid. Andere frequente symptomen zijn heesheid, vermoeidheid en een gevoel van zwakte.

Aan het begin van de ziekte zijn er ook tekenen geassocieerd met hyperthyreoïdie, zoals angst, nervositeit, concentratiestoornissen, diarree, braken, verhoogde eetlust, zweten, hartkloppingen, haar- en gewichtsverlies en slaapproblemen.

2. Hoe wordt deze ziekte ontdekt?

Wanneer uw symptomen optreden, worden meestal een lichamelijk onderzoek en verschillende onderzoeken uitgevoerd om de schildklierhormoonspiegels te meten. Om de diagnose te bevestigen, kunnen gespecialiseerde tests met echografie en scintigrafie, inclusief opname van radioactief jodium en fijne naaldaspiratiebiopsie nodig zijn .

3. Wat is uw behandeling?

De therapie zal proberen pijn en ontsteking te verminderen en hyperthyreoïdie te behandelen als deze optreedt. Het ongemak veroorzaakt door Subacute Thyroiditis kan worden opgelost met niet-steroïde anti-inflammatoire geneesmiddelen, zoals ibuprofen of corticosteroïden, zoals prednison.

Om de symptomen van hyperthyreoïdie op te lossen, kunnen bovendien bètablokkers worden voorgeschreven, die helpen bij het verbeteren van hartritmestoornissen, tremoren en angst.

Als de schildklier hypoactief wordt tijdens de herstelfase, kunnen vervangende schildklierhormonen nodig zijn.

4. Wat kunt u van deze therapie verwachten?

De behandeling is effectief en Subacute Thyroiditis geneest meestal spontaan binnen een paar maanden. In sommige gevallen kan de ziekte echter opnieuw verschijnen en kan deze na verloop van tijd permanente hypothyreoïdie veroorzaken.

Hoofdstuk 72 . Euthyroid ziek syndroom

Euthyroid Sick Syndrome is een aandoening waarbij de resultaten van schildkliertesten abnormaal zijn, hoewel de klier correct werkt. Dit gebeurt meestal wanneer de patiënt een andere ernstige ziekte heeft, ondervoed is of een operatie heeft ondergaan, waardoor sommige hormonen niet regelmatig werken.

De schildklier is een van de belangrijkste klieren in het lichaam en de activiteit ervan beïnvloedt het metabolisme en de meeste functies van het lichaam, zoals hartslag en bloeddruk.

Om over dit onderwerp te praten, hebben we Dr. Mario Vega Carbó geïnterviewd, een specialist in endocrinologie die momenteel de leiding heeft over het Vega & Vado Office.

Dokter Mario,

1. Wat is Euthyroid Sick Syndrome?

Het is een weinig bekende pathologie die voorkomt bij in het ziekenhuis opgenomen patiënten, waarbij de serumwaarden van schildklierhormonen worden gewijzigd, zonder dat er een ziekte in de klier is, maar een andere systemische aandoening.

2. Welke ziekten kunnen deze veranderingen veroorzaken?

Bepaalde gastro-intestinale, long-, cardiovasculaire, inflammatoire en metabole aandoeningen kunnen het Euthyroid Sick-syndroom veroorzaken. Ook , chronisch nierfalen, acuut myocardinfarct, ernstige ondervoeding, vasten, brandwonden, ernstig trauma, diabetische ketoacidose, anorexia nervosa, chirurgie, levercirrose, sepsis, kanker of transplantatie van beenmerg

3. Waarom zijn de wijzigingen in de resultaten van de schildkliertesten?

De variaties kunnen het gevolg zijn van veranderingen in de productie van schildklierhormonen, in de hypothalamus-hypofyse-schildklieras of in het perifere metabolisme van hormonen. Het kan ook optreden door een combinatie van deze drie factoren.

4. Wat zijn de meest frequent gewijzigde resultaten die op examens verschijnen?

De variaties die in het algemeen voorkomen zijn lage niveaus van triiodothyronine (T3), verhoogde inverse T3 en verminderde thyroxine (T4). Bovendien kunnen schildklierstimulerend hormoon (THS) en vrij T4 worden beïnvloed.

5. Hoe wordt dit syndroom gedetecteerd?

Tegen hun symptomen is het doel om te bepalen of de patiënt hypothyreoïdie of het euthyroid ziek syndroom heeft. Hiervoor worden een lichamelijk onderzoek en verschillende onderzoeken uitgevoerd om de hormonale niveaus te meten. De veiligste test is die van het schildklierstimulerend hormoon, dat bij Hypothyreoïdie erg hoog is, terwijl het bij het syndroom meestal laag, normaal of licht verhoogd is.

Evenzo hebben serumcortisolspiegels de neiging om bij het syndroom toe te nemen en laag of normaal te zijn bij hypothyreoïdie.

Sommige medicijnen die schildklierhormonen beïnvloeden, zoals jodiumrijke contrastmiddelen, amiodaron, dopamine en corticosteroïden, kunnen het moeilijk maken om de resultaten te interpreteren.

6. Wat is uw behandeling?

Aangezien het geen probleem is in de schildklier, is geen specifieke behandeling of vervanging van hormonen nodig. De therapie zal gericht zijn op de onderliggende ziekte en, wanneer deze is opgelost, zullen de laboratoriumresultaten weer normaal worden.

Hoofdstuk 73 . Hyperthyreoïdie of overactieve schildklier

Hyperthyreoïdie is een aandoening waarbij de schildklier te veel schildklierhormoon produceert. Deze klier is een van de belangrijkste in het lichaam en de activiteit ervan beïnvloedt het metabolisme, de groei en de meeste lichaamsfuncties, zoals hartslag en bloeddruk.

De meest voorkomende reden voor overmatige schildklierafscheiding is de ziekte van Graves, een aandoening waarbij het immuunsysteem antilichamen aanmaakt die het aanvallen en beschadigen. Andere oorzaken kunnen een ontsteking van de klier zijn als gevolg van virale infecties, sommige medicijnen of postpartum thyroiditis; een overactief adenoom; tumoren; de inname van grote hoeveelheden synthetisch schildklierhormoon; en overdreven jodiumconsumptie.

Hyperthyreoïdie kan het metabolisme van het lichaam versnellen, wat onvrijwillig gewichtsverlies, aritmie en tachycardie veroorzaakt.

Om over dit onderwerp te praten, hebben we Dr. Mario Vega Carbó, een specialist in endocrinologie, geïnterviewd met meer dan 20 jaar ervaring .

Dokter Mario,

1. Wat zijn de meest voorkomende symptomen van hyperthyreoïdie?

De meest voorkomende symptomen zijn angst, nervositeit, vermoeidheid, concentratieproblemen, diarree, fijn en breekbaar haar, handtrillingen, warmte-intolerantie, verhoogde eetlust, zweten, onregelmatige menstruatie, hartkloppingen, slaapproblemen en gewichtsverlies. Andere symptomen zijn zwelling of abnormale groei van de schildklier, borstontwikkeling bij mannen, hoge bloeddruk, oogirritatie, misselijkheid, braken, hete huid en roodheid, nagelveranderingen, depressie en huiduitslag.

2. Hoe wordt deze ziekte ontdekt?

Wanneer uw symptomen optreden, worden meestal een lichamelijk onderzoek en verschillende onderzoeken uitgevoerd om de niveaus van schildklierhormonen, cholesterol en glucose te meten. Gespecialiseerde tests van de klier, met echografie en scintigrafie, of opname van radioactief jodium kunnen ook noodzakelijk zijn .

3. Wie hebben er meer kans op?

Deze aandoening komt vaker voor bij vrouwen, bij mensen met andere schildklierproblemen en bij mensen ouder dan 60. Het komt ook vaker voor bij mensen met een familiegeschiedenis van de ziekte van Graves.

4. Wat is uw behandeling?

De therapie hangt af van de oorzaak van hyperthyreoïdie en de ernst van de symptomen. Gewoonlijk , is thyreostatica propylthiouracil en methimazol en welke verlagen of de werking van het hormoon te blokkeren. Beide geneesmiddelen veroorzaken ernstige leverschade, dus moeten ze met voorzichtigheid en medische zorg worden gebruikt.

In meer ernstige gevallen kan een operatie nodig zijn om de klier te verwijderen of te verminderen met de inname van radioactief jodium. Als dat gebeurt, moet de patiënt levenslang hormoonvervangende pillen nemen. Ze kunnen medicijnen voorschrijven om de symptomen van hyperthyreoïdie te verlichten, zoals bètablokkers, die helpen bij het verbeteren van hartritmestoornissen, tremoren en angst.

5. Wat kunt u van deze therapie verwachten?

Patiënten reageren meestal goed en verbeteren met de behandeling. Sommige oorzaken kunnen zelfs verdwijnen zonder enige therapie. Hyperthyreoïdie veroorzaakt door de ziekte van Graves kan echter in de loop van de tijd erger worden en de kwaliteit van leven van de patiënt beïnvloeden.

6. Welke andere complicaties kan deze aandoening veroorzaken?

Stress of een infectie kan een plotselinge verergering van de symptomen van hyperthyreoïdie veroorzaken en koorts, een verandering in bewustzijn en ernstige buikpijn veroorzaken, die dringende medische aandacht vereist. E sta kwaal kan hartproblemen en osteoporose veroorzaken.

In enkele zeldzame gevallen kan het ook uw ogen beïnvloeden en ervoor zorgen dat ze opzwellen en drogen. Bovendien kan een operatie om het van de schildklier weg te gooien letsel aan het strottenhoofd, schade aan de stembanden, heesheid en lage calciumwaarden veroorzaken als gevolg van schade of onbedoelde verwijdering van de bijschildklieren.

7. Welke andere aanbevelingen moeten deze patiënten overwegen?

Mensen met hyperthyreoïdie moeten de inname van jodium, dat aanwezig kan zijn in voedsel, vitaminesupplementen en hoestsiropen, controleren, omdat de consumptie ervan de symptomen kan verergeren. Het wordt ook aanbevolen om tabak te vermijden, wat gepaard gaat met de ontwikkeling van oogproblemen bij patiënten met de ziekte van Graves.

Aan de andere kant kan regelmatig trainen helpen om de botdichtheid en het cardiovasculaire systeem te behouden, en het oefenen van ontspanningstechnieken verlicht stress, wat een belangrijke risicofactor is in deze toestand.

Hoofdstuk 74 .
Schildklierorbitopathie

Schildklierorbitopathie is een ziekte van auto-immuunoorsprong die het functioneren van de schildklier en de aan het gezichtsvermogen gerelateerde organen beïnvloedt, samen of afzonderlijk. Deze patiënten hebben meestal hyperthyreoïdie en een reeks veranderingen die de oogleden, de baan en de spieren aantasten die de ogen bewegen, waardoor ze opzwellen. Dit veroorzaakt dat ze de holte verlaten en het uiterlijk van uitpuilende ogen veroorzaken.

Aan de andere kant kan schildklierorbitopathie ook leiden tot strabismus, irritatie, problemen met het sluiten van de ogen, tranen, zanderig gevoel, dubbel zien en schade aan de optische zenuwen.

Voor meer informatie over dit onderwerp interviewen we Mario Vega Carbó, een endocrinoloog, met meer dan 20 jaar ervaring.

Dokter Mario,

1. Wat veroorzaakt schildklierorbitopathie?

Meestal wordt deze aandoening veroorzaakt door een reactie van het immuunsysteem, dat antilichamen genereert die de schildklier aanvallen en beschadigen.

Hierdoor produceert de klier overtollige hormonen, wat leidt tot hyperthyreoïdie.

Aan de andere kant kunnen dezelfde antilichamen de organen beïnvloeden die verband houden met het gezichtsvermogen, waardoor hun zwelling ontstaat.

2. Op wie is deze aandoening van toepassing?

Schildklierorbitopathie komt vaker voor bij vrouwelijke rokers tussen de 40 en 60 jaar oud en treft meestal beide ogen.

3. Wat zijn uw belangrijkste symptomen?

Deze aandoening treedt meestal maanden of jaren na schildklierziekte op. Het kan er echter zelden aan voorafgaan. De eerste tekenen zijn druk rond de oogbol, irritatie, strabismus, tranen, moeite met het sluiten van de ogen en een korrelig gevoel.

Aan de andere kant, als de spieren of weefsels erg opgezwollen zijn, kunnen ze de oogzenuw samendrukken en verlies van het gezichtsvermogen veroorzaken. Na verloop van tijd kan de patiënt gevolgen hebben zoals uitpuilende ogen, ooglidzakken en dubbel zien.

4. Hoe wordt schildklierorbitopathie behandeld?

De therapie hangt af van de ernst van de ziekte en de gepresenteerde symptomen. In milde gevallen zijn de toediening van kunstmatige tranen, koude kompressen en het gebruik van een zonnebril meestal voldoende om hun tekenen te verlichten.

Tijdens de actieve fase van de aandoening kunnen corticosteroïden intraveneus worden voorgeschreven of kan radiotherapie worden gebruikt . Als de aandoening ernstig is en er risico's zijn voor het gezichtsvermogen, wordt een chirurgische procedure uitgevoerd waarbij een deel van de botten rond de oogbol wordt verwijderd om de baan te decomprimeren. Als het ernstige esthetische problemen veroorzaakt, kan revalidatie of ooglidcorrectie worden uitgevoerd.

5. Wat zijn de verwachte resultaten van deze therapie?

Over het algemeen zijn chirurgische behandelingen meestal veilig en effectief. In enkele gevallen kunnen ontstekingen, bloedingen en infecties die met antibiotica worden behandeld voorkomen.

Hoofdstuk 75 . Schildklierstorm of thyreotoxische crisis

Schildklierstorm staat bekend als de acute toename van symptomen van hyperthyreoïdie, die het functioneren van de organen en het leven van de patiënt in gevaar brengt. Het is een zeldzame crisis, maar met een hoog sterftecijfer, dus het moet dringend worden beheerst.

Deze plotselinge verslechtering wordt meestal veroorzaakt door een stresssituatie, een infectie, een operatie of een bevalling en kan hoge koorts, diarree, tachycardie, shock en overlijden veroorzaken. Het komt meestal voor bij patiënten bij wie schildklierhyperactiviteit slecht wordt geregeld of zelfs niet wordt gediagnosticeerd.

Om dit onderwerp te bespreken interviewde Dr. Mario Vega Carbo, specialist Endocrin ology , die fungeert als een endocrinoloog bij de kliniek Vega & Vado.

Dokter Mario,

1. Wanneer treedt een schildklierstorm op?

Hyperthyreoïdie is een aandoening waarbij de schildklier te veel schildklierhormoon produceert. Deze klier is een van de belangrijkste in het lichaam en de activiteit ervan beïnvloedt het metabolisme, de groei en de meeste lichaamsfuncties, zoals hartslag en bloeddruk.

Wanneer deze ziekte niet wordt behandeld, kan een ernstige stresssituatie, zoals een trauma, hartaanval, operatie, bevalling of infectie, een plotselinge verergering van uw symptomen en een crisis veroorzaken.

In een paar gevallen kan dit ook worden veroorzaakt door de onvoldoende toevoer van jodium of schildklierhormoon, bij behandelingen voor de ziekte of obesitas van Graves.

2. Wat zijn uw belangrijkste symptomen?

De meest voorkomende symptomen zijn agitatie, verminderd bewustzijn, verwardheid, delirium, diarree, koorts, versnelling van het hartritme, hypertensie, geel uiterlijk van ogen en huid, rusteloosheid, tremor, zweten, misselijkheid, braken en buikpijn.

3. Hoe wordt een schildklierstorm gedetecteerd?

Er zijn geen specifieke diagnostische tests voor deze aandoening, dus de detectie ervan is gebaseerd op klinische observaties met betrekking tot de symptomen. Hiervoor worden bloeddruk, hartslag en schildklierhormoonspiegels gemeten; nier- en hartfuncties worden gecontroleerd en infecties worden gezocht. Echografie van de schildklier en andere studies kunnen ook worden gedaan.

4. Wat is uw behandeling?

Het beheer van Schildklierstorm omvat de vermindering van koorts en de toevoer van zuurstof en vloeistoffen in geval van ademhalingsmoeilijkheden en uitdroging. Het probeert de schildklierhormoonspiegels in het bloed te verlagen, hetzij door hoge doses jodium te geven, hetzij door middel van antityroïd medicijnen, zoals methimazol of propylthiouracil.

Bovendien kan de toepassing van intraveneuze bètablokkers nodig zijn om de hartslag, bloeddruk, tremor en angst te verlagen. In geval van infectie worden ook antibiotica gegeven.

5. Welke complicaties kan deze aandoening veroorzaken?

Hartfalen en longoedeem kunnen zich snel ontwikkelen, shock veroorzaken en tot de dood leiden.

6. Hoe wordt Thyroid Storm voorkomen?

De beste manier om dit te voorkomen is door hyperthyreoïdie te behandelen en te beheersen. De oefening op een regelmatige basis kan bijdragen tot het behoud van de botdichtheid en het cardiovasculaire systeem, en de praktijk ontspanningstechnieken stress weg, dat is een belangrijke risicofactor voor deze aandoening.

Hoofdstuk 76 . Behandelingen voor hyperthyreoïdie: radioactief jodium en antithyroid

Hyperthyreoïdie is een aandoening waarbij de schildklier te veel schildklierhormoon produceert. Meestal wordt deze aandoening behandeld met antithyroïde medicijnen, zoals propylthiouracil of methimazol, die de effecten ervan verminderen of blokkeren.

In meer ernstige gevallen kan een operatie nodig zijn om de klier te verwijderen of te verminderen met de inname van radioactief jodium. Als dat gebeurt, moet de patiënt levenslang hormoonvervangende pillen nemen.

Voor meer informatie over dit onderwerp interviewen we Mario Vega Carbó, een endocrinoloog met meer dan 20 jaar ervaring.

Dokter Mario,

1. Hoe werken antithyroid medicijnen?

Deze medicijnen remmen de synthese, afgifte, perifere conversie en effecten op de organen van schildklierhormonen. Zowel propylthiouracil als methimazol worden geleverd als tabletten en worden 3 keer per dag, om de 8 uur, met voedsel ingenomen.

2. Welke bijwerkingen hebben ze?

In sommige gevallen kan er huiduitslag, jeuk, abnormaal haarverlies, braken, gewrichtspijn, slaperigheid, duizeligheid en een afname van het aantal leukocyten en bloedplaatjes optreden.

In meer ernstige situaties kan hoofdpijn, koorts, bloedingen, buikpijn en gele verkleuring van de ogen of huid optreden. E l propylthiouracil kan leiden tot ernstige leverschade veroorzaken. Daarom wordt het alleen aanbevolen voor gebruik bij patiënten die geen andere behandelingen kunnen krijgen, zoals een operatie of radioactief jodium.

Van zijn kant mag methimazol niet worden gebruikt tijdens de zwangerschap of tijdens de periode van borstvoeding, omdat het geboorteafwijkingen kan veroorzaken. In deze gevallen kan propylthiouracil worden gebruikt tijdens de eerste maanden van conceptie.

3. Wat moet er gedaan worden als u vergeten bent een dosis van deze medicijnen in te nemen?

U moet het innemen zodra u eraan denkt. Als het echter bijna tijd is voor de volgende dosis, is het beter om deze over te slaan en door te gaan met de normale dosering. In geen geval mag een dubbele dosis worden genomen om de vergeten dosis in te halen.

4. Met welke andere aspecten moet rekening worden gehouden bij het gebruik van geneesmiddelen tegen schildklierkanker?

Voordat u met de behandeling begint, is het belangrijk om de arts te informeren over eventuele andere medicatie, vitamine of supplement die wordt gebruikt, zodat wordt beoordeeld of de combinatie schadelijk kan zijn. S en moeten waarschuwen als andere aandoeningen, zoals hart- of nierproblemen, of ziekte van invloed zijn bloed te lijden; als u zwanger bent of op korte termijn zwanger wilt worden, of als u borstvoeding geeft.

Ten slotte moeten deze medicijnen op een geschikte plaats worden bewaard, bij kamertemperatuur en buiten het bereik van kinderen.

5. Waarvoor wordt radioactieve jodiumtherapie gebruikt?

Radioactief jodium wordt gegeven als pillen of vloeistof om schildkliercellen te verminderen of te doden, om sommige ziekten te bestrijden. In het geval van hyperthyreoïdie doodt deze behandeling de overactieve cellen of vermindert de grootte van de klier, waardoor de hormonale productie wordt gestopt.

Voor kanker vernietigt jodium na de operatie om de schildklier te verwijderen de resterende kankercellen en die zich in andere delen van het lichaam hebben verspreid. Na deze therapieën moeten patiënten mogelijk levenslang hormoonvervangende pillen gebruiken.

6. Welke bijwerkingen heeft deze therapie?

Naast de mogelijkheid van hypothyreoïdie, als het gebruik ervan wordt misbruikt, wordt de patiënt blootgesteld aan een zeer laag niveau van straling dat schadelijk kan zijn. Daarom wordt het niet aanbevolen voor zwangere vrouwen of vrouwen die borstvoeding geven.

In enkele gevallen kunnen patiënten een laag aantal zaadcellen en onvruchtbaarheid hebben tot 2 jaar bij mannen en onregelmatige menstruaties tot een jaar bij vrouwen.

Aan de andere kant kan er na de behandeling zwelling en gevoeligheid in de nek en speekselklieren, droge mond en ogen, gastritis en smaakverandering zijn. Bovendien kunnen zeer hoge doses de speekselproductie verminderen of het colon of het beenmerg beschadigen.

7. Welke voorzichtigheid is geboden na deze behandeling?

De patiënt moet mogelijk contact met andere mensen, vooral kinderen en zwangere vrouwen, gedurende ten minste vier dagen vermijden. Dat omvat slapen in een apart bed. Gedurende minstens 6 maanden moet u ook vermijden zwanger te worden of zwanger te worden.

Aan de andere kant wordt het aanbevolen om elke keer dat u naar de badkamer gaat twee of meer keer te lozen om het water te laten stromen. Het is ook raadzaam om vaak te baden en uw handen te wassen, wegwerpbestek te gebruiken of ze apart van anderen te wassen, en kook geen voedsel voor anderen.

Hoofdstuk 77 . Post-radioactieve jodium thyroiditis

Post-radioactieve jodium thyroiditis is een ontsteking in de schildklier die optreedt na behandeling met radioactief jodium, meestal om gevallen van hyperthyreoïdie te bestrijden.

De schildklier is een van de belangrijkste klieren in het lichaam en de activiteit ervan beïnvloedt het metabolisme, de groei en de meeste lichaamsfuncties, zoals hartslag en bloeddruk. Wanneer het om een of andere reden overtollige hormonen produceert, moet het worden behandeld. Een van de gebruikte therapieën is de vermindering van de klier door de inname van radioactief jodium.

In enkele gevallen kunnen de effecten van milde straling een ontsteking in de schildklier veroorzaken, bekend als post-radioactieve jodium thyroiditis.

Voor meer informatie over dit onderwerp interviewen we Mario Vega Carbó, een endocrinoloog met meer dan 20 jaar ervaring.

Dokter Mario,

1. In welke gevallen treedt deze aandoening op?

Post-radioactieve jodium thyroiditis is een zeldzaam fenomeen dat voorkomt bij minder dan 1 procent van

311

de patiënten bij wie deze behandeling wordt toegepast. Meestal verschijnen de symptomen binnen twee weken na de realisatie ervan en wordt het gekenmerkt door een toename van de grootte van de klier, nekpijn en koorts.

2. Wie loopt meer risico om eraan te lijden?

Deze aandoening komt vaker voor bij vrouwen en er zijn meer risico's wanneer de toegediende dosis radioactief jodium aanzienlijk hoger is dan 15 mCi.

3. Wat is uw behandeling?

Als thyroiditis mild is, hoeft deze niet te worden behandeld. Als het matig is, kunnen pijn en ontsteking worden opgelost met niet-steroïde ontstekingsremmende medicijnen, zoals ibuprofen. In ernstige gevallen wordt het behandeld met steroïden.

Af en toe, als gevolg van deze ziekte, registreren patiënten een overmatige productie van schildklierhormoon, dat vervolgens wordt genormaliseerd. Bètablokkers kunnen worden voorgeschreven om de symptomen van hyperthyreoïdie te behandelen.

Aan de andere kant, als de schildklier hypoactief wordt tijdens de herstelfase, kunnen vervangende schildklierhormonen nodig zijn.

4. Wat kunt u van deze therapie verwachten?

De behandeling is meestal effectief en de thyroiditis verdwijnt meestal snel daarna.

5. Met welke andere aspecten moet rekening worden gehouden?

Bij patiënten die behandeld worden met radioactief jodium, moet de mogelijkheid van thyrotoxicose na toediening altijd worden geanalyseerd. Dit kan hartproblemen veroorzaken, zoals atriumfibrilleren, supraventriculaire tachycardie en ventriculaire aritmieën.

Hoofdstuk 78 . Nucleaire geneeskunde voor schildklier

Nucleaire geneeskunde is een specialiteit van medicijnen die wordt gebruikt voor de diagnose en behandeling van ziekten. Het maakt gebruik van een dragermedicijn en een radioactieve isotoop die in het lichaam worden aangebracht, meestal intraveneus of oraal. Van daaruit zenden ze signalen uit, die worden gedetecteerd door een speciale camera, ook wel gammacamera genoemd.

Dit apparaat is verantwoordelijk voor het digitaal opslaan van informatie, die vervolgens wordt verwerkt tot afbeeldingen. In tegenstelling tot die verkregen in radiologie, laten deze zien hoe de onderzochte organen en weefsels werken en veranderingen daarvan op moleculair niveau onthullen. Gewoonlijk zijn onderzoeken in nucleaire geneeskunde niet invasief en missen ze ernstige bijwerkingen.

Voor meer informatie over dit onderwerp, interviewen we Dr. Mario Vega Carbó, een specialist in endocrinologie , verantwoordelijk voor het Vega & Vado Office.

Dokter Mario,

1. In welke gevallen wordt nucleaire geneeskunde gebruikt om de schildklier te behandelen?

Gewoonlijk wordt deze specialiteit gebruikt om een scintigrafie uit te voeren, waarbij de anatomie van de klier wordt geanalyseerd en geëvalueerd en chirurgische overblijfselen, buitenbaarmoederlijk schildklierweefsel, cysten of knobbeltjes worden gezocht. In gevallen van ernstige ziekte, wordt radioactieve jodiumbehandeling ook gebruikt om hyperactieve of kankercellen te vernietigen.

2. Wat is de voorbereiding van deze studies?

De patiënt wordt meestal gevraagd om geen eten te eten na middernacht op de dag vóór het examen. Als u een schildkliermedicijn gebruikt, moet u minstens drie dagen vóór de test stoppen. De persoon moet adviseren of hij geneesmiddelen gebruikt die jodium bevatten of diarree hebben, omdat deze de resultaten kunnen beïnvloeden. Op hun beurt moeten sieraden, kunstgebitten en andere metalen worden verwijderd voordat met het onderzoek wordt begonnen.

3. Hoe wordt schildklierscintigrafie uitgevoerd?

Voor deze procedure wordt een pil met een kleine hoeveelheid radioactief jodium toegediend. Daarna wachten ze tussen 4 en 6 uur totdat deze chemische stof zich in de schildklier heeft verzameld en de eerste scan is uitgevoerd. Om dit te doen, wordt de camera in de nek geplaatst, zodat deze vanuit verschillende hoeken foto's van de klier maakt. Tijdens dat proces moet de patiënt volledig stil blijven.

Na 24 uur kan een nieuwe meting nodig zijn. Later wordt radioactief jodium via urine uit het lichaam verdreven.

4. Welke resultaten biedt deze test?

De scan laat onder andere zien of er knobbeltjes, struma of schildklierkanker zijn en vindt de oorzaak van hyperthyreoïdie. Als de klier vergroot of naar de zijkant verschoven is, kan dit een teken van een tumor zijn.

Als u te veel jodium heeft verzameld, kan dit te wijten zijn aan een overactieve schildklier. In plaats daarvan deed hij weinig, er kan ontsteking zijn. Als de knobbeltjes donker zijn, betekent dit dat ze veel jodium hebben opgenomen, dat ze zeer actief zijn en de mogelijke oorzaak van overmatige hormoonproductie.

5. Wat is de behandeling met radioactief jodium?

Deze nucleaire geneeskunde therapie maakt het mogelijk om hyperthyreoïdie en schildklierkanker te behandelen. Het omvat de inname van een kleine dosis radioactief jodium, door capsules of vloeistof, die zich ophoopt in de klier en zijn cellen vernietigt.

Hyperthyreoïdie treedt op wanneer de schildklier een teveel aan hormonen produceert. Radioactief jodium behandelt deze aandoening door hyperactieve cellen te doden of de grootte van de klier te verkleinen, waardoor de productie wordt gestopt. In het geval van kanker vernietigt jodium na de operatie om de schildklier te verwijderen de resterende kankercellen en die zich in andere delen van het lichaam hebben verspreid.

Na deze therapieën moeten patiënten mogelijk levenslang hormoonvervangende pillen gebruiken.

6. Welke bijwerkingen heeft nucleaire geneeskunde?

Deze techniek is niet invasief, behalve voor intraveneuze injecties, en is meestal pijnloos en heeft geen belangrijke bijwerkingen. Als het gebruik ervan echter wordt misbruikt, wordt de patiënt blootgesteld aan een zeer laag stralingsniveau dat schadelijk kan zijn. Daarom wordt het niet aanbevolen voor zwangere vrouwen of vrouwen die borstvoeding geven. In enkele gevallen kunnen patiënten ook zwelling en gevoeligheid in de nek en speekselklieren, droge mond en ogen ervaren, en veranderingen in de smaakzin.

7. Welke voorzichtigheid is geboden na deze behandeling?

De patiënt moet mogelijk contact met andere mensen, vooral kinderen en zwangere vrouwen, gedurende ten minste vier dagen vermijden. Dat omvat slapen in een apart bed. Aan de andere kant wordt het aanbevolen om elke keer dat u naar de badkamer gaat twee of meer keer te lozen om het water te laten stromen. Het is ook raadzaam om vaak te baden en uw handen te wassen, wegwerpbestek te gebruiken of ze apart van anderen te wassen, en kook geen voedsel voor anderen.

Gedurende minstens 6 maanden moet u ook vermijden zwanger te worden of zwanger te worden.

Deel V.
CALCIUMMETABOLISME

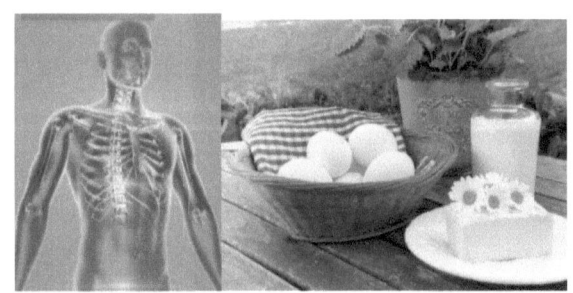

Hoofdstuk 79. Hypocalciëmie

Hypocalciëmie is een aandoening waarbij de calciumspiegel in het bloed laag is. Dit mineraal speelt een belangrijke structurele rol in het lichaam doordat het deel uitmaakt van de tanden en botten en bijdraagt aan de ontwikkeling en het onderhoud ervan.

Bovendien neemt het deel aan bloedstolling, zenuwimpulsoverdracht, spiercontractie en ontspanning, stimulatie van hormonale secretie en hartslag, onder andere taken. Een langdurig tekort aan calcium kan leiden tot botmisvorming of ze broos maken en met een neiging tot breken.

Voor meer informatie over dit onderwerp interviewen we Mario Vega Carbó, een specialist in endocrinologie, die werkt als endocrinoloog bij het Vega & Vado Office.

Dokter Mario,

1. Wat veroorzaakt hypocalciëmie?

Hypocalciëmie kan te wijten zijn aan verschillende factoren, zoals een calciumarm dieet, bloedaandoeningen of vitamine D- en magnesiumtekorten, die essentieel zijn voor fixatie in het botsysteem. Andere mogelijke oorzaken zijn alcoholisme; chronisch nierfalen; problemen in het bijschildklierhormoon en darm; bepaalde medicijnen zoals diuretica; chemotherapie; ontsteking van de

319

alvleesklier; het syndroom van hongerige botten en de consumptie van koffie of thee.

2. Wat zijn uw belangrijkste symptomen?

Enkele veel voorkomende tekenen zijn spierspasmen, vooral in handen, voeten en gezicht; de krampen; de contracturen; het tintelende gevoel; gevoelloosheid en problemen van artritis in de vingers.

Bovendien kan de patiënt overmatige vermoeidheid, zweten, hartkloppingen, onregelmatige contracties, kortademigheid, prikkelbaarheid, braken, koorts, misselijkheid, diarree, angstaanvallen en depressie vertonen.

3. Hoe wordt deze aandoening ontdekt?

Tegen zijn symptomen wordt meestal een bloedtelling uitgevoerd om de calciumspiegel in het bloed te beheersen. Wanneer de waarden lager zijn dan 8,5 mg / dl, wordt de patiënt geacht hypocalciëmie te hebben. Bovendien worden albumine-, creatinine- , magnesium- en fosforgehaltes ook geregeld .

Aan de andere kant, om de diagnose te voltooien, kunnen een elektrocardiogram , röntgenfoto's en echografie nodig zijn .

4. Wat is uw behandeling?

Therapie hangt af van wat hypocalciëmie veroorzaakt. Als eerste stap wordt echter in het algemeen gestreefd naar meer calcium, magnesium, fosfor en vitamine D aan het dieet toe te voegen.

Calciumrijk voedsel omvat zuivelproducten, zoals melk, kaas en yoghurt; groene bladgroenten, zoals broccoli; zachte botvissen, zoals ingeblikte sardines en zalm; granen; amandelen; Paranoten en vruchtensappen.

Indien nodig kunnen calcium- of vitamine D-supplementen of infusies worden voorgeschreven In ernstige gevallen kan het mineraal intraveneus worden toegediend. Als hypocalciëmie een gevolg is van een andere ziekte, moet deze worden behandeld.

5. Welke andere aanbevelingen kunnen deze patiënten worden gegeven?

Mensen met hypocalciëmie worden aanbevolen om gezonde levensstijlgewoonten te handhaven, zoals een uitgebalanceerd dieet en dagelijkse lichaamsbeweging, met controle om stoten en vallen te voorkomen. Het is raadzaam om een voldoende lichaamsgewicht te behouden en tabak en overmatig alcoholgebruik te vermijden.

Hoofdstuk 80 . Hypocalcemische crisis

Hypocalciëmie is een aandoening waarbij de calciumspiegel in het bloed lager is dan 8,5 mg / dl. Enkele veel voorkomende tekenen van deze aandoening zijn spierspasmen, vooral in handen, voeten en gezicht; de krampen; de contracturen; het tintelende gevoel; gevoelloosheid en problemen van artritis in de vingers.

Bovendien kan de patiënt overmatige vermoeidheid, zweten, hartkloppingen, onregelmatige contracties, kortademigheid, prikkelbaarheid, braken, koorts, misselijkheid, diarree, angstaanvallen en depressie vertonen.

In veel gevallen kan hypocalciëmie een ernstige situatie veroorzaken die dringende therapeutische maatregelen vereist.

Voor meer informatie over dit onderwerp interviewen we Mario Vega Carbó, een specialist in endocrinologie, die de leiding heeft over het Vega & Vado Office.

Dokter Mario,

1. Wat zijn de symptomen van een hypocalcemische crisis?

In ernstige gevallen kan de patiënt spierkrampen, laryngospasme, verminderde nierfunctie, hypotensie,

322

hartfalen, aritmieën en flauwvallen, epileptische aanvallen en verminderde bewustzijnstoestand vertonen.

Hypercalcemische crises worden in het algemeen veroorzaakt door grote tumoren in de bijschildklieren, die hogere plasmaconcentraties van calcium en bijschildklierhormoon produceren. Ze kunnen ook te wijten zijn aan nierfalen, ontsteking van de alvleesklier, toediening van fosfaten of overmatige weefselschade.

2. Hoe worden deze crises behandeld?

Ernstige hypocalciëmie, lager dan 7 mg / dl, vereist een onmiddellijke behandeling met calcium en vitamine D intraveneus. Gewoonlijk wordt 100-200 mg elementair calcium aangebracht in de vorm van calciumgluconaat, gevolgd door een continue infusie van 0,5-1,5 mg / kg / uur. Perfusie moet langzaam zijn om cardiovasculaire complicaties te voorkomen.

Een andere optie is om calciumchloride te gebruiken, hoewel dit minder wordt gebruikt dan gluconaat omdat het lokaal meer irriteert. Deze therapie moet worden gehandhaafd totdat de patiënt calcium in de mond kan krijgen.

Wat vitamine D-substituten betreft, kan calcitriol, een geneesmiddel dat binnen enkele uren werkt, worden gebruikt.

3. Welke contra-indicaties heeft calciumgluconaat?

Dit geneesmiddel mag niet worden gebruikt in gevallen van ernstige nierziekte of bij patiënten die digitalis ondergaan . Naast andere bijwerkingen kan calciumgluconaat jeuk, opvliegers, duizeligheid en weefselnecrose veroorzaken.

Anderzijds kan het, wanneer het te snel of in zeer hoge doses wordt aangebracht, hypercalciëmie veroorzaken. Dit verhoogt het risico op hypotensie, bradycardie, aritmie, syncope en hartstilstand.

4. Met welke andere aspecten moet rekening worden gehouden tijdens een hypocalcemische crisis?

In deze gevallen moeten ook epileptische aanvallen en spasmen van het strottenhoofd worden voorkomen en het hartritme worden gecontroleerd. Het is gebruikelijk dat patiënten met hypocalciëmie ook hypomagnesiëmie hebben, vooral als ze alcoholisten zijn of aan ernstige ondervoeding of malabsorptie lijden.

Daarom is het tijdens een crisis ook belangrijk om lage magnesiumgehaltes in het bloed te behandelen, omdat dit resistentie tegen het bijschildklierhormoon veroorzaakt en de secretie ervan vermindert. De gebruikelijke dosis is 2 g 10% magnesiumsulfaat, gevolgd door een infusie van 1 g / 100 ml / uur.

Ten slotte, als er ook hyperfosfatemie is, een toename van het anorganische fosfaatgehalte van het bloed, worden de waarden ervan gecorrigeerd door hemodialyse bij nierfalen in het eindstadium of door toediening van fosfaatfixerende antacida.

Hoofdstuk 81 . Supplementen: calcium, vitamine D en magnesium

Calcium, vitamine D en magnesium zijn onmisbaar voor het menselijk lichaam. Ze helpen tanden en botten te vormen en dragen bij aan hun ontwikkeling en onderhoud. Daarnaast nemen ze onder andere deel aan bloedstolling, zenuwimpulsoverdracht, spiercontractie en ontspanning, stimulatie van hormonale secretie en hartslag.

Een langdurig tekort aan deze stoffen kan leiden tot botmisvorming of ze broos maken en vatbaar zijn voor fracturen.

Voor meer informatie over dit onderwerp hebben we de Cubaanse arts Mario Vega Carbó, een specialist in klinische endocrinologie, geïnterviewd .

Dokter Mario,

1. Wat is hypocalciëmie en wat zijn de oorzaken ervan?

Hypocalciëmie is een aandoening waarbij de calciumspiegel in het bloed laag is. Het kan te wijten zijn aan verschillende factoren, zoals een dieet dat arm is aan dit mineraal, bloedaandoeningen of vitamine D- en magnesiumtekorten, die essentieel zijn voor fixatie in het botsysteem.

Andere mogelijke redenen zijn alcoholisme; chronisch nierfalen; problemen in het bijschildklierhormoon en darm; bepaalde medicijnen zoals diuretica; chemotherapie; ontsteking van de alvleesklier; het syndroom van hongerige botten en de consumptie van koffie of thee. Volwassenen moeten gemiddeld tussen de 1.000 en 1.200 mg calcium per dag consumeren.

2. Wat is uw behandeling?

De therapie hangt af van wat hypocalciëmie veroorzaakt. Als eerste stap wordt echter in het algemeen gestreefd naar meer calcium, magnesium, fosfor en vitamine D aan het dieet toe te voegen.

Calciumrijk voedsel omvat zuivelproducten, zoals melk, kaas en yoghurt; groene bladgroenten, zoals broccoli; zachte botvissen, zoals ingeblikte sardines en zalm; granen; amandelen; Paranoten en vruchtensappen.

Indien nodig kunnen calcium- of vitamine D-supplementen of infusies worden voorgeschreven In ernstige gevallen kan het mineraal intraveneus worden toegediend.

3. Wie moet het innemen van calciumsupplementen evalueren?

Mensen die een veganistisch dieet volgen, mensen die grote hoeveelheden eiwit of natrium consumeren, mensen die langdurig worden behandeld met corticosteroïden en mensen met lactose-intolerantie, osteoporose of een spijsverterings- of darmaandoening die de calciumabsorptie kan verminderen supplementen van dit mineraal moeten consumeren.

4. Hoe worden calciumsupplementen ingenomen?

Deze worden verkocht in tabletten, capsules, vloeistoffen of poeders en worden over het algemeen beter opgenomen als ze worden ingenomen in kleine doses (minder dan 500 mg) verdeeld over maaltijden.

Het is echter belangrijk om te onthouden dat deze supplementen de manier kunnen veranderen waarop het lichaam bepaalde medicijnen opneemt , zoals medicijnen die worden gebruikt om de bloeddruk, synthetische schildklierhormonen, antibiotica en ijzeren pillen te reguleren.

Afhankelijk van de gebruikte medicijnen, zal de arts aanbevelen of het beter is om ze tijdens of tussen de maaltijden in te nemen.

5. Vormen deze supplementen risico's of bijwerkingen?

Meestal worden ze zeer goed verdragen. In zeldzame gevallen kan de patiënt winderigheid, constipatie en zwelling vertonen. Als ze in grote hoeveelheden worden ingenomen, kunnen ze hypercalciëmie veroorzaken en een verhoogd risico op botbreuken, hoge bloeddruk, hartproblemen, nierstenen of een ernstige nieraandoening genereren.

Aan de andere kant, hoewel de studies niet doorslaggevend zijn, zou er een verband kunnen bestaan tussen deze supplementen en de verhoogde kans op prostaatkanker.

6. Wat is de rol van vitamine D?

Deze stof is essentieel voor de normale vorming van botten en tanden, voor de opname van calcium en fosfor op darmniveau en voor het functioneren van het zenuwstelsel, de spieren en het immuunsysteem.

Wanneer de juiste hoeveelheid vitamine D niet wordt ontvangen of wanneer het lichaam moeite heeft het te gebruiken, kan dit leiden tot verlies van botdichtheid, osteoporose, osteomalacie en rachitis.

7. Hoe wordt vitamine D verkregen?

Deze stof kan op twee manieren worden verkregen: door blootstelling aan zonlicht of door voedsel te eten dat het bevat, zoals melk, eieren, vette vis, granen, vlees, brood en sinaasappelsap.

8. Waarom hebben sommige mensen problemen om deze stof op te nemen?

Dit kan een gevolg zijn van verschillende aandoeningen zoals coeliakie; darm-, hart- of immuunziekten; sommige soorten kanker; nierproblemen; reumatoïde artritis; en tuberculose.

Bovendien kunnen operaties die de maag of darm verwijderen problemen veroorzaken met het opnemen van vitamine D.

9. Wie heeft misschien vitamine D-supplementen nodig?

Mensen met een donkere huid, mensen die in geografische gebieden wonen met weinig blootstelling aan zonlicht, mensen die binnen blijven en degenen die zeer krachtige zonnebrandcrème gebruiken, moeten mogelijk supplementen van deze stof consumeren. Ook degenen die lactose-intolerantie hebben, degenen die geen zuivelproducten eten of drinken, vegetariërs en degenen die bepaalde anticonvulsieve en antiretrovirale geneesmiddelen consumeren.

Hetzelfde geldt voor mensen die lijden aan kanker, nierfalen en leverziekten.

10. Kan het eten van teveel vitamine D schadelijk zijn?

Ja, de overmaat van deze stof kan ook schadelijk zijn en de nieren beschadigen en het calciumgehalte in het bloed verhogen. Dit kan hartritmeproblemen, misselijkheid, braken, gebrek aan eetlust, constipatie en gewichtsverlies veroorzaken. Gewoonlijk is de overmaat aan vitamine D te wijten aan de overdreven consumptie van supplementen van deze stof.

11. Wat is de functie van magnesium?

Dit mineraal grijpt in bij het behoud van gezonde tanden, hart en botten, neemt deel aan het energiemetabolisme en de activering van enzymen die glucose afgeven, helpt bij de productie van energie en eiwitten en werkt onder andere in zenuwtransmissie van het organisme.

12. In welke voedingsmiddelen is het aanwezig?

Het kan worden verkregen uit groenten, groene groenten, noten, peulvruchten, granen, witte maïs, fruit zoals bananen of abrikozen, sojaproducten, chocolade, vis, schaaldieren, volle granen en melk, naast andere voedingsmiddelen.

13. Wie kan een magnesiumtekort hebben?

Hoewel het niet gebruikelijk is, kunnen alcoholisten, pas geopereerde mensen, mensen met diabetes en mensen die brandwonden of de verwijdering van veel van de darm hebben een aanzienlijk magnesiumtekort hebben. De meest voorkomende symptomen zijn overmatige prikkelbaarheid, spierzwakte en slaperigheid.

Hoe dan ook, het gebruik van supplementen van dit mineraal wordt alleen aanbevolen voor zeer speciale gevallen en het is altijd beter om het op natuurlijke wijze te verkrijgen.

14. Welke bijwerkingen kunnen magnesiumsupplementen veroorzaken?

Het lichaam verwijdert in het algemeen overtollig magnesium. Het willekeurige gebruik ervan kan echter diarree, zenuwstoornissen en spiercontractie en nierfalen veroorzaken.

Hoofdstuk 82 . Rachitis en gebrek aan vitamine D

Rachitis is een kinderziekte, die verzachting en zwakte in de botten van kinderen veroorzaakt. Dit komt meestal door het langdurige gebrek aan vitamine D, dat verantwoordelijk is voor het bevorderen van voldoende calcium- en fosforgehaltes in het lichaam. Dit veroorzaakt meestal een groeiachterstand, gebogen benen, verdikte polsen en enkels en pijn in de wervelkolom, het bekken en de benen.

De behandeling bestaat uit de toevoeging van vitamine D of calciumsupplementen aan het dieet, medicijnen en, in sommige gevallen, corrigerende chirurgie.

Voor meer informatie over dit onderwerp interviewen we Mario Vega Carbó, een specialist in endocrinologie , die werkt als endocrinoloog bij het Vega & Vado Office.

Dokter Mario,

1. Wat is de oorzaak van rachitis?

Vitamine D is essentieel voor de normale vorming van botten en tanden en voor de opname van calcium en fosfor op darmniveau. Wanneer de juiste hoeveelheid van deze stof niet wordt ontvangen, of wanneer het lichaam moeite heeft het te gebruiken, kan dit rachitis veroorzaken.

2. Hoe wordt vitamine D verkregen?

Deze stof kan op twee manieren worden verkregen: door blootstelling aan zonlicht of door voedsel te eten dat het bevat, zoals melk, eieren, vette vis, granen, vlees, brood en sinaasappelsap.

3. Waarom hebben sommige mensen problemen om deze stof op te nemen?

Dit kan een gevolg zijn van verschillende aandoeningen zoals coeliakie; darm-, hart- of immuunziekten; sommige soorten kanker; nierproblemen; reumatoïde artritis; en tuberculose.

4. Wie hebben meer kans op Rickets?

Mensen met een donkere huid, premature baby's en kinderen van moeders met vitamine D-tekort tijdens de zwangerschap lopen een groter risico om eraan te lijden. Ook kinderen die in geografische gebieden wonen met weinig blootstelling aan zonlicht, degenen die binnen blijven en degenen die bepaalde anticonvulsieve en antiretrovirale geneesmiddelen consumeren.

Aan de andere kant hebben kinderen met lactose-intolerantie, baby's die uitsluitend met moedermelk worden gevoed en kinderen met een familiegeschiedenis ook meer kans om het te ontwikkelen.

5. Welke complicaties kan deze ziekte veroorzaken?

Indien onbehandeld Rachitis kan groeiproblemen, abnormale kromming van de wervelkolom, skeletafwijkingen, tandafwijkingen en epileptische aanvallen veroorzaken. Het kan ook leiden tot krampen, pijn, botbreuken zonder oorzaak en een afname van de spierspanning.

6. Hoe wordt Rickets gedetecteerd?

Om uw symptomen te bevestigen, worden meestal fysieke en bloedtesten, botröntgenfoto's en arteriële bloedgastests uitgevoerd, onder andere studies.

7. Wat is uw behandeling?

Therapy for Rickets heeft als doel de oorzaken die het veroorzaken te verhelpen en de symptomen ervan te verlichten. In de meeste gevallen lost het toevoegen van calcium, fosfor en vitamine D aan het dieet het probleem op. Kinderen met maag-darmaandoeningen of andere ziekten hebben mogelijk supplementen op recept nodig.

Aan de andere kant kunnen sommige skeletafwijkingen corrigerende chirurgie vereisen, terwijl andere kunnen worden opgelost met behulp van orthopedische hulpmiddelen.

8. Kan het eten van teveel vitamine D schadelijk zijn?

Ja, de overmaat van deze stof kan ook schadelijk zijn en de nieren beschadigen en het calciumgehalte in het

333

bloed verhogen. Dit kan hartritmeproblemen, misselijkheid, braken, gebrek aan eetlust, constipatie en gewichtsverlies veroorzaken. Gewoonlijk is de overmaat aan vitamine D te wijten aan de overdreven consumptie van supplementen van deze stof.

Hoofdstuk 83 . Botdensitometrie en de diagnose van osteoporose

Botdensitometrie is een medische studie die de dichtheid van de botten van een persoon meet. Het wordt meestal gebruikt voor de diagnose van osteoporose, om de kans op fracturen te beoordelen en om te analyseren of een behandeling voor deze ziekte effectief is.

Dit is een pijnloze test waarmee u kunt schatten hoeveel gram calcium en andere botmineralen zich in het bot bevinden. De test duurt meestal tussen de 10 en 30 minuten en stelt de patiënt bloot aan een zeer kleine hoeveelheid straling.

Voor meer informatie over dit onderzoek hebben we Dr. Mario Vega Carbó geraadpleegd, een specialist in endocrinologie , verantwoordelijk voor het Vega & Vado Office.

Dokter Mario,

1. Wat is botdensitometrie?

Dit is een test die ook bekend staat als dual energy X-ray absorptiometry (DXA), die botbotendichtheid meet. Om dit te doen, gebruikt het een zeer kleine dosis ioniserende straling om beelden van de binnenkant van het lichaam te produceren. De studie is eenvoudig, snel en niet-invasief.

335

2. In welke gevallen wordt dit onderzoek gebruikt?

Botdensitometrie wordt aanbevolen voor patiënten die hun lengte hebben verloren, een bot hebben gebroken, al lang steroïde medicijnen hebben gebruikt, een orgaan- of beenmergtransplantatie hebben gekregen of een afname van hun hormonale niveaus hebben ondergaan. Ook bij mensen met dorsale en pijn in de onderste ledematen, gebogen houding of een teken gerelateerd aan osteoporose.

Bovendien wordt het geadviseerd voor postmenopauzale vrouwen die geen oestrogeen innemen, en voor mensen met een geschiedenis van roken, reumatoïde artritis, diabetes type 1, lever- of nierziekte, hyperthyreoïdie of hyperparathyreoïdie.

3. Hoe is de voorbereiding op een botdensitometrie?

Deze examens vereisen geen speciale voorbereiding en u hoeft niet te vasten. Het wordt alleen aanbevolen om losse en comfortabele kleding te dragen en om gedurende 24 uur geen calciumsupplementen te nemen voordat u het onderzoek uitvoert.

In geval van zwangerschap, als u een recente bariumtest hebt uitgevoerd of een injectie met contrastmateriaal voor een CT-scan of radio-isotopie heeft ontvangen, moet u de arts informeren.

Voordat hij begint, moet de patiënt naast sieraden, kunstgebitten en metalen lenzen alle metalen voorwerpen uit de zakken verwijderen, zoals sleutels, portefeuilles of munten.

336

4. In welk deel van het lichaam worden de tests uitgevoerd?

Gewoonlijk worden botdichtheidstests uitgevoerd op de botten die meer kans hebben om te breken als gevolg van osteoporose. Het zijn de lumbale wervels in het onderste deel van de wervelkolom, het dijbeen naast het heupgewricht en de botten van de onderarm.

5. Welke resultaten worden verwacht?

Met Bot-densitometrie kunt u schatten hoeveel gram calcium en andere botmineralen zich in de botten bevinden. Hoe hoger het mineraalgehalte, hoe groter de dichtheid en sterkte daarvan, en hoe lager de kans op fracturen.

Het onderzoek biedt twee cijfers als resultaat: de T-score, die de botdichtheid vergelijkt met het gemiddelde van een jonge en gezonde volwassene van hetzelfde geslacht, en de Z-score, die het doet met andere mensen van dezelfde leeftijdsgroep, grootte en geslacht.

Hoewel deze test ons in staat stelt te weten of er een lage botdichtheid is, geeft het geen informatie over wat de oorzaak is, dus in deze gevallen zijn meer volledige onderzoeken nodig.

6. Is blootstelling aan straling tijdens bot-densitometrie gevaarlijk?

Nee. De blootstelling is erg laag, zelfs minder dan die tijdens een röntgenfoto van de borst.

7. Zijn densitometrie en scintigrafie hetzelfde?

Nee, de onderzoeken zijn anders. G ammagrafía merg een voorafgaande injectie en algemeen gebruikt om breuken, kanker, infecties en andere abnormaliteiten van bot op te sporen.

Hoofdstuk 84 . Osteoporose en botzwakte

Osteoporose is een ziekte die de botten verdunt en verzwakt, waardoor ze broos worden en gemakkelijk breken. Deze afname van botmassadichtheid treft vooral de heup, wervelkolom en pols. Hoewel iedereen eraan kan lijden, komt het vaker voor bij vrouwen, vanaf 50 jaar.

Alcoholisme, bepaalde medicijnen, nierfalen en inflammatoire, reumatische, lever- en endocriene ziekten kunnen osteoporose veroorzaken. In sommige gevallen zijn botverlies en dunne botten erfelijk.

Voor meer informatie over dit onderwerp hebben we Dr. Mario Vega Carbó geraadpleegd, een specialist in endocrinologie met meer dan 20 jaar klinische ervaring .

Dokter Mario,

1. Wanneer treedt osteoporose op?

Botten zijn levende weefsels die voortdurend breken en vernieuwen. Osteoporose treedt op wanneer de vorming van nieuwe botten niet voldoende is om degene die werd verwijderd te vervangen.

2. Hoe wordt deze toestand gedetecteerd?

Osteoporose is een stille ziekte, dat wil zeggen, het heeft geen symptomen totdat de schade aanzienlijk is en er bijvoorbeeld een breuk optreedt. Wanneer gevorderd, kan het pijn in de rug en onderbenen, verlies van lengte, gebogen houding en fragiele botten veroorzaken.

Om de gezondheid van botweefsel te controleren, wordt het aanbevolen om een minerale dichtheidstest uit te voeren om te zien en analyseren in welke staat het zich bevindt en om complicaties te voorkomen.

3. Welke aspecten verhogen het risico op fracturen?

De kans op fracturen neemt toe als er onvoldoende calcium en vitamine D worden geconsumeerd of als ze niet correct door het lichaam worden opgenomen. De risico's nemen ook toe naarmate de jaren verstrijken en met alcoholgebruik, roken, gebrek aan lichaamsbeweging en lichaamsgewicht, ondervoeding, bepaalde medicijnen zoals prednison en cortison en eetstoornissen.

4. Wat is de relatie tussen deze medische aandoening en hormonen?

Osteoporose komt meestal vaker voor bij mensen met hogere of lagere hormoonspiegels dan normaal. De afname van oestrogeen bij vrouwen in de overgang en testosteron bij mannen door de jaren heen verhoogt bijvoorbeeld het risico om eraan te lijden.

Hetzelfde geldt voor hormonale problemen in verband met de schildklier, hypofyse, bijschildklier en bijnieren.

5. Welke andere ziekten kunnen de ontwikkeling van osteoporose beïnvloeden?

Aandoeningen zoals coeliakie, lupus, kanker, multipel myeloom, reumatoïde artritis en darm-, nier-, lever-, endocriene, reumatische en ontstekingsziekten kunnen het risico om eraan te lijden vergroten.

6. Wat is de behandeling?

Als een eerste stap om osteoporose te behandelen, wordt aanbevolen om gezonde levensstijlgewoonten, zoals een uitgebalanceerd dieet dat rijk is aan calcium en dagelijkse lichaamsbeweging, te handhaven met controle om stoten en vallen te voorkomen. Bovendien wordt geadviseerd om tabak en overmatig alcoholgebruik te vermijden.

Aan de andere kant kunnen sommige mensen calcium- en vitamine D-supplementen en medicijnen nodig hebben om botten te versterken. Onder deze laatste zijn bisfosfonaten, oestrogeen en oestrogeenreceptormodulatoren, die botverlies voorkomen. Aan de andere kant stimuleert teriparatide de vorming van nieuw weefsel.

Als er een endocrien, lever of ander probleem is dat osteoporose veroorzaakt, moet dit ook worden behandeld. Hormoonvervangingstherapie kan nodig zijn als de niveaus te hoog of te laag zijn.

7. Wat kan er gedaan worden om botten gezond te houden?

341

Zoals ik al zei, is het ideaal om een dieet te eten dat rijk is aan calcium en vitamine D, dagelijks te sporten, een voldoende lichaamsgewicht te behouden en niet te roken. Bij oudere mensen is het belangrijk om vallen te voorkomen, die de belangrijkste oorzaak zijn van fracturen.

Heup- en wervelfracturen zijn vooral belangrijk omdat ze chirurgische ingrepen, ziekenhuisopname vereisen en de kwaliteit van leven van de patiënt beïnvloeden.

Hoofdstuk 85 . Hypoparathyreoïdie, calcium en vitamine D

Hypoparathyreoïdie is een aandoening waarbij de bijschildklieren weinig bijschildklierhormoon produceren , verantwoordelijk voor het regelen van het gebruik en de eliminatie van calcium, fosfaat en vitamine D uit het lichaam. Wanneer dit gebeurt, daalt het calciumgehalte in het bloed en stijgt het fosforgehalte.

Bij kinderen kan deze medische aandoening een slechte groei, abnormale tanden en trage mentale ontwikkeling veroorzaken. Bij volwassenen, botmisvorming en neiging tot fracturen.

Voor meer informatie over dit onderwerp interviewen we Mario Vega Carbó, een specialist in klinische endocrinologie .

Dokter Mario,

1. Wat veroorzaakt hypoparathyreoïdie?

Dit is meestal te wijten aan een onvrijwillige verwonding van de bijschildklieren tijdens schildklier- of nekchirurgie. Bovendien kan het ook worden veroorzaakt door bestraling, een zeer laag magnesiumgehalte in het bloed of een auto-immuunreactie.

Aan de andere kant worden baby's in sommige gevallen direct geboren zonder de bijschildklieren. Dit staat bekend als het Di George-syndroom en is een chromosomale aandoening die een slechte ontwikkeling veroorzaakt in verschillende systemen van het lichaam.

2. Wat zijn uw belangrijkste symptomen?

Deze aandoening ontwikkelt zich meestal langzaam en vertoont in veel gevallen geen tekenen of ze zijn erg mild. Naarmate de toestand vordert, kunnen er buikpijn, broze nagels, staar, calciumafzettingen in sommige weefsels, droog haar en huid, spierkrampen en spasmen, tintelingen of branderig gevoel, vermoeidheid en pijnlijke menstruatie zijn.

Ook verminderde nierfunctie, aritmieën en flauwvallen, depressie, angst, epileptische aanvallen en verminderde bewustzijnsstaat.

3. Hoe wordt deze ziekte ontdekt?

Geconfronteerd met de symptomen ervan, worden fysieke, urine- en bloedtests uitgevoerd om het niveau van bijschildklierhormoon, calcium, fosfor en magnesium te controleren. Aan de andere kant, om de diagnose te voltooien, kan een elektrocardiogram nodig zijn om de hartslag te controleren en een CT-scan om te zien of er calciumafzettingen in de hersenen zijn.

4. Wat is uw behandeling?

De therapie zal proberen de tekenen van hypoparathyreoïdie te verminderen en de balans van calcium en mineralen in het lichaam te herstellen. Over het algemeen is de toediening van calcium- en vitamine D-supplementen noodzakelijk, die in veel gevallen levenslang moet worden ingenomen. Hiervoor moeten periodieke controles worden uitgevoerd om de dosis te reguleren. Bovendien wordt een dieet rijk aan calcium en fosforarm aanbevolen.

Onder voedingsmiddelen met calcium bevinden zich zuivelproducten, zoals melk, kaas en yoghurt; groene bladgroenten, zoals broccoli; zachte botvissen, zoals ingeblikte sardines en zalm; amandelen; Paranoten en vruchtensappen. Op hun beurt moeten koolzuurhoudende dranken, vlees, harde kazen en volle granen worden vermeden.

In ernstige gevallen kunnen calcium en vitamine D intraveneus worden toegediend. Epileptische aanvallen, spasmen van het strottenhoofd moeten ook worden voorkomen en het ritme van het hart zal worden gecontroleerd.

5. Welke andere complicaties kan deze ziekte veroorzaken?

Als het op tijd onbehandeld blijft, kan hypoparathyreoïdie een slechte groei bij kinderen, abnormale tanden, staar en hersenkalkingen veroorzaken die onomkeerbaar zijn. Bovendien kan overmatige behandeling met calcium en vitamine D leiden tot hypercalciëmie en nierfalen.

Aan de andere kant verhoogt deze aandoening het risico op de ziekte van Addison, pernicieuze anemie en de ziekte van Parkinson.

Hoofdstuk 86 . Hyperparathyreoïdie: oorzaken, symptomen en gevolgen

Hyperparathyreoïdie is een aandoening waarbij de bijschildklieren te veel bijschildklierhormoon produceren , verantwoordelijk voor het regelen van het gebruik en de eliminatie van calcium, fosfaat en vitamine D uit het lichaam. Deze ziekte komt vaker voor bij mensen boven de 60, maar kan zich ook manifesteren bij jonge volwassenen. Het uiterlijk in de kindertijd is zeer ongebruikelijk en vrouwen hebben meer kans om hieraan te lijden dan mannen.

In de meeste gevallen is het onbekend wat de onderliggende oorzaak is die het veroorzaakt. Het is echter bekend dat het ontvangen van ioniserende straling in het hoofd, chronisch gebruik van lithium en sommige genetische syndromen het risico op lijden verhoogt.

Evenzo kunnen nier- of calciuminsufficiëntie in het dieet, aandoeningen die het moeilijk maken om fosfaat af te breken, problemen met het absorberen van voedingsstoffen uit voedsel en vitamine D-aandoeningen het ook veroorzaken.

Voor meer informatie over dit onderwerp hebben we de Cubaanse arts Mario Vega Carbó, een specialist in klinische endocrinologie, geïnterviewd .

Dokter Mario,

346

1. Wat zijn de bijschildklieren?

Dit zijn vier klieren die ongeveer de grootte hebben van een rijstkorrel en die in de nek worden gevonden. De belangrijkste functie is het produceren van bijschildklierhormoon, dat samen met vitamine D verantwoordelijk is voor het regelen van de hoeveelheid calcium in het lichaam, vooral in de botten en het bloed.

Het calcium en fosfor die door het lichaam circuleren helpen bij de overdracht van signalen in zenuwcellen, nemen deel aan spiercontractie en beïnvloeden verschillende systemen. Daarom is de regulering ervan erg belangrijk.

2. Wat zijn de oorzaken van hyperparathyreoïdie?

Overmatige productie van bijschildklierhormoon kan te wijten zijn aan een groei van sommige van de schildklierklieren en, in veel mindere mate, aan een kankergezwel daarin. E 1 hyperparathyroïdie kan ook resulteren uit een ernstige tekort aan calcium of vitamine D of chronisch nierfalen.

3. Wat zijn de belangrijkste symptomen van deze ziekte?

Meestal zijn hun symptomen gerelateerd aan schade aan organen of weefsels die wordt veroorzaakt door een verhoogd calciumgehalte in het bloed of door hun verlies in de botten. Dit kunnen bot- of buikpijn, depressie, geheugengebrek, vermoeidheid en lichamelijke zwakte zijn, fragiele botten die gemakkelijk breken (osteoporose), nierstenen, misselijkheid, braken, verlies van eetlust, overmatige urine en frequent urineren.

4. Hoe wordt hyperparathyreoïdie bevestigd?

In het geval van tekenen worden bloedtesten uitgevoerd om het bijschildklierhormoon, calcium- en fosforgehalte te verifiëren; en urine om de diagnose te bevestigen. Bovendien kan door middel van röntgenfoto's en een studie van de botmineraaldichtheid de toestand van de botten worden vastgesteld en mogelijke breuken worden gevonden.

Anderzijds is het door tests op de nieren en urinewegen mogelijk om te weten of er calciumafzettingen of een obstructie zijn, en het is ook noodzakelijk om de nek te analyseren op tumoren of veranderingen in de bijschildklieren.

5. Wat is de behandeling van hyperparathyreoïdie?

De therapie hangt af van de oorzaak die deze aandoening veroorzaakt. Als het calciumgehalte te hoog is, kan een operatie nodig zijn om de bijschildklier te verwijderen die het overtollige hormoon produceert. Als het probleem in de nier ligt, heeft de patiënt mogelijk dialyse of een transplantatie nodig.

Aan de andere kant bootsen sommige medicijnen, zoals mimetisch calcium, het calcium na dat in het bloed circuleert en kan ervoor zorgen dat de bijschildklieren minder hormonen afgeven. In mildere gevallen kunnen sommige gewoonteveranderingen de aandoening helpen verbeteren, zoals meer bewegen, een goed dieet volgen, niet roken en meer vocht drinken om nierstenen te voorkomen.

Aan de andere kant hebben vrouwen die de menopauze hebben bereikt en tekenen van osteoporose vertonen, mogelijk een hormoonvervangende behandeling nodig met de toepassing van oestrogenen, om calcium in de botten te helpen behouden.

6. Welke aandoeningen kan deze ziekte veroorzaken?

Indien ongecontroleerd, kan hyperparathyreoïdie een verhoogd risico op botbreuken, hoge bloeddruk, hartaandoeningen, nierstenen of een ernstige nieraandoening veroorzaken. Aan de andere kant kan een operatie van de bijschildklieren de zenuwen beschadigen die de stembanden controleren.

Hoofdstuk 87 . Bijschildklierchirurgie

Parathyroïden zijn vier klieren rond de schildklier, die bijschildklierhormoon afscheiden. Deze stof is verantwoordelijk, samen met vitamine D, om calcium, magnesium en fosfor in het lichaam in evenwicht te brengen, waardoor het evenwicht in het bloed en de botten in evenwicht blijft.

Deze mineralen die door het lichaam circuleren helpen bij de overdracht van signalen in zenuwcellen, nemen deel aan spiercontractie en beïnvloeden verschillende systemen. Daarom is de regulering ervan erg belangrijk. Parathyroidectomie of parathyroïde chirurgie wordt gedaan om de klier of een tumor eruit te verwijderen.

Voor meer informatie over dit onderwerp hebben we de Cubaanse arts Mario Vega Carbó, een specialist in klinische endocrinologie, geïnterviewd .

Dokter Mario,

1. In welke gevallen wordt een schildklieroperatie uitgevoerd?

Deze interventie wordt meestal uitgevoerd in gevallen van hyperparathyreoïdie, een aandoening waarbij parathyroïden teveel parathyroïd hormoon produceren . Wanneer deze aandoening te wijten is aan een groei van een van de klieren of een tumor in hen, wordt meestal een excisieoperatie uitgevoerd.

2. Wat is deze procedure?

Er zijn verschillende manieren om een parathyroidectomie uit te voeren. Bij traditionele chirurgie wordt een kleine hoeveelheid radioactieve marker geïnjecteerd, zodat de aangetaste klieren opvallen. Vervolgens worden ze met behulp van een sonde geplaatst en wordt een snee gemaakt in de nek waardoor de verwijdering wordt uitgevoerd.

Bij video-geassisteerde chirurgie worden twee korte shorts in de nek gemaakt, één om de camera te introduceren waarmee u het gebied kunt zien en de andere voor de instrumenten waarmee de aangetaste klieren worden verwijderd.

Ondertussen is de endoscopische interventie vergelijkbaar. In dit geval worden kleine sneden gemaakt in de voorkant van de nek en een andere in het bovenste deel van het borstbeen, waardoor de endoscoop wordt ingebracht , een dunne buis met een lampje en een camera aan het uiteinde. Dit vermindert zichtbare littekens, pijn en hersteltijd. In zeldzame situaties waarin de vier klieren moeten worden verwijderd, kan een deel van een ervan in de onderarm worden getransplanteerd om ervoor te zorgen dat het calciumniveau op een gezond niveau blijft.

3. Hoe is de voorbereiding op deze operatie?

Voorafgaand aan de operatie is het belangrijk om de arts te informeren over alle medicijnen die worden ingenomen, als er een vorm van allergie of ziekte is of als u zwanger bent. Aan de andere kant, omdat parathyroïden erg klein zijn, kan het nodig zijn om vóór de operatie een CT-scan of echografie uit te voeren, zodat de chirurg de klieren gemakkelijker kan vinden.

In het geval van het nemen van antistollingsmiddelen, zoals aspirine en ibuprofen, moet de patiënt deze mogelijk tijdelijk opschorten vóór de interventie.

4. Welke complicaties kunnen optreden tijdens parathyroidectomie?

Tijdens de operatie kan een onvrijwillige verwonding van de schildklier optreden of de noodzaak om een deel ervan te verwijderen. Dit kan leiden tot hypothyreoïdie, een aandoening waarbij weinig schildklierhormoon wordt geproduceerd. Anderzijds kan de operatie ook hypoparathyreoïdie veroorzaken en leiden tot lagere calcium- en fosforgehaltes in het bloed. Dit wordt meestal behandeld met calciumsupplementen.

Op hun beurt hebben sommige mensen na een parathyroidectomie nekpijn of een hese of zwakke stem, als gevolg van een verwonding van de zenuwen van de stembanden en het strottenhoofd. Bovendien kunnen er, net als bij elke operatie, abnormale reacties op medicijnen, ademhalingsproblemen, bloedstolsels of infecties optreden.

5. Welke zorg moet de patiënt volgen na de ingreep?

Na de operatie moet het gebied waar de incisie is gemaakt, schoon en droog worden gehouden. Tijdens de eerste weken kan er zwelling en roodheid zijn, die geleidelijk zal verdwijnen . Bovendien moet de patiënt mogelijk een dag vloeistoffen drinken en zacht voedsel eten.

Aan de andere kant kan bloedcalcium lager zijn dan normaal en moet u misschien een tijdje tabletten nemen. Symptomen van hypocalciëmie kunnen tintelingen van de lippen en vingertoppen zijn. L fter tussenkomst vereist zal zijn periodieke controles om het niveau van verschillende mineralen te meten in het lichaam om tekortkomingen op te sporen.

6. Hoe zijn de littekens na de operatie?

Kleine laterale incisies kunnen worden gesloten met plastische chirurgie en worden binnen een paar maanden vrijwel onzichtbaar. De centrale littekens vallen meer op, maar kunnen ook een jaar na de operatie bijna onopgemerkt blijven.

Hoofdstuk 88 . Hypercalciëmie en overtollig calcium

Hypercalciëmie is een aandoening waarbij de calciumspiegel in het bloed boven normaal is. Dit kan onder andere de botten verzwakken, nierstenen vormen en het functioneren van het hart en de hersenen verstoren.

Meestal treedt deze medische aandoening op wanneer de bijschildklieren te veel bijschildklierhormoon produceren , verantwoordelijk voor het regelen van het gebruik en de eliminatie van calcium, fosfaat en vitamine D uit het lichaam. Dit staat bekend als hyperparathyreoïdie. Hoewel het kan voorkomen bij mensen van elk geslacht en leeftijd, komt hypercalciëmie vaker voor bij vrouwen ouder dan 50 jaar.

Voor meer informatie over dit onderwerp hebben we de Cubaanse arts Mario Vega Carbó geïnterviewd, een specialist in endocrinologie met meer dan 20 jaar ervaring .

Dokter Mario,

1. Wat zijn parathyroïden en wat veroorzaakt hyperparathyreoïdie?

Parathyroïden zijn vier klieren in de nek. De belangrijkste functie is het produceren van bijschildklierhormoon, dat samen met vitamine D verantwoordelijk is voor het regelen van de hoeveelheid calcium in het lichaam, vooral in de botten en het bloed.

De overmatige productie van dit hormoon kan te wijten zijn aan de groei van sommige van de schildklierklieren en, in veel mindere mate, aan een kleine niet-kankerachtige tumor daarin. Het kan ook een gevolg zijn van een ernstig tekort aan calcium of vitamine D of chronisch nierfalen.

2. Wat kan naast hyperparathyreoïdie, hypercalciëmie veroorzaken?

Dit kan ook te wijten zijn aan ernstige uitdroging; bepaalde soorten kanker, zoals borst- en longkanker; overtollige vitamine D en calcium in het dieet; en blijven vele dagen uitgestrekt. Aan de andere kant, hyperthyreoïdie; nierproblemen; bepaalde medicijnen, zoals lithium en diuretica; sommige besmettelijke en ontstekingsziekten, zoals tuberculose en sarcoïdose; en sommige erfelijke factoren kunnen het ook veroorzaken.

3. Wat zijn uw belangrijkste symptomen?

Als hypercalciëmie mild is, heeft het meestal geen teken. In meer ernstige gevallen kan er sprake zijn van bot- of buikpijn, depressie, gebrek aan geheugen, desoriëntatie, vermoeidheid en lichamelijke zwakte, spasmen, fragiele botten die gemakkelijk breken (osteoporose), nierstenen, misselijkheid, braken, constipatie, verlies van eetlust , overmatig urineren en frequent urineren. Bovendien kan het zelden hartkloppingen en flauwvallen veroorzaken.

4. Hoe wordt deze ziekte ontdekt?

In het geval van tekenen, worden bloedtesten uitgevoerd om de niveaus van bijschildklierhormoon, calcium en vitamine D te controleren; en urine om de diagnose te bevestigen. Bovendien kan door middel van röntgenfoto's en een studie van de botmineraaldichtheid de toestand van de botten worden vastgesteld en mogelijke breuken worden gevonden.

Anderzijds is het door tests op de nieren en urinewegen mogelijk om te weten of er calciumafzettingen of een obstructie zijn, en het is ook noodzakelijk om de nek te analyseren op tumoren of veranderingen in de bijschildklieren.

5. Wat is de behandeling van hypercalciëmie?

De therapie hangt af van de oorzaak die deze aandoening veroorzaakt. Als verhoogde calciumspiegels het gevolg zijn van hyperparathyreoïdie, kan een operatie nodig zijn om de bijschildklier te verwijderen. Als het probleem in de nieren ligt, heeft de patiënt mogelijk dialyse of een transplantatie nodig.

Aan de andere kant bootsen sommige medicijnen, zoals mimetisch calcium, het calcium na dat in het bloed circuleert en kan ervoor zorgen dat de bijschildklieren minder hormonen afgeven. Bovendien kunnen calcitonine, bisfosfonaten en prednison ook helpen bij het beheersen van hypercalciëmie.

Aan de andere kant hebben vrouwen die de menopauze hebben bereikt en tekenen van osteoporose vertonen, [1] mogelijk een hormoonvervangende behandeling met de toepassing van oestrogenen nodig om de calciumretentie in de botten te verbeteren.

6. Welke andere complicaties kan hypercalciëmie veroorzaken?

Indien niet aangevinkt, kan deze aandoening een verhoogd risico op botbreuken, hoge bloeddruk, hartproblemen, nierstenen of een ernstige nieraandoening veroorzaken. Ook pancreatitis, maagzweer, botcysten, uitdroging, osteoporose, depressie, dementie en moeite met concentreren en denken.

Hoofdstuk 89 . Nierlithiasis : c ausa's, gevolgen en behandeling van de beroemde "stenen" in de nieren

Nierlithiasis, ook bekend als "stenen" in de nieren, is een aandoening die wordt veroorzaakt door de aanwezigheid van urinewegstenen. Het is een van de meest pijnlijke ziekten die bestaat en wordt geschat op ongeveer 15 procent van de mannen en 8 procent van de vrouwen.

De meest voorkomende symptomen zijn ernstige pijn in de onderrug, bloed of de verwijdering van zand in de urine, zweten, misselijkheid en braken.

In veel gevallen vertoont het echter geen specifieke signalen en wordt het meestal bij toeval gedetecteerd op röntgenfoto's of echografie-onderzoeken die om andere redenen worden uitgevoerd.

Voor meer informatie over deze medische aandoening spreken we met Mario Vega Carbó, een specialist in endocrinologie die momenteel werkt als endocrinoloog bij het Vega & Vado-kantoor.

Dokter Mario,

1. Hoe worden "stenen" gevormd in de nieren?

Nierlithiasis ontstaat wanneer de urine een hoge concentratie minerale zouten bevat die niet correct

358

worden verdund. De meest voorkomende berekeningen, tussen 75 en 80 procent, worden gevormd door calciumoxalaat, terwijl de resterende 20-25 procent overeenkomt met urinezuur, magnesiumammoniumfosfaat en cystine.

2. Welke gevolgen hebben deze berekeningen? Kunnen ze de dood veroorzaken?

De effecten zijn afhankelijk van de grootte en beweging die ze in de kanalen hebben. Vaak zijn de stenen erg klein en worden ze op natuurlijke wijze verdreven zonder pijn te veroorzaken of enig effect te produceren. Anderen daarentegen zijn erg pijnlijk en moeten met serum worden behandeld om te voorkomen dat urine zich ophoopt en een infectie veroorzaakt.

Het is moeilijk voor lithiasis om tot de dood te leiden, maar er zijn gevallen geweest van dialysepatiënten die hierdoor ernstige complicaties in de nierfunctie hebben gehad.

3. Wie lijdt aan deze ziekte en hoe vaak?

De maximale incidentie treedt op tussen de 15 en 44 jaar oud en komt meer voor bij mannen dan bij vrouwen, hoewel het verschil klein is. Er is ook een belangrijke genetische component waardoor kinderen van mensen die aan deze aandoening hebben geleden, er meer kans op hebben.

Aan de andere kant, patiënten met nierstenen hebben de neiging om gedurende hun hele leven terug te vallen, waarschijnlijk in de loop van de jaren.

4. Wat kan worden gedaan om nierlithiasis te voorkomen?

Het belangrijkste is om het lichaam altijd goed gehydrateerd te houden. In die zin is het raadzaam om minimaal 2,5 liter water per dag te drinken. Aan de andere kant wordt het ook aanbevolen om een gezond leven te leiden en te sporten, omdat obesitas en een zittende levensstijl de kans op het genereren van stenen vergroten.

Wat betreft het dieet, is het belangrijk om zout en natrium, suikers, alcohol en overtollig vlees en dierlijke eiwitten te vermijden.

5. Wat gebeurt er als de stenen niet op natuurlijke wijze worden verwijderd?

In de afgelopen jaren is er een aanzienlijke vooruitgang geboekt in behandelingen en vandaag is het mogelijk om de stenen te verwijderen met behulp van steeds minder invasieve technieken, zoals lithotripsie en endoscopische chirurgie. In het eerste geval is het een procedure waarbij schokgolven de stenen in kleine stukjes breken, die vervolgens door de urine worden uitgestoten.

Wat betreft endoscopische extractie, wordt de berekening mechanisch of door laser verdeeld en worden de overblijfselen ervan verwijderd.

6. Welke aanbevelingen zou u geven aan een patiënt die aan nierlithiasis leed?

Ik zou je adviseren om niet te stoppen met het nemen van medicatie of preventieve zorg, zoals constante hydratatie, gezond leven, goede voeding, lichaamsbeweging, omdat, zoals ik al eerder zei, onderzoeken aantonen dat de meeste patiënten met dit probleem regenereren Stenen na verloop van tijd.

Hoofdstuk 90 . Botziekte van Paget

De ziekte van Paget, ook bekend als vervormende osteitis, is een aandoening die het proces van geleidelijke vernieuwing van botweefsel verstoort. Na verloop van tijd worden de botten broos en vervormd. Het beïnvloedt meestal het bekken, de schedel, de wervelkolom, de armen, het sleutelbeen en de benen.

Het is de tweede meest voorkomende botaandoening, na osteoporose, en het risico om het te krijgen neemt toe met de leeftijd. Onder andere complicaties kan het fracturen, gehoorverlies en compressie van de zenuwen van de wervelkolom veroorzaken.

Voor meer informatie over dit onderwerp interviewen we Mario Vega Carbó, een endocrinoloog met meer dan 20 jaar ervaring.

Dokter Mario,

1. Wat veroorzaakt de ziekte van Paget?

Hoewel de exacte oorsprong onbekend is, wordt aangenomen dat het verband kan houden met een virale infectie, zoals mazelen of rodehond. Aan de andere kant is er ook een genetische component, omdat het heel gebruikelijk is voor verschillende leden van dezelfde familie en milieu, omdat het vaker voorkomt in Europa en Oceanië.

2. Wat zijn uw symptomen?

In de meeste gevallen vertoont deze ziekte geen tekenen en wordt deze meestal gedetecteerd wanneer een röntgenfoto wordt gemaakt of bloedonderzoek wordt uitgevoerd om een andere oorzaak. Sommige mensen kunnen botpijn, stijfheid van de gewrichten, gehoorverlies, verminderde hoogte, tintelingen en fragiele botten voelen die gemakkelijk breken. Bovendien kunnen er in ernstige gevallen een gebogen benen zijn, een vergroting van het hoofd en andere vervormingen.

3. Wie hebben er meer kans op?

Mensen ouder dan 40, mannen, mensen die in Europa en Oceanië wonen en mensen met een familiegeschiedenis met deze ziekte hebben meer risico's.

4. Wat is uw behandeling?

In sommige gevallen waarin de ziekte geen symptomen heeft, is geen behandeling nodig. Integendeel, als er pijn is, merkbare botveranderingen of misvormingen, zal het nodig zijn. Bepaalde medicijnen, zoals bisfosfonaten en het hormoon calcitonine, helpen verdere botvorming en afbraak te voorkomen . Aan de andere kant dienen paracetamol en niet-steroïde ontstekingsremmers om pijn te verlichten. Bovendien kunnen sommige misvormingen, beschadigde gewrichten en fracturen orthopedische chirurgie vereisen. Over het algemeen zijn de resultaten van de therapie positief.

5. Welke complicaties kan deze ziekte veroorzaken?

Mensen die aan deze aandoening lijden, hebben een hoger risico op neurologische, cardiovasculaire en orthopedische problemen. Abnormale botgroei kan bepaalde zenuwen beïnvloeden, zoals de gehoorgang wanneer de aandoening in de schedel optreedt. Complicaties kunnen ook osteoartritis, kloven, fracturen, hypercalciëmie en hartfalen, dwarslaesie en vernauwing van de wervelkolom omvatten. In enkele gevallen kan het leiden tot botkanker, bekend als osteosarcoom.

6. Met welke andere aanbevelingen moet rekening worden gehouden?

Mensen met de ziekte van Paget wordt geadviseerd om een dieet te volgen dat rijk is aan calcium en vitamine D, dagelijks te sporten, een voldoende lichaamsgewicht te behouden en niet te roken. Bij oudere mensen is het belangrijk om vallen te voorkomen , die de belangrijkste oorzaak zijn van fracturen. In sommige gevallen kan het nodig zijn om een wandelstok of een rollator te gebruiken.

Hoofdstuk 91 . Osteomalacie en botverzachting

Osteomalacie is een aandoening die een duidelijke verzachting van de botten veroorzaakt. Dit komt meestal door het langdurige gebrek aan vitamine D, dat verantwoordelijk is voor het bevorderen van voldoende calcium- en fosforgehaltes in het lichaam. Dit kan gebogen benen veroorzaken tijdens de groei, botpijn en meer kansen op botbreuken, vooral die van de ribben, wervelkolom en benen. Bij kinderen wordt deze aandoening rachitis genoemd.

Voor meer informatie over dit onderwerp interviewen we Mario Vega Carbó, een specialist in endocrinologie, voeding en huisartsgeneeskunde, die werkt als endocrinoloog bij het Santa Fe Medical Center en het Vega & Vado Office.

Dokter Mario,

1. Wat is de oorzaak van osteomalacie?

Vitamine D is essentieel voor de normale vorming van botten en tanden en voor de opname van calcium en fosfor op darmniveau. Wanneer de juiste hoeveelheid van deze stof niet wordt ontvangen, of wanneer het lichaam moeite heeft het te gebruiken, kan dit osteomalacie veroorzaken.

365

Operaties die de maag of darm verwijderen, kunnen bijvoorbeeld problemen veroorzaken om vitamine D te absorberen. Coeliakie, sommige nier- en leverproblemen, reumatoïde artritis, tuberculose en bepaalde medicijnen om epileptische aanvallen te behandelen.

2. Hoe wordt vitamine D verkregen?

Deze stof kan op twee manieren worden verkregen: door blootstelling aan zonlicht of door voedsel te eten dat het bevat, zoals melk, eieren, vette vis, ontbijtgranen, vlees, brood, yoghurt en sinaasappelsap.

3. Wie heeft meer kans op Osteomalacia?

Mensen met een donkere huid, mensen die in geografische gebieden wonen met weinig blootstelling aan zonlicht, mensen die binnen blijven en mensen die zeer krachtige zonnebrandcrème gebruiken, lopen een groter risico om eraan te lijden. Ook mensen met lactose-intolerantie, mensen die geen zuivelproducten eten of drinken, vegetariërs en mensen die bepaalde anti- nvulserende en antiretrovirale geneesmiddelen gebruiken. Hetzelfde geldt voor mensen die lijden aan kanker, nierfalen en leverziekten.

4. Wat zijn uw belangrijkste symptomen?

Mensen met osteomalacie hebben meestal last van fracturen zonder een bepaalde oorzaak, spierzwakte, tintelingen van armen en benen en hand- en voetkrampen. Ook botpijn, vooral in de rug, bekken, heupen, benen en ribben.

5. Hoe wordt osteomalacie gedetecteerd?

Om uw symptomen te bevestigen, worden meestal fysieke en bloedtesten uitgevoerd om de vitamine D, creatinine, calcium, fosfaat, elektrolyten, alkalische fosfatase en bijschildklierhormoon te controleren. Röntgenfoto's kunnen ook nodig zijn om mogelijke fracturen en botverlies te detecteren en een biopsie om te zien of de botten verzachten.

6. Wat is uw behandeling?

De therapie zal proberen de oorzaken die het veroorzaken te verhelpen en de symptomen ervan te verlichten. In het algemeen zal worden gestreefd naar toevoeging van calcium, fosfor en vitamine D aan het dieet en, indien nodig, zullen orale supplementen worden toegediend. Anderzijds moeten nier- of leverziekten die het metabolisme beïnvloeden worden behandeld.

DEEL VI BIJNIEREN

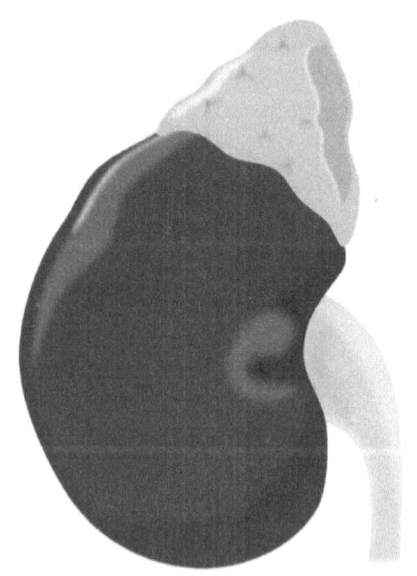

Hoofdstuk 92 . Lipotimieën en flauwvallen

Lipotimie staat bekend als plotseling bewustzijnsverlies als gevolg van een afname van de cerebrale bloedstroom. Dit omvat syncope, epileptische aanvallen en sommige epileptische aanvallen.

Tijdens de syncope treedt een tijdelijke flauwte op, met spontaan herstel en zonder verdere gevolgen. Hoewel het alarmerend kan zijn, heeft het over het algemeen geen grote gevolgen. In veel gevallen zijn er geen voorgevoelens en is het bewustzijnsverlies plotseling. Bij anderen kan er misselijkheid zijn, zich zwak voelen, wazig zien, bleke huid en kou.

Voor meer informatie over dit onderwerp interviewen we Mario Vega Carbó, een endocrinoloog met meer dan 20 jaar ervaring.

Dokter Mario,

1. Wat veroorzaakt een lipotimie?

Het wordt veroorzaakt door een afname van de bloedstroom van de hersenen. Dit kan te wijten zijn aan vermoeidheid; vermoeidheid; gebrek aan voedsel; een plotselinge indruk, vreugde of emotie; angst; de angst de koorts; uitdroging of overmatige hitte.

Andere mogelijke oorzaken zijn bloedafname, lage bloeddruk, ernstige pijn, kortademigheid, fobieën en alcohol- of drugsgebruik . In meer abrupte gevallen kan het een gevolg zijn van een hartprobleem, zoals aritmieën.

2. Wat zijn uw belangrijkste symptomen?

In sommige gevallen zijn er geen eerdere tekenen. In anderen kan er een gevoel van zwakte, bleekheid, koud zweten, wazig zien, zwakke pols, oppervlakkige ademhaling, misselijkheid en plotselinge val zijn.

Bij epileptische aanvallen kunnen ze worden voorafgegaan door abnormale gevoelloosheid en trillen van sommige delen van het lichaam, visuele hallucinaties en gedragsveranderingen.

3. Welke complicaties kan een lipotimie veroorzaken?

Flauwvallen heeft meestal geen gevolgen. De ongemakken kunnen voortkomen uit het gebied waarin ze optreden, bijvoorbeeld door de klap op de grond of andere objecten, of omdat ze zich voordoen terwijl de persoon rijdt of een ladder beklimt.

4. Wat te doen met flauwvallen?

Voor een lipotimie is het belangrijk om de persoon op een koele plaats te leggen met de benen omhoog, om de terugkeer van bloed naar de hersenen te vergemakkelijken. Je moet ook je kleren losmaken, hem meerdere keren vragen om te hoesten en diep ademhalen, door zijn neus ademen en deze door zijn mond verdrijven.

Wanneer u hersteld bent, moet u langzaam opstaan, indien mogelijk met de hulp van een andere persoon, en controleren of u stoten of verwondingen heeft.

Als de persoon niet bij bewustzijn komt, moet deze op een geventileerde plaats en aan de zijkant worden geplaatst om verdrinking bij braken te voorkomen. Als het koud is, kan er een deken op worden gelegd zodat deze niet afkoelt. Als het flauwvallen langer dan vijf minuten duurt, is het raadzaam om medische hulp te vragen.

5. Kan lipotimie worden voorkomen?

Om te voorkomen dat dit gebeurt, is het belangrijk om altijd goed gehydrateerd te blijven, vooral op warme dagen. Vermijd ook gesloten plaatsen en sterke emoties.

6. Met welke andere zorg moet rekening worden gehouden?

Zwangere vrouwen en 50-plussers moeten speciale aandacht besteden aan flauwvallen, omdat dit een symptoom kan zijn van een ernstiger probleem. In het geval van een persoon met diabetes, kan de oorzaak een plotselinge daling van de glucose zijn, dus moet u wat suikerhoudende frisdrank of een lepel honing of suiker geven.

Als er epileptische aanvallen zijn, kan dit een epileptische aanval zijn, een aandoening waarbij de activiteit van zenuwcellen in de hersenen wordt onderbroken. Voor haar moet de persoon op de vloer worden gelegd met een kussen op haar hoofd om te voorkomen dat ze wordt geraakt. Je moet ook je bril afzetten, je kleding losmaken en scherpe elementen of waarmee je kunt botsen verwijderen. In geen geval hoeft u voorwerpen in uw mond te steken of stevig vast te houden om bewegingen te voorkomen. Wanneer de crisis voorbij is, moet je hem op zijn kant laten rusten om te herstellen.

Hoofdstuk 93 . De ziekte van Addison en bijnierinsufficiëntie

De ziekte van Addison is een aandoening die optreedt wanneer de bijnieren niet voldoende hormonen produceren. Het is een zeldzame aandoening die iedereen van elke leeftijd kan treffen en, indien onbehandeld, tot de dood kan leiden. Meestal is de oorzaak een probleem met het immuunsysteem.

De bijnieren bevinden zich boven de nieren en zijn verantwoordelijk voor de productie van hormonen, zoals cortisol en aldosteron, die essentieel zijn voor het leven. Naast andere essentiële functies, laten deze normale groei toe en reguleren ze metabolisme, energieniveaus, bloeddruk en stressrespons.

Voor meer informatie over dit onderwerp interviewen we Mario Vega Carbó, een specialist in endocrinologie die momenteel werkt als endocrinoloog bij het Vega & Vado Office . .

Dokter Mario,

1. Wat veroorzaakt deze medische aandoening?

De ziekte van Addison is meestal te wijten aan een probleem met het immuunsysteem, dat ten onrechte zijn eigen weefsels aanvalt en de bijnieren beschadigt. Wanneer dit gebeurt, wordt dit primaire bijnierinsufficiëntie genoemd. Andere mogelijke oorzaken zijn sommige infecties zoals tuberculose of HIV, kanker of bloeding in de klieren.

Aan de andere kant produceert de hypofyse een hormoon genaamd adrenocorticotropine, dat de bijnierschors stimuleert om zijn hormonen te genereren. Wanneer het een tumor, ontsteking of operatie ondergaat, stopt het met de productie van hormonen, die ook het werk van de bijnieren beïnvloeden. Dit staat bekend als secundaire bijnierinsufficiëntie.

2. Wie loopt er meer risico om aan de ziekte van Addison te lijden?

Mensen met bepaalde ziekten, zoals chronische thyroiditis, hyperthyreoïdie, de ziekte van Graves, herpetiformis dermatitis, hypoparathyreoïdie, hypopituïtarisme, myasthenia gravis, pernicieuze anemie, testiculaire disfunctie, type 1 diabetes, vitiligo en genetische defecten hebben meer kans om hieraan te lijden.

3. Wat zijn uw belangrijkste symptomen?

De ziekte vordert meestal langzaam, zodat er aanvankelijk geen tekenen zijn. Naarmate het vordert, kan in geval van primaire bijnierinsufficiëntie chronische diarree, misselijkheid, braken, donker worden in sommige delen van de huid, uitdroging, buik- en spierpijn, duizeligheid bij het staan, lage bloeddruk, zwakte, extreme vermoeidheid , verlangen naar zout, prikkelbaarheid, depressie, flauwvallen en gewichtsverlies met verminderde eetlust.

De tekenen van secundaire bijnierinsufficiëntie zijn vergelijkbaar, hoewel ze eerder een lage bloedsuikerspiegel hebben en geen hyperpigmentatie, ernstige uitdroging en lage bloeddruk hebben.

4. Hoe wordt deze ziekte ontdekt?

Om een diagnose te stellen, is het noodzakelijk om lichamelijk onderzoek uit te voeren en de medische geschiedenis en de medicijnen die de patiënt gebruikt te analyseren. Bloed-, speeksel- en urinestudies worden meestal gedaan om hormoonspiegels en antilichamen met betrekking tot de ziekte te meten, en diagnostische beeldvormingstesten om afwijkingen in de hypofyse en bijnieren te detecteren.

Stimulatietesten met hormoon adrenocorticotropine en insuline-geïnduceerde hypoglykemie kunnen ook noodzakelijk zijn.

5. Wat is uw behandeling?

De therapie omvat meestal een vervanging van hormonen die niet worden geproduceerd, met corticosteroïden (hydrocortison, prednison, fludrocortisonacetaat) en mineralocorticoïden. Meestal moeten deze medicijnen levenslang worden ingenomen.

Bovendien moet de patiënt regelmatig worden gecontroleerd om de dosis aan te passen en in geval van infectie, letsel, chirurgie of stress kan het nodig zijn om de dosis te verhogen.

6. Welke andere complicaties kan de ziekte van Addison veroorzaken?

Mensen met de ziekte van Addison lopen een risico op een bijniercrisis, als gevolg van zeer lage cortisolspiegels in het bloed. Dit veroorzaakt diarree, braken, uitdroging en een daling van suiker in het lichaam die onmiddellijke aandacht vereisen.

Bovendien lijden mensen met deze medische aandoening meestal aan geassocieerde auto-immuunziekten, zoals diabetes, chronische thyroiditis, hypoparathyreoïdie, testiculaire insufficiëntie, pernicieuze anemie en hyperthyreoïdie.

7. Met welke andere aspecten moet tijdens deze ziekte rekening worden gehouden?

Het is belangrijk dat deze patiënten een armband of speciale kaart dragen die hun toestand aangeeft om anderen in noodsituaties te waarschuwen. Daar moet u de medicatie en de dosis vermelden die ze gebruiken.

Het wordt ook aanbevolen dat ze extra medicijnen op de werkplek, reistas of tas hebben, omdat het niet gevaarlijk is om de medicatie zelfs voor een enkele dag niet te gebruiken. Bovendien wordt hen geadviseerd om regelmatig controles uit te voeren en een kit bij zich te hebben met een noodinjectie met hydrocortison. Het moet onmiddellijk worden toegepast in geval van een bijniercrisis.

Hoofdstuk 94 . De bijniercrisis of acute bijnierinsufficiëntie

De bijniercrisis is een acuut tekort aan de hormonen die door de bijnieren worden geproduceerd, wat een kritieke situatie veroorzaakt die dringende behandeling vereist. Het treedt meestal op wanneer er onvoldoende cortisol is, het hormoon dat verantwoordelijk is voor het aanpassen van energieniveaus, bloeddruk, vasculaire functie, glucoseconcentraties, het immuunsysteem en de stressrespons, naast andere essentiële aspecten voor de gezondheid van het lichaam.

Mensen met de ziekte van Addison, aangeboren bijnierhyperplasie en andere aandoeningen van de schildklier kunnen een dergelijke crisis krijgen als ze niet goed worden behandeld, als ze stoppen met het nemen van de medicijnen of als ze te maken krijgen met stressvolle situaties. Wanneer dit gebeurt, dalen de bloeddruk en de bloedsuikerspiegel, terwijl de kaliumspiegel stijgt en zelfs de dood kan veroorzaken.

Voor meer informatie over dit onderwerp interviewen we Mario Vega Carbó, een specialist in endocrinologie met meer dan 20 jaar ervaring.

Dokter Mario,

1. Hoe ontstaat een bijniercrisis?

Deze situatie doet zich voor wanneer er een sterke vermindering is van de niveaus van hormonen die door de bijnieren in het lichaam worden geproduceerd. Dit gebeurt meestal wanneer mensen met de ziekte van Addison, aangeboren bijnierhyperplasie en andere soortgelijke aandoeningen plotseling stoppen met hormoonvervangingstherapie met corticosteroïden.

Het kan ook het gevolg zijn van massale bilaterale bloeding of plotselinge schade aan de bijnieren, of wanneer de bovengenoemde ziekten niet goed worden behandeld. In deze gevallen kan een infectie, uitdroging, een trauma, een stresssituatie of een operatie de crisis veroorzaken.

2. Wat zijn uw belangrijkste symptomen?

Mensen met acute bijnierinsufficiëntie meestal aanwezig met koorts, tachycardie, uitdroging, extreem lage bloeddruk, ademnood, suikerval, buikpijn, diarree, misselijkheid, braken, verlies van eetlust, duizeligheid, vermoeidheid, ernstige zwakte, verwarring en vermindering van niveau van bewustzijn Symptomen manifesteren zich snel en geleidelijk en vereisen onmiddellijke aandacht.

3. Wat is uw behandeling?

De therapie moet snel worden toegediend en bestaat uit het aanvullen van het vloeistofvolume in het bloed en het intraveneus toedienen van hydrocortison om de patiënt te stabiliseren. Veranderingen van ionen, zoals natrium en kalium, en bloeddruk moeten ook worden gecorrigeerd. Zodra de noodsituatie is opgelost, moeten de oorzaken die de crisis hebben veroorzaakt worden behandeld.

4. Welke aandoeningen kunnen een bijniercrisis veroorzaken?

Als het niet snel wordt behandeld, kan dit een schok veroorzaken waarbij het lichaam onvoldoende bloedstroom krijgt en de dood tot gevolg heeft.

5. Met welke andere aspecten moet rekening worden gehouden tijdens een acute bijnierinsufficiëntie?

Het is belangrijk dat patiënten met bijnierproblemen een armband of speciale kaart dragen die hun toestand aangeeft, om anderen in noodsituaties te waarschuwen. Daar moet u de medicatie en de dosis vermelden die ze gebruiken. Bovendien wordt hen geadviseerd om regelmatig controles uit te voeren en een kit bij zich te hebben met een noodinjectie met hydrocortison. Het moet onmiddellijk worden toegepast in geval van een bijniercrisis.

In geval van ziekte, voordat ze worden geopereerd of als ze erg gestrest zijn, wordt patiënten met de ziekte van Addison in het algemeen geadviseerd om de dosis van het glucocorticoïde medicijn tijdelijk te verhogen.

Hoofdstuk 95 . Cortisolvervanging: glucocorticoïden

Cortisol is een steroïde hormoon geproduceerd door de bijnieren, die essentiële functies in het lichaam vervult. Het past onder andere energieniveaus aan en is verantwoordelijk voor het verhogen van het bloedsuikergehalte; het metabolisme van vetten, eiwitten en koolhydraten; en de stressreactie.

Verschillende synthetische vormen van cortisol, bekend als corticosteroïden of glucocorticoïden, worden gebruikt om een breed scala aan verschillende ziekten te behandelen.

Voor meer informatie over dit onderwerp hebben we de Cubaanse arts Mario Vega Carbó, een specialist in klinische endocrinologie , geïnterviewd .

Dokter Mario,

1. Wat zijn glucocorticoïden en waarvoor worden ze gebruikt?

Glucocorticoïden zijn medicijnen die de effecten nabootsen van hormonen die het lichaam van nature in de bijnieren produceert en worden gekenmerkt door hun ontstekingsremmende, anti-allergische en immunosuppressieve kracht. In de endocrinologie worden ze gebruikt om cortisol-deficiëntie in hormoonvervangende therapieën te vervangen, om de

380

ziekte van Addison en andere gevallen van bijnierinsufficiëntie te behandelen.

Vanwege de brede reikwijdte worden ze ook gebruikt voor de bestrijding van verschillende aandoeningen, zoals artritis, astma, lupus, multiple sclerose, allergieën en andere huidaandoeningen en sommige soorten kanker. Bovendien worden ze ook gebruikt om afstoting van organen bij transplantatieontvangers te voorkomen.

Omdat het echter zeer krachtige medicijnen zijn die ernstige bijwerkingen kunnen veroorzaken, worden ze meestal voor korte tijd geïndiceerd.

2. Wat zijn de meest gebruikte glucocorticoïden?

Onder hen zijn beclomethason, budesonide, cortison, deflazacort, dexamethason, hydrocortison, methylprednisolon, prednison, prednisolon en triamcinolon. Vanwege zijn korte werking, lage kosten en lage incidentie van bijwerkingen, is prednison het meest voorgeschreven glucocorticoïde. Voor gevallen van bijnierinsufficiëntie heeft cortison of hydrocortisonacetaat echter de voorkeur, alleen prednison gebruiken wanneer deze niet beschikbaar zijn.

Aan de andere kant wordt voor perioperatieve en acute bijniercrisis het gebruik van injecteerbare hydrocortison aanbevolen volgens de behoefte van de patiënt.

3. Hoe worden deze medicijnen gegeven?

381

Ze komen in verschillende presentaties. Er zijn tabletten, capsules en siropen die oraal worden ingenomen en in het algemeen worden gebruikt om ontstekingen en pijnen te behandelen die gepaard gaan met chronische aandoeningen, zoals reumatoïde artritis en lupus.

In gevallen van cortisolhormoonvervanging wordt bij de behandeling van de ziekte van Addison en andere bijnierinsufficiëntie gewoonlijk een tablet gegeven om 7 of 8 uur 's ochtends en een halve tablet om 5 uur' s middags. Sommige patiënten kunnen echter hogere doses of frequenties nodig hebben, afhankelijk van de bloeddruk en kaliumspiegels, die normaal moeten zijn.

Aan de andere kant zijn er ook neusinhalatoren en sprays, die worden gebruikt voor astma en neusallergieën, en actuele crèmes en zalven die helpen bij het genezen van huidziekten.

Ondertussen worden glucocorticoïde-injecties gebruikt om spier- en gewrichtspijn te behandelen, en in gevallen van perioperatieve en bijniercrises, zoals ik eerder al zei.

4. Welke bijwerkingen kunnen deze medicijnen veroorzaken?

Orale glucocorticoïden, die het hele lichaam beïnvloeden en niet alleen het gebied waarvoor ze worden ingenomen, zijn degenen die de meeste bijwerkingen kunnen veroorzaken. Deze kunnen vochtretentie, hypertensie, stemmingswisselingen, glaucoom, geheugen- en gedragsproblemen, verwarring, gewichtstoename, staar, hyperglykemie, osteoporose, verhoogd risico op infecties, misselijkheid, spierzwakte, psychotische crises, dunne huid omvatten en langzamere wondgenezing.

Aan de andere kant kan het bij kinderen groeiproblemen veroorzaken.

Inademing kan ondertussen heesheid en schimmelinfecties in de mond veroorzaken, terwijl de onderwerpen dunne huid, rode huidletsels en acne kunnen veroorzaken.

Op hun beurt kunnen injectables hyperglycemie, roodheid van het gezicht, slapeloosheid, ernstige pijn en dunner worden en verlies van huidskleur in de buurt van de injectieplaats veroorzaken.

5. Hoe kunnen deze bijwerkingen worden beperkt?

De toediening van een enkele dosis, zelfs hoog, genereert meestal geen toxische problemen. Aan de andere kant veroorzaken behandelingen van minder dan een week meestal geen schade.

Bij langdurige behandelingen van meer dan twee weken, om bijwerkingen te verminderen, kunnen lagere concentraties of intermitterende doses worden getest en kunnen andere presentaties worden gekozen in plaats van orale. In deze gevallen wordt ook aanbevolen om calcium- en vitamine D-supplementen te nemen osteoporose. Daarnaast worden periodieke controles geadviseerd om mogelijke risico's te beoordelen.

Aan de andere kant moet dit bij het onderbreken van de toevoer geleidelijk en niet plotseling worden gedaan omdat het ernstige bijnierinsufficiëntie kan veroorzaken.

6. Wat zijn mineralocorticoïden?

Mineralocorticoïden zijn andere hormonen die worden afgescheiden door de bijnieren. Het belangrijkste is aldosteron, dat helpt de juiste hoeveelheid natrium in het lichaam te handhaven door de eliminatie ervan via urine, zweetklieren en de darm te reguleren. Bovendien neemt het deel aan de afscheiding van kalium en aan de verhoging van de bloeddruk.

7. Waarvoor worden synthetische mineralocorticoïden gebruikt?

Deze geneesmiddelen, zoals fludrocortison, worden gebruikt voor de behandeling van hormoonvervanging in geval van bijnierinsufficiëntie of bij congenitaal bijniersyndroom. Ze helpen de hoeveelheid natrium en vloeistoffen in het lichaam onder controle te houden en voorkomen dat grote hoeveelheden verloren gaan in de urine. Bovendien worden ze ook gebruikt om de bloeddruk te verhogen.

8. Hoe wordt fludrocortison toegediend?

Dit geneesmiddel wordt geleverd als een tablet om via de mond in te nemen.

9. Welke bijwerkingen kan het veroorzaken?

Het gebruik ervan kan maagklachten, braken, hoofdpijn, duizeligheid, slapeloosheid, agitatie, angst, acne, verhoogde haargroei en onregelmatige menstruatie veroorzaken. In ernstige gevallen kunnen er huiduitslag, problemen met het gezichtsvermogen en zwelling van het gezicht, benen of enkels zijn. Het kan ook depressie en verhoogde zelfmoordgedachten veroorzaken.

10. Met welke andere aspecten moet rekening worden gehouden bij het gebruik van deze medicijnen?

In geval van bijnierinsufficiëntie is het belangrijk dat deze patiënten een polsbandje of identificatiekaart dragen die hun toestand aangeeft, om anderen in noodsituaties te waarschuwen. Daar moet u de medicatie en de dosis vermelden die ze gebruiken.

Het wordt ook aanbevolen dat ze extra medicijnen op de werkplek, reistas of tas hebben, omdat het niet gevaarlijk is om de medicatie zelfs voor een enkele dag niet te gebruiken. Bovendien wordt hen geadviseerd om regelmatig controles uit te voeren om een crisis te voorkomen.

Hoofdstuk 96 . Auto-immuun polyglandulair syndroom

Auto-immuun polyglandulaire syndromen zijn een reeks aandoeningen waarbij twee of meer ziekten van het endocriene systeem voorkomen, geassocieerd met andere pathologieën van auto-immuun etiologie.

De meest voorkomende endocriene aandoeningen die binnen deze groepen optreden, zijn diabetes mellitus, bijnierinsufficiëntie, hyperthyreoïdie, hypothyreoïdie, hypoparathyreoïdie, Alopecia, Vitiligo en reumatische aandoeningen. Ondertussen zijn auto-immuunziekten meestal van cutane aard.

De associatie tussen de verschillende aandoeningen vertoont terugkerende patronen. Hierdoor konden Auto-immuun polyglandulaire syndromen worden ingedeeld in type I, II en III.

Voor meer informatie over dit onderwerp interviewen we Mario Vega Carbó, een endocrinoloog met meer dan 20 jaar ervaring.

Dokter Mario,

1. Wat is Auto-immuun polyglandulair syndroom type I?

Deze aandoening treedt meestal op in de kindertijd en heeft meestal hypoparathyreoïdie samen met mucocutane candidiasis in de mond. Deze schimmelinfectie is meestal chronisch en bestand tegen conventionele therapie. C ERCA adolescentie voegt nierfalen diagnose.

Dit syndroom is erfelijk en wordt veroorzaakt door de mutatie van een enkel auto-immuungen op chromosoom 21. Het kan onder andere afwijkingen in de tanden, chronische diarree en problemen in de botten, gewrichten, huid, nagels, nagels veroorzaken. eierstokken, testikels, ogen en andere inwendige organen.

Andere endocriene aandoeningen die zich kunnen manifesteren, zijn hypogonadisme en hypothyreoïdie. Zelden ook diabetes. Aan de andere kant ontwikkelt meer dan de helft van de vrouwen onder de 30 met deze ziekte ook primaire ovariële insufficiëntie.

2. Hoe is het auto-immuun polyglandulair syndroom type II?

Het begint op volwassen leeftijd en wordt gekenmerkt door de aanwezigheid van bijnierinsufficiëntie samen met een auto-immuun schildklieraandoening. Diabetes type 1 kan ook voorkomen, het is niet zeker wat de oorzaak is, maar er wordt aangenomen dat het verband houdt met een combinatie van genetische en omgevingsfactoren.

Dit syndroom komt vaker voor bij vrouwen dan bij mannen. Andere endocriene problemen zoals primair hypogonadisme, Myasthenia Gravis en coeliakie kunnen er ook aan worden toegevoegd.

3. Wat is Auto-immuun polyglandulair syndroom type III?

Dit type wordt gekenmerkt door een auto-immuun thyroiditis in combinatie met een andere aandoening, zoals diabetes type 1, pernicieuze anemie, vitiligo, myasthenia gravis of alopecia, naast andere mogelijkheden.

Het treft meestal vrouwen op middelbare leeftijd. De oorzaak is niet bekend, maar wordt naar schatting veroorzaakt door een auto-immuunziekte die is afgeleid van omgevings- en genetische factoren. In veel gevallen lijdt meer dan één lid van hetzelfde gezin.

4. Hoe worden deze syndromen behandeld?

Therapie voor auto-immuun polyglandulaire syndromen is gebaseerd op het aanpakken van elk van de endocriene aandoeningen die verschijnen. Over het algemeen is hormoonvervanging de steunpilaar van de behandeling.

In type I worden medicijnen ook gebruikt om candidiasis te behandelen . Bij deze infectie moeten recidieven in het spijsverteringskanaal worden gemonitord, omdat dit kanker van het epitheel kan veroorzaken.

Hoofdstuk 97 . Vitiligo. Verlies van huidskleur

Vitiligo is een degeneratieve huidziekte, die wordt gekenmerkt door depigmentatie van huidgebieden. Dit kleurverlies genereert witte vlekken van verschillende grootte en vorm, die elk deel van het lichaam kunnen beïnvloeden . Het is niet besmettelijk en de gevolgen zijn vooral esthetisch, omdat de textuur van de huid niet verandert.

Hoewel het een sterke erfelijke component heeft, lijkt het meestal geassocieerd met andere auto-immuunziekten, zoals coeliakie, diabetes, reumatoïde artritis of pernicieuze anemie. Ongeveer 2 % van de bevolking lijdt aan Vitiligo, wat vaak een psychologische en sociale impact op de patiënt heeft.

Voor meer informatie over dit onderwerp hebben we de Cubaanse arts Mario Vega Carbó, een specialist in klinische endocrinologie, geïnterviewd .

Dokter Mario,

1. Wat veroorzaakt Vitiligo?

Deze aandoening verschijnt wanneer de cellen die verantwoordelijk zijn voor pigmentatie, bekend als melanocyten, sterven of de productie van melanine opschorten. Hoewel de exacte oorzaak onbekend is, wordt aangenomen dat dit optreedt vanwege een

389

immuunprobleem, waarbij cellen in dit systeem per ongeluk melanocyten vernietigen.

Dit kan ook gebeuren als gevolg van zonnebrand, stress of blootstelling aan industriële chemicaliën.

2. Wie hebben er meer kans op?

Vitiligo kan op elke leeftijd verschijnen en er is een grotere neiging bij mensen met een familiegeschiedenis. Het beïnvloedt zowel mannen als vrouwen in gelijke mate.

Aan de andere kant hebben mensen die lijden aan hormonale veranderingen (zwangerschap, menopauze, stress), of die lijden aan diabetes, Addison of schildklieraandoeningen en pernicieuze anemie ook meer kans om hieraan te lijden.

3. Wat zijn uw symptomen?

Vitiligo wordt gekenmerkt door het verschijnen van gebieden met een andere kleur in het lichaam. Mensen met een donkere huid hebben meestal roze vlekken, terwijl mensen met een lichte huid wit zijn. Deze vlekken verschijnen meestal op het gezicht, handen, voeten, knieën en ellebogen. Ze kunnen ook voorkomen in de rug, romp, geslachtsdelen, armen en benen, hoewel minder frequent.

In sommige gevallen beïnvloedt het de binnenkant van de mond en neus, ogen en haar, die voortijdig wit of grijs worden op de hoofdhuid, wimpers, wenkbrauwen of baard.

4. Wat is uw behandeling?

Vitiligo is moeilijk te behandelen en kost tijd om concrete resultaten te tonen. Het gebruik van fototherapie en lasers kan helpen de huid te repigmenteren. Aan de andere kant kunnen bepaalde medicijnen met corticosteroïden, crèmes of immunosuppressieve zalven of actuele geneesmiddelen zoals methoxaleen de productie van melanine bevorderen.

In sommige gevallen kan een huidtransplantatie worden uitgevoerd vanuit een gebied dat niet wordt aangetast naar een ander gebied. Bovendien, kruiden zoals teunisbloemolie, de ginkgo biloba en aloë vera kan het uiterlijk van Vitiligo te verbeteren

Voor extreme situaties waarin de ziekte zich naar het grootste deel van het lichaam heeft verspreid, kan depigmentatie van niet-aangetaste gebieden worden uitgevoerd . Deze kleurverwijdering is permanent en de persoon zal extreem gevoelig zijn voor zonlicht.

5. Wat kunt u van deze therapie verwachten?

In veel gevallen slaagt de behandeling erin om de kleur van de aangetaste huid te herstellen. Het voorkomt echter niet het voortdurende verlies van pigmentatie of volledig de verspreiding ervan naar andere delen van het lichaam.

Aan de andere kant kunnen bepaalde speciale make-up je symptomen verbergen.

6. Welke andere aspecten moeten rekening houden met degenen die aan deze ziekte lijden?

Een gedepigmenteerde huid heeft geen natuurlijke bescherming en is meer blootgesteld aan de effecten van UV-stralen. Om ernstige brandwonden te voorkomen, wordt het aanbevolen om zonnebrandcrème of zonnebrandcrème met een factor boven de 30 te gebruiken, hoeden met een brede rand en kleding die het hele lichaam bedekt. Het is ook belangrijk om stress te voorkomen, wat in veel gevallen de symptomen van Vitiligo verhoogt en tatoeages die geen verband houden met de behandeling.

7. Welke andere complicaties kan deze ziekte veroorzaken?

Mensen met Vitiligo hebben meer kans op zonnebrand en huidkanker en oog- en oorproblemen. Aan de andere kant lijden degenen die aan deze factie lijden meestal aan een gebrek aan zelfrespect, schaamte en depressie vanwege de verandering in uiterlijk, dus het is raadzaam om de behandeling te vergezellen met psychologische en gezinsondersteuning.

Hoofdstuk 98 . Secundaire hypertensie Ziekten die het veroorzaken

Secundaire hypertensie is de hoge bloeddruk die wordt veroorzaakt door andere ziekten, zoals die welke de nieren, slagaders, het hart en het endocriene stelsel aantasten. Het verschilt van de basisschool, de meest voorkomende, en houdt verband met erfelijke problemen, slechte voeding, gebrek aan lichaamsbeweging en obesitas.

Bloeddruk is de kracht die wordt uitgeoefend door het bloed dat tegen de wanden van de slagaders circuleert. Wanneer het toeneemt, treedt hypertensie op, een aandoening waaraan een derde van de volwassen bevolking lijdt. Als het niet wordt behandeld, kan dit ernstige complicaties veroorzaken, zoals een hartaanval, beroerte en nier en visuele schade.

Voor meer informatie over dit onderwerp interviewen we Mario Vega Carbó, een endocrinoloog met meer dan 20 jaar ervaring.

Dokter Mario,

1. Wat zijn de symptomen van hoge bloeddruk?

Gewoonlijk heeft deze toestand geen symptomen en wordt deze gedetecteerd door metingen. In zeer ernstige gevallen kan hoofdpijn en pijn op de borst, misselijkheid, braken, neusbloedingen, zweten, wazig zien en verwarring optreden.

2. Wat veroorzaakt secundaire hypertensie?

Er zijn veel aandoeningen die het kunnen veroorzaken, vooral die verband houden met de nieren, slagaders, het hart en het endocriene systeem. De meest voorkomende zijn diabetes, cysten in de nieren, het syndroom van Cushing, tumoren in de bijnieren, schildklierproblemen, hyperparathyreoïdie, vernauwing van de aorta en slaapapneu.

Bovendien kan secundaire hypertensie verschijnen als gevolg van obesitas, zwangerschap of de consumptie van verschillende medicijnen, supplementen en illegale drugs.

3. Wie hebben er meer kans op?

Oudere mensen, zwaarlijvige mensen, mensen die last hebben van stress, mensen die overmatig alcohol drinken, rokers en mensen met een familiegeschiedenis hebben meer kans op hoge bloeddruk

4. Welke andere aandoeningen kunnen secundaire hypertensie veroorzaken?

Indien niet aangevinkt, kan dit de verharding en verdikking van de slagaders veroorzaken en een hartaanval of beroerte veroorzaken. Het kan ook een aneurysma, metabole stoornissen, hartfalen of verzwakte, verdikte of gebroken bloedvaten in de nieren of ogen genereren.

5. Hoe wordt het gediagnosticeerd?

De enige manier om het te detecteren is via de meting. Veel mensen kunnen het jarenlang hebben zonder het te weten. Wanneer de patiënt niet zwaarlijvig is, heeft hij geen familiegeschiedenis en verschijnt plotseling hoge bloeddruk, mogelijk is dit een secundaire hypertensie.

In dat geval worden bloed- en urinetests, echografie van de nieren, elektrocardiogram en andere onderzoeken uitgevoerd om de aandoening die het veroorzaakt te detecteren.

6. Wat is de behandeling van secundaire hypertensie?

Allereerst moet de ziekte die het veroorzaakt worden behandeld. Zodra dit is opgelost of geregeld, kan secundaire hypertensie normaliseren. Aan de andere kant zijn er specifieke medicijnen om een lage bloeddruk te handhaven, zoals thiazidediuretica, bètablokkers en angiotensine omzettend enzymremmers.

Meestal wordt een combinatie van medicijnen gebruikt voor de behandeling.

7. Welke andere aanbevelingen worden voor deze gevallen gegeven?

Net als bij primaire hypertensie kan een gezond leven leiden, sporten, veel drinken en goed eten helpen bij de behandeling.

In voedingsmiddelen wordt een dieet rijk aan fruit, groenten, volle granen en zuivelproducten aanbevolen en vermijd zout, verzadigde vetten en totale vetten. Kalium, aanwezig in aardappelen, spinazie en bananen, helpt de druk onder controle te houden. Het wordt ook aangeraden om een gezond gewicht te behouden, vitaminetekorten te corrigeren, alcohol te vermijden en te stoppen met roken.

Tot slot, om stress te beheersen, kunt u spierontspanningstechnieken oefenen, zoals yoga of meditatie.

Hoofdstuk 99 . Goedaardig en kwaadaardig bijnierincidoma

Een bijnierincidentaloom is een onverwachte tumor die voorkomt in een of beide bijnieren. Het is een steeds vaker voorkomende aandoening, die goedaardig of kwaadaardig (kankerachtig) kan zijn.

De bijnieren bevinden zich boven de nieren en zijn verantwoordelijk voor de productie van hormonen, zoals cortisol en aldosteron, die essentieel zijn voor het leven. Naast andere essentiële functies, laten deze normale groei toe en reguleren ze metabolisme, energieniveaus, bloeddruk en stressrespons. Bijnier Incidentaloma kan zich op elke leeftijd manifesteren, hoewel het vaker voorkomt bij kinderen jonger dan 5 jaar en volwassenen ouder dan 50. Anderzijds hebben mensen met diabetes, obesitas en hypertensie meer kans om hieraan te lijden.

Voor meer informatie over dit onderwerp interviewen we Mario Vega Carbó, een endocrinoloog met meer dan 20 jaar ervaring.

Dokter Mario,

1. Waarom is deze toestand "booming"?

Momenteel is het aantal incidenten dat tijdens echografie, computertomografie, magnetische resonantiebeeldvorming en scintigrafie terloops is ontdekt, toegenomen. Dit komt enerzijds door de grotere ontwikkeling en resolutie die de beeldvormingstests hebben bereikt en ook door de toenemende veroudering van de bevolking, waardoor de pathologieën toenemen.

2. Wat veroorzaakt een bijnierincidentaloma?

Sommige veroorzaken dat de bijnieren te veel hormonen produceren en wat een actieve functionele tumor wordt genoemd. Dit kan worden veroorzaakt door verschillende aandoeningen zoals het syndroom van Cushing, hyperaldosteronisme, aangeboren bijnierhyperplasie of een feochromocytoom. Aan de andere kant, wanneer het indicentaloma geen overmatige hormoonproductie veroorzaakt, wordt het een niet-functionele tumor genoemd. In deze gevallen kan het een adenoom, een kanker of een cyste in of buiten de klieren zijn.

3. Hoe wordt het gediagnosticeerd?

Zoals ik al zei, worden dit soort tumoren meestal toevallig ontdekt tijdens een beeldvormende test om een andere aandoening te onderzoeken. Eenmaal gevonden, analyseren ze meestal de medische geschiedenis van de patiënt en voeren ze fysieke onderzoeken en bloed- en urinetests uit om de hormoonspiegels te meten en de oorzaken ervan te identificeren.

4. Wat zijn uw symptomen?

Symptomen variëren afhankelijk van of de tumor functioneel is of niet. Als er een teveel aan hormonen is, kan de patiënt gewichtsverlies, obesitas in het midden- en bovenlichaam, paarse strepen, dunne en fragiele huid, acne, spierzwakte, hoge bloeddruk en verhoogde bloedsuiker hebben.

Aan de andere kant kan het bij vrouwen hirsutisme (overmatige ontwikkeling van lichaamshaar) en onregelmatige of niet-bestaande menstruaties veroorzaken, en bij mannen een verminderd libido en vruchtbaarheid en erectiele diffusie. Bovendien kunnen patiënten last hebben van depressie, angst, prikkelbaarheid, zweten en slaapstoornissen.

5. Wat is de behandeling voor bijnierincidentaloma?

Ongeveer 85 % van deze tumoren is niet functioneel en vereist mogelijk geen behandeling. Alleen uw periodieke controle. In sommige gevallen is radiotherapie, chemotherapie of chirurgie nodig om de tumor of een of beide bijnieren te verwijderen. Ook behandeling om hormonale niveaus te normaliseren.

Kanker in de bijnieren is zeer zeldzaam en de behandeling ervan kan worden gebruikt om de progressie uit te stellen. Hoewel het meestal erg agressief is, is er een mogelijkheid tot genezing als het op tijd wordt ontdekt.

6. Welke andere aspecten worden aanbevolen om te overwegen?

In het geval van een kwaadaardige tumor, wordt het aanbevolen om psychologische ondersteuning en deelname aan therapeutische groepen te zoeken met mensen die aan dezelfde ziekte lijden, om de angst, angst en stress te behandelen die de ziekte kan veroorzaken.

Hoofdstuk 100 . Hypercortisolisme of Cushing-syndroom

Het syndroom van Cushing is een aandoening die wordt veroorzaakt door langdurige blootstelling aan overtollig cortisol, geproduceerd door de bijnieren die zich in het bovenste deel van de nieren bevinden.

Dit hormoon is verantwoordelijk voor het aanpassen van energieniveaus, bloeddruk, vasculaire functie, glucoseconcentraties, het immuunsysteem en de reactie op stress, onder andere functies die essentieel zijn voor de gezondheid van het lichaam. De oorzaak van deze aandoening kan te wijten zijn aan een goedaardige tumor in de hypofyse of chronisch gebruik van glucocorticoïden en andere medicijnen om ontstekingsziekten te behandelen , zoals astma en reumatoïde artritis . Bovendien kan het worden veroorzaakt door afwijkingen in de bijnieren.

Het syndroom van Cushing, ook bekend als hypercortisolisme, is een zeldzame aandoening die voorkomt bij minder dan 40 mensen per miljoen inwoners.

Voor meer informatie over dit onderwerp interviewen we Mario Vega Carbó, een specialist in endocrinologie met meer dan 20 jaar ervaring.

Dokter Mario,

1. Wat zijn de symptomen van deze aandoening?

400

De gebruikelijke tekenen van het Cushing-syndroom zijn obesitas in het midden en bovenlichaam, waardoor een soort dikke bult ontstaat tussen de schouders en het afgeronde en rode gezicht. Andere symptomen zijn dunne armen en benen, paarse strepen , dunne, fragiele huid, langzaam herstel van snijwonden en gemakkelijk blauwe plekken.

2. Hoe wordt het gediagnosticeerd?

Over het algemeen kan het moeilijk zijn om hypercortisolisme te detecteren, omdat de symptomen vergelijkbaar zijn met andere ziekten, zoals obesitas en metabole syndromen.

Om een diagnose te stellen, is het noodzakelijk om lichamelijk onderzoek uit te voeren en de medische geschiedenis en de medicijnen die de patiënt gebruikt te analyseren. Bovendien worden bloed-, speeksel- en urinestudies meestal gedaan om de hormoonspiegels te meten en diagnostische beeldvormingstesten om afwijkingen in de hypofyse en de bijnieren te detecteren. Het is ook raadzaam om de dikte van de huidplooi te meten .

3. Wat is de behandeling voor hypercortisolisme?

De therapie hangt af van wat de overtollige cortisol in het lichaam veroorzaakt. Als de reden bijvoorbeeld een tumor is, kunnen chirurgie, radiotherapie en andere behandelingen nodig zijn. Aan de andere kant, als het probleem wordt veroorzaakt door een medicijn, kan de dosis worden verlaagd of worden gewijzigd in een soortgelijke die deze symptomen niet veroorzaakt.

401

Aan de andere kant zijn er verschillende geneesmiddelen om de overmatige productie van cortisol te beheersen, waaronder ketoconazol, mitotaan, methirapon, pasireotide en mifepriston.

4. Hebben deze medicijnen bijwerkingen?

Ja, deze medicijnen kunnen vermoeidheid, misselijkheid, braken, diarree, hoofdpijn en buikpijn, spierpijn, hoge bloeddruk, lage kalium en zwelling veroorzaken. Bijwerkingen komen vrij vaak voor.

5. Welke andere gezondheidsproblemen kan deze aandoening veroorzaken?

Cushing-syndroom kan leiden tot een afname van botmassa, hoge bloeddruk, verhoogde bloedsuikerspiegel, overmatig plassen, frequente infecties, wervelfracturen, acne en obesitas.

Aan de andere kant kan het bij vrouwen hirsutisme (overmatige ontwikkeling van lichaamshaar) en onregelmatige of niet-bestaande menstruaties veroorzaken, en bij mannen een verminderd libido en vruchtbaarheid en erectiele diffusie.

Bovendien kunnen patiënten met deze medische aandoening lijden aan depressie, angst, prikkelbaarheid, slapeloosheid, cognitieve problemen, hallucinaties en paranoïde symptomen.

6. Welke invloed hebben corticosteroïde medicijnen ?

In veel gevallen kan hypercortisolisme te wijten zijn aan het langdurig innemen van hoge corticosteroïden.

Deze medicijnen, zoals prednison, hebben hetzelfde effect op het lichaam als cortisol en worden gebruikt om ontstekingsaandoeningen zoals reumatoïde artritis, lupus en astma te behandelen of om te voorkomen dat het lichaam een orgaantransplantatie afwijst. Over het algemeen is het minder waarschijnlijk dat steroïden die worden ingeademd of die in crèmes zitten, het syndroom van Cushing veroorzaken dan orale toediening.

7. Is het Cushing-syndroom erfelijk?

Zeer zelden erven mensen de neiging om te lijden aan tumoren in hun endocriene klieren, die cortisolspiegels beïnvloeden en hypercortisolisme veroorzaken.

8. Wat zijn de gebruikelijke resultaten van uw behandeling?

Over het algemeen is de prognose goed als de cortisolproductie in het lichaam is genormaliseerd. In sommige gevallen hebben patiënten echter meer de neiging tot obesitas, osteoporose en depressie dan de normale populatie.

Hoofdstuk 101 . Pheochromocytoom en verhoogde bloeddruk

Pheochromocytoma is een tumor in de bijnieren, die meestal niet-kankerachtig (goedaardig) is. Het stimuleert de overdreven secretie van epinefrine en noradrenaline, twee hormonen die de hartslag, het metabolisme en de bloeddruk regelen.

Als het niet wordt behandeld, kan dit ernstige schade aan andere lichaamssystemen veroorzaken, met name het cardiovasculaire systeem, de hersenen en de nieren. Verwijdering van het feochromocytoom door een operatie zorgt er meestal voor dat de bloeddruk weer normaal wordt.

Voor meer informatie over dit onderwerp interviewen we Mario Vega Carbó, een endocrinoloog, voedingsdeskundige en meester in een bevredigende levensduur met meer dan 20 jaar ervaring.

Dokter Mario,

1. Wat veroorzaakt een feochromocytoom?

De oorzaken waarvoor deze tumor verschijnt, zijn niet bekend, maar in het algemeen ontwikkelt deze zich in het midden van een of beide bijnieren, in cellen die feochromocyten worden genoemd. Deze geven bepaalde hormonen af, zoals epinefrine en noradrenaline, die helpen bij het regelen van vele lichaamsfuncties, zoals hartslag, bloeddruk en bloedsuiker.

Het verschijnen van een feochromocytoom veroorzaakt een onregelmatige en overmatige afgifte van deze hormonen, wat een verhoging van de bloeddruk genereert.

2. Wie loopt er meer risico om eraan te lijden?

Pheochromocytoom kan op elke leeftijd voorkomen, maar komt vaker voor bij mensen tussen de 20 en 50 jaar oud. In enkele gevallen verschijnt de aandoening in verschillende familieleden.

Degenen die aandoeningen hebben geërfd zoals multiple endocriene neoplasie type II, de ziekte van Hippel-Lindau, neurofibromatosis 1 en paraganglioomsyndromen hebben een hoger risico op het ontwikkelen van deze tumoren.

3. Wat zijn uw belangrijkste symptomen?

Naast een verhoging van de bloeddruk, kan de persoon hoofdpijn, ernstig zweten, hartkloppingen, tremor, kortademigheid en extreme bleekheid ervaren. Over het algemeen treden deze symptomen op in de vorm van afleveringen wanneer de tumor hormonen afgeeft en deze enkele minuten kan duren of langer kan duren.

Ze kunnen ook worden veroorzaakt door situaties van angst of stress, fysieke inspanning of de consumptie van bepaalde voedingsmiddelen, medicijnen of stimulerende middelen. Naarmate het feochromocytoom groeit, nemen de aanvallen toe in frequentie, duur en ernst.

4. Hoe wordt feochromocytoom gedetecteerd?

Voor de diagnose worden meestal fysieke, bloed- en urinetests en verschillende beeldvormingstests uitgevoerd. Deze kunnen computertomografie, scintigrafie en magnetische resonantiebeeldvorming van de buik omvatten; bijnierbiopsie; en analyse van catecholamines, glucose en plasmamethanefrine.

Bovendien kan een genetische analyse ook nodig zijn om te bepalen of de tumor verband houdt met een erfelijke aandoening.

In veel gevallen wordt het feochromocytoom toevallig aangetroffen tijdens onderzoeken die om andere redenen worden uitgevoerd.

5. Wat is uw behandeling?

De meest voorkomende therapie is het verwijderen van feochromocytoom door een operatie. Voordat u het uitvoert, is het noodzakelijk om de bloeddruk en de pols van de patiënt te stabiliseren met medicijnen. Na de interventie keren de niveaus van de hormonen noradrenaline en epinefrine over het algemeen weer normaal.

Andere behandelingsopties zijn radiotherapie, chemotherapie en gerichte therapie, waarbij stoffen worden gebruikt om kankercellen te identificeren en aan te vallen, zonder gezonde cellen te schaden.

6. Welke andere complicaties kan feochromocytoom veroorzaken?

Indien onbehandeld, kan de hoge bloeddruk veroorzaakt door deze tumor verschillende organen beschadigen en hartaandoeningen, beroerte, nierfalen, ademhalingsmoeilijkheden en schade aan de oogzenuwen veroorzaken.

Aan de andere kant is het feochromocytoom zelden kwaadaardig en verspreiden kankercellen zich naar andere delen van het lichaam en veroorzaken metastase.

Hoofdstuk 102 . Primair hyperaldosteronisme en bloeddruk

Primair hyperaldosteronisme is een hormonale aandoening waarbij de bijnieren een overmatige hoeveelheid aldosteron in het bloed produceren. Het is te wijten aan een niet-kankerachtige (goedaardige) tumor in de klieren.

Aldosteron is een hormoon dat helpt de juiste hoeveelheid natrium en kalium in het lichaam te handhaven door de eliminatie ervan in de urine, zweetklieren en darmen te reguleren.

Primair hyperaldosteronisme veroorzaakt een verlies van kalium en een teveel aan natrium, wat een vochtretentie veroorzaakt die het bloedvolume en de bloeddruk verhoogt.

Voor meer informatie over deze aandoening hebben we Dr. Mario Vega Carbó, een specialist in endocrinologie, geraadpleegd die momenteel werkt bij het Vega & Vado-kantoor.

Dokter Mario,

1. Wat zijn de oorzaken van primair hyperaldosteronisme?

Dit komt meestal door een niet-kankerachtige (goedaardige) tumor in de bijnieren, bekend als het

Conn-syndroom. Het kan ook het gevolg zijn van hyperactiviteit van beide klieren en, in zeldzame gevallen, een knobbeltje of erfelijk aldosteronisme.

2. Wat zijn uw belangrijkste symptomen?

De meest voorkomende symptomen zijn hoge bloeddruk, laag kaliumniveau, vermoeidheid, hoofdpijn, gevoelloosheid en spierzwakte.

3. Wie loopt er meer risico om eraan te lijden?

Primair hyperaldosteronisme komt vaker voor bij mensen van 30 tot 50 jaar oud. Degenen met een familiegeschiedenis van hoge bloeddruk, zwaarlijvigen, mensen met een zittende levensstijl, rokers en mensen die veel alcohol consumeren, hebben meer kans om hieraan te lijden.

4. Hoe wordt deze aandoening ontdekt?

Een lichamelijk onderzoek, een CT-scan van de buik, echografie in de nieren worden meestal gedaan en de niveaus van aldosteron, renine, natrium en kalium in het bloed en urine worden gemeten. Aldosteron-metingen kunnen studies van zoutoplossinginfusie en fludrocortisononderdrukking omvatten.

In sommige gevallen kan bemonstering van de bijnier ook nodig zijn om te controleren welke van de twee klieren teveel aldosteron produceert.

5. Wat is uw behandeling?

Therapie voor primair hyperaldosteronisme omvat medicijnen, veranderingen in levensstijl en chirurgie.

De eerste optie is om de medische aandoening te behandelen met medicijnen en met een gezond dieet. Medicijnen die de werking van aldosteron blokkeren, zoals spironolacton, kunnen worden voorgeschreven, terwijl diuretica de vochtophoping in het lichaam helpen verbeteren.

In sommige gevallen kan het verwijderen van de tumor of klier de symptomen beheersen. Als de bloeddruk aanhoudt, is het nodig om een medicijn te nemen om het te verhelpen.

6. Met welke andere aspecten moet rekening worden gehouden?

Bloeddrukmedicijnen zijn effectiever in combinatie met een gezonde levensstijl. Dit omvat het beheersen van het gewicht en het eten van een uitgebalanceerd natriumarm dieet, het vermijden van kruiden en het elimineren van zout en het toevoegen van meer fruit, groenten, magere eiwitten en volle granen.

Doe ook de meeste dagen minstens 30 minuten aan lichamelijke activiteit en vermijd roken en alcohol en overmatige cafeïne.

7. Welke complicaties kunnen primair hyperaldosteronisme veroorzaken ?

Deze medische aandoening genereert een zeer hoge bloeddruk, die veel organen kan beschadigen, met name de nieren, ogen, hart en hersenen. Enkele van de mogelijke complicaties zijn een hartaanval, beroerte, nierfalen en vroegtijdige dood.

Aan de andere kant kunnen lage natriumspiegels zwakte, aritmieën, spierkrampen en overmatige dorst en plassen veroorzaken. Bovendien kan langdurig gebruik van medicijnen om primair hyperaldosteronisme te beheersen bij mannen erectie- en gynaecomastieproblemen veroorzaken.

Hoofdstuk 103 . Carcinoïde syndroom

Carcinoïdesyndroom wordt een reeks symptomen genoemd die gepaard gaan met tumoren die dezelfde naam dragen en die de dunne darm, dikke darm, appendix, rectum en longen beïnvloeden. Dit is een zeldzame en meestal langzaam groeiende aandoening.

Carcinoïde tumoren scheiden een grote hoeveelheid van het hormoon serotonine en andere stoffen af, waardoor bloedvaten verwijden en het syndroom verschijnt. De symptomen manifesteren zich meestal alleen in de laatste stadia van de ziekte. De meest voorkomende zijn diarree en roodheid van de huid.

Voor meer informatie over dit onderwerp interviewen we Mario Vega Carbó, een endocrinoloog met meer dan 20 jaar ervaring.

Dokter Mario,

1. Hoe wordt deze aandoening vastgesteld?

In de meeste gevallen worden carcinoïde tumoren gedetecteerd wanneer studies om andere redenen worden uitgevoerd, zoals tijdens een buikoperatie.

Om de diagnose te bevestigen, worden bloed- en urinetests, computertomografie en magnetische resonantiebeeldvorming van de borst en buik, echografie en scintigrafie uitgevoerd. Slechts een klein percentage carcinoïde tumoren scheidt de

412

chemicaliën af die het syndroom veroorzaken, dus het komt in zeer weinig gevallen voor (tussen 5 en 8 %). Wanneer dit gebeurt, is dit meestal omdat de ziekte zich heeft verspreid naar de lever of long.

2. Wat zijn de belangrijkste tekenen van het syndroom?

Het meest voorkomende symptoom is de verwijding van kleine bloedvaten op het oppervlak van de huid, voornamelijk op het gezicht, nek en bovenborst. Deze roodheid kan zonder reden verschijnen of optreden als gevolg van stress, lichamelijke activiteit of alcoholgebruik. Het kan kort zijn of uren duren, meestal vergezeld van hartkloppingen.

Andere symptomen zijn ademhalingsmoeilijkheden, diarree, verwondingen aan het gezicht, buikkrampen, misselijkheid, braken en hartproblemen, zoals tachycardie of hoge of lage bloeddruk.

3. Hoe wordt deze aandoening behandeld?

De behandeling voor het Carcinoïde syndroom is hetzelfde als voor kanker, samen met bepaalde specifieke medicijnen om uw symptomen te beheersen. Meestal is het eerste wat wordt gedaan een operatie om de tumor te verwijderen.

Dit kan gepaard gaan met medicijnen die de secretie van hormonen blokkeren die door kankercellen worden geproduceerd, waardoor hun tekenen worden verminderd en het immuunsysteem wordt versterkt. Therapie kan ook chemotherapie omvatten en het verwijderen van kankercellen in de lever met koude of warmte.

413

Aan de andere kant, in geavanceerde gevallen waarin de tumor niet chirurgisch kan worden verwijderd, worden octreotide- of lanreotide-injecties toegepast om het te behandelen en om de symptomen van het syndroom te verminderen.

4. Wat is de verwachting van deze therapie?

De prognose hangt af van waar de tumor is en de mate van vooruitgang. Als het vroeg wordt gediagnosticeerd, is de behandeling meestal effectief.

In gevallen van patiënten die zich presenteren met het Carcinoïde syndroom, is de tumor meestal vergevorderd en heeft deze zich verspreid naar de lever, wat de overlevingskans vermindert.

5. Welke andere complicaties kan deze ziekte veroorzaken?

Deze aandoening kan leiden tot verhoogde valpartijen en verwondingen als gevolg van lage bloeddruk, obstructie en gastro-intestinale bloedingen en verdikking van de hartkleppen, wat hartaandoeningen veroorzaakt. Dit laatste kan vermoeidheid en ademhalingsmoeilijkheden veroorzaken tijdens lichamelijke activiteit.

Aan de andere kant kan blootstelling aan bepaalde triggers, zoals anesthesie die tijdens een operatie wordt gebruikt, een carcinoïde-crisis veroorzaken. Dit wordt gekenmerkt door ernstige episodes van roodheid, lage bloeddruk die hypotensie en ademhalingsproblemen veroorzaakt. Het kan dodelijk zijn.

6. Welke andere zorg moeten deze patiënten nemen?

Mensen met het Carcinoïde syndroom moeten alcohol, hartige voedingsmiddelen en voedingsmiddelen die rijk zijn aan tyramine (volwassen kaas, noten, kippenlever, chocolade, rode wijn en bepaalde vis) vermijden, omdat deze hun symptomen kunnen veroorzaken. Hetzelfde geldt voor sommige medicijnen, zoals Prozac, die het serotoninegehalte kunnen verhogen.

Het is ook handig om te proberen stressvolle situaties te voorkomen, goed te rusten en een vitaminesupplement te nemen om de effecten van diarree tegen te gaan.

Ten slotte wordt aanbevolen dat ze een gezonde levensstijl leiden en, indien nodig, psychologische ondersteuning zoeken om beter met de ziekte om te gaan.

Hoofdstuk 104 . Meervoudige endocriene neoplasie

Meervoudige endocriene neoplasie omvat een reeks zeldzame erfelijke aandoeningen, waarbij verschillende endocriene klieren overmatig groeien of goedaardige of kwaadaardige tumoren hebben. Ze worden veroorzaakt door genetische mutaties, die meestal de hele familiegroep treffen. Uw symptomen, die variëren afhankelijk van de aangetaste klieren, kunnen op elke leeftijd voorkomen.

Over het algemeen produceert multiple endocriene neoplasie een overproductie van hormonen die moeten worden behandeld. Er zijn drie klassen: type 1, type 2A en type 2B.

Voor meer informatie over dit onderwerp interviewen we Mario Vega Carbó, een endocrinoloog met meer dan 20 jaar ervaring.

Dokter Mario,

1. Wat is multiple endocriene neoplasie type 1?

Deze klasse wordt gekenmerkt door de aanwezigheid van tumoren of door de hyperactiviteit van twee of meer klieren, waaronder meestal de alvleesklier, bijschildklier en hypofyse. Tumoren zijn meestal goedaardig en veroorzaken overmatige secretie van hormonen. Wanneer het in parathyroïden voorkomt , kan het de calciumspiegel in het bloed verhogen en nierstenen veroorzaken.

Wanneer het in de alvleesklier verschijnt, veroorzaakt het een teveel aan gastrine en kan het een overproductie van maagzuur veroorzaken en maagzweren vormen.

Ondertussen, als het zich ontwikkelt in de hypofyse, kan het een toename van prolactine of groeihormoon veroorzaken en menstruele afwijkingen, galactorroe, gebrek aan Libië, acromegalie en erectiestoornissen veroorzaken.

2. Hoe is multiple endocriene neoplasie type 2A?

Deze klasse wordt gekenmerkt door de aanwezigheid van tumoren of door de hyperactiviteit van twee of meer klieren, waaronder meestal de schildklier , bijschildklier en de bijnieren. In de meeste gevallen ontwikkelt zich schildkliermedullair carcinoom en het verschijnen van feochromocytomen die hypertensie veroorzaken, is ook gebruikelijk.

Bij sommige patiënten worden obstructies in de dikke darm en een jeukende huidziekte bekend als cutane amyloïde korstmos waargenomen.

3. Wat is multiple endocriene neoplasie type 2B?

Deze klasse wordt gekenmerkt door het verschijnen van medullaire schildklierkanker, parathyroïde hyperplasie, adenomen, feochromocytomen en zenuwceltumoren in de slijmvliezen of andere plaatsen. In sommige gevallen hebben patiënten met deze ziekte geen familiegeschiedenis met deze aandoening, maar het is het resultaat van een nieuwe genetische mutatie.

Vanwege goedaardige tumoren in de slijmvliezen kunnen de lippen en oogleden dik lijken. Neuromen kunnen ook verschijnen op de tong, de binnenkant van de mond en de ogen.

Deze patiënten hebben vaak een slank lichaam, met dunne armen en benen. Veranderingen in de wervelkolom en afwijkingen in de botten van de schedel komen ook vaak voor.

4. Hoe wordt meervoudige endocriene neoplasie vastgesteld?

Genetische tests worden meestal uitgevoerd en hormonale niveaus worden gemeten via bloed- en urinetests. In sommige gevallen kunnen beeldvormende onderzoeken ook nodig zijn om de locatie van de tumoren te bepalen.

5. Wat is uw behandeling?

Het neoplasma zelf is niet te genezen, dus de therapie is gericht op het oplossen van de veranderingen die worden gegenereerd in elk van de getroffen klieren afzonderlijk. In het geval van tumoren kunnen ze worden verwijderd door een operatie. Aan de andere kant worden hormonale onevenwichtigheden behandeld met medicijnen.

Als het neoplasma van het type 2A of 2B is, wordt in veel gevallen een preventieve verwijdering van de schildklier uitgevoerd om het optreden van een schildkliermedullair carcinoom te voorkomen, dat fataal kan zijn. Na de operatie moet u schildklierhormoon levenslang gebruiken.

6. Welke andere complicaties kan deze ziekte veroorzaken?

Complicaties hangen grotendeels af van welke klieren worden beïnvloed. In veel gevallen kunnen de tumoren opnieuw verschijnen. Daarom zijn regelmatige controles essentieel.

Hoofdstuk 105 . Goedaardige en kwaadaardige neuro-endocriene tumoren

Neuro-endocriene tumoren zijn abnormale knobbels die afkomstig zijn van neuro-endocriene cellen, die verantwoordelijk zijn voor de productie van hormonen. Ze zijn zeldzaam en komen meestal voor in de longen, appendix, dunne darm, rectum en alvleesklier. Ze kunnen ook voorkomen in de schildklier, bijschildklier, bijnieren en hypofyse en andere organen zoals de nier, blaas en prostaat.

Neuro-endocriene tumoren groeien meestal langzaam, hoewel ze zich ook agressief kunnen ontwikkelen en zich naar andere delen van het lichaam kunnen verspreiden.

Voor meer informatie over deze aandoening hebben we Dr. Mario Vega Carbó, een specialist in endocrinologie, geraadpleegd die momenteel werkt bij het Vega & Vado-kantoor.

Dokter Mario,

1. Wat zijn de belangrijkste symptomen van neuro-endocriene tumoren?

Veel mensen hebben geen tekenen en de ziekte kan jaren onopgemerkt blijven of terloops worden opgespoord. Wanneer er symptomen zijn, variëren deze afhankelijk van de locatie van de tumor. De meest voorkomende zijn roodheid van de huid, diarree, zweten, buikpijn en variatie in bloedglucosewaarden. Meestal verschijnen de tekenen wanneer de tumor een overdreven uitwerking van bepaalde hormonen genereert.

2. Wat zijn de meest voorkomende neuro-endocriene tumoren?

Deze omvatten carcinoïde tumoren, medullaire schildklierkanker, feochromocytomen, insulinomen, neuro-endocrien carcinoom van de huid, bijnierkanker, kleincellige longkanker en grootcellige carcinoïde tumor.

3. Wie loopt meer risico ze te lijden?

Neuro-endocriene tumoren komen voor bij zowel mannen als vrouwen, meestal rond de 50 jaar.

Hoewel ze meestal niet worden geassocieerd met een erfelijke genetische mutatie, verschijnen ze in enkele gevallen naast andere familiesyndromen, zoals Multiple Endocriene Neoplasie type 1.

Bovendien lopen mensen met diabetes mellitus of maagziekten en rokers meer risico om eraan te lijden.

4. Wat is uw behandeling?

De therapie hangt af van het type tumor, de locatie, of het de hormoonproductie beïnvloedt en of het zich heeft verspreid naar andere delen van het lichaam. Sommige behandelingen kunnen chirurgie, radiotherapie, chemotherapie en gerichte therapie omvatten. Ook het gebruik van bepaalde medicijnen om de groei en verspreiding van de tumor te voorkomen of om de secretie van hormonen die door

421

kankercellen worden geproduceerd, te blokkeren . Dit helpt hun tekenen te verminderen en het immuunsysteem te versterken.

Voor mensen met kanker die zich naar de lever hebben verspreid, kan transplantatie een optie zijn.

5. Welke andere zorg moeten deze patiënten nemen?

Deze tumoren kunnen langzaam groeien en kunnen metabolische en voedingsproblemen veroorzaken die verband houden met overproductie van hormonen, metastase of bijwerkingen van de behandeling. Daarom zijn regelmatige controles belangrijk.

Het is ook handig dat deze patiënten stressvolle situaties proberen te vermijden, waarvoor het gebruik van ontspanningstechnieken zoals yoga of meditatie wordt geadviseerd. Bovendien wordt aanbevolen dat ze een gezond leven leiden; mogen ze goed rusten; die lichte fysieke activiteit uitvoeren, zoals gymnastiek, Pilates of dagelijkse wandelingen; en dat ze een vitaminesupplement nemen om eventuele diarree tegen te gaan.

6. Met welke andere aspecten moet tijdens de ziekte rekening worden gehouden?

In het geval van een kwaadaardige tumor, wordt het aanbevolen om psychologische ondersteuning en deelname aan therapeutische groepen te zoeken met mensen die aan dezelfde ziekte lijden, om de angst, angst en stress te behandelen die kunnen veroorzaken.

Deel VII HYPOTHALAMUS EN HYPOFYSE

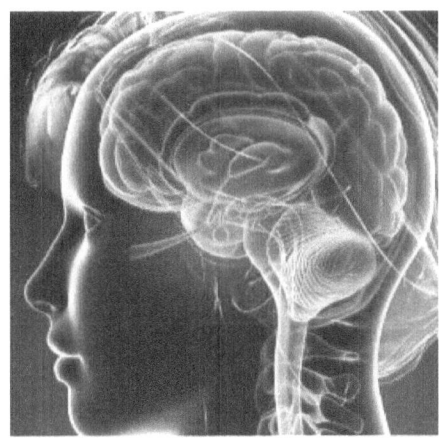

Hoofdstuk 106 . Syndroom van ongepaste anti-diuretische hormoonafscheiding

Het syndroom van ongepaste anti-diuretische hormoonafscheiding (SSIHA) is een aandoening waarbij het lichaam te veel van deze stof aanmaakt.

Het antidiuretisch hormoon wordt in de hypothalamus gegenereerd en helpt de nieren water te besparen door urine te concentreren en het volume te verminderen.

De SSIHA zorgt ervoor dat het lichaam overtollig vocht vasthoudt en het natriumgehalte in het bloed verlaagt, wat de normale werking van de organen beïnvloedt.

Voor meer informatie over dit onderwerp hebben we de Cubaanse arts Mario Vega Carbó geïnterviewd, een specialist in endocrinologie met meer dan 20 jaar ervaring .

Dokter Mario,

1. Wat veroorzaakt het syndroom van ongepaste anti-diuretische hormoonafscheiding?

Deze aandoening kan worden veroorzaakt door de consumptie van bepaalde medicijnen voor diabetes, bloeddruk, hart, epileptische aanvallen, depressie en kanker. Het kan ook het gevolg zijn van hormonale behandeling, erfelijke oorzaken, chirurgie met algemene anesthesie, bepaalde hersenaandoeningen of een longaandoening in het ruggenmerg, de hypothalamus of de hypofyse.

2. Wat zijn uw belangrijkste symptomen?

Patiënten met SSIHA presenteren zich meestal met vermoeidheid, spier- en hoofdpijn, donkere urine, verminderde eetlust, verhoogde dorst, diarree, misselijkheid, braken, prikkelbaarheid, toevallen, verwardheid en geheugenproblemen.

3. Hoe wordt deze ziekte ontdekt?

Een lichamelijk onderzoek en bloed- en urinetests worden meestal gedaan om de natrium- en andere chemicaliën en de werking van de organen te meten. In sommige gevallen worden radiografie van de borst, CT-scan van het hoofd en vloeistofuitdagingstests ook uitgevoerd om de retentie- en eliminatieniveaus in de urine te controleren.

4. Wat is de behandeling van het syndroom van ongepaste secretie van antidiuretisch hormoon?

Meestal is het eerste dat wordt gedaan om de vloeistofinname te beperken om ophoping in het lichaam te voorkomen. Om de symptomen te verlichten, worden zoutoplossingen meestal intraveneus toegediend om het percentage natrium in het bloed te verhogen.

Als de overmatige productie van het antidiuretisch hormoon wordt veroorzaakt door een tumor, kan het door een operatie worden verwijderd. Als de oorzaak een bepaald medicijn is, kan de dosis worden aangepast of vervangen door een ander. Sommige medicijnen zoals demeclocycline, lithium, conivaptan en tolvaptan helpen ook lagere niveaus van dit hormoon.

5. Welke andere complicaties kan SSIHA veroorzaken?

Wanneer het natriumgehalte in ernstige vorm snel daalt, kan dit een hersenhernia, een afname van mentale luciditeit, hallucinaties of coma veroorzaken.

6. Met welke andere aspecten moet tijdens de ziekte rekening worden gehouden?

In sommige gevallen kan het nodig zijn om een speciaal dieet te volgen met meer zout en een hoog eiwitgehalte, zoals bonen, noten, eieren, kip en vis.

Hoofdstuk 107 . Polyurie of overmatig urineren

Polyurie is de abnormale productie van grote hoeveelheden urine, waardoor er een buitensporige behoefte is om naar de badkamer te gaan. Een gezonde volwassene urineert gemiddeld 700 milliliter en 2,5 liter per dag, afhankelijk van hoeveel vocht hij dronk en de totale hoeveelheid water in het lichaam. Wanneer het binnen 24 uur 3 liter overschrijdt, is het heel goed mogelijk dat u aan deze aandoening lijdt.

Polyurie moet worden onderscheiden van polaquiuria, wat de noodzaak van frequent urineren is, met behoud van normale volumes. Vaak verschijnen deze twee symptomen samen. De meeste mensen urineren ongeveer 4 tot 7 keer per dag. Veel patiënten ontdekken dat ze aan deze aandoening lijden wanneer ze 's nachts in de badkamer moeten opstaan, wat bekend staat als nocturie. Dit kan ook gebeuren als u voor het slapengaan veel vocht drinkt.

Polyurie is een vrij veel voorkomend symptoom en kan te wijten zijn aan verschillende factoren. Voor meer informatie over deze aandoening, raadplegen we Dr. Mario Vega Carbó, een specialist in endocrinologie , verantwoordelijk voor het Vega & Vado Office.

Dokter Mario,

1. Wat zijn de meest voorkomende oorzaken van polyurie?

427

Twee van de meest voorkomende redenen zijn diabetes insipidus, een aandoening waarbij de nieren geen vochtverwijdering kunnen voorkomen en diabetes mellitus, waarbij de bloedsuikerspiegel of glucosespiegel stijgt als gevolg van een tekort bij de productie van insuline in de alvleesklier. Een andere veel voorkomende oorzaak is om gedurende de dag grote hoeveelheden water te drinken.

Aan de andere kant, onder de minder voorkomende redenen zijn nier- of hartfalen, bepaalde medicijnen zoals diuretica en lithium, hoge of lage calciumspiegels, alcohol- of cafeïne-inname, sikkelcelanemie en het syndroom van Sjögren, een systeemstoornis immunologisch gekenmerkt door droge ogen en mond.

2. Zijn de oorzaken hetzelfde in het geval van Pools?

Nee. De toename van de frequentie om naar het toilet te gaan is meestal te wijten aan cystitis (ontsteking van de blaas), onvrijwillig plassen, groei van de prostaat of urinewegstenen. Pijn of branderig gevoel bij het plassen, koorts en lumbaal of zij ongemak kunnen wijzen op een infectie.

Aan de andere kant, als het moeilijk is om te plassen, kan een zwakke stroom van urine en druppelen aan het einde een prostaatletsel betekenen.

3. Terugkerend naar Polyurie, hoe wordt deze aandoening gediagnosticeerd?

Voordat hij naar de dokter gaat, is het belangrijk dat de patiënt zijn dagelijkse urineniveaus regelt en de frequentie registreert waarmee hij naar het toilet moet, de hoeveelheid die hij elke keer produceert en de totale hoeveelheid vloeistof die hij drinkt. Samen met deze gegevens is het, om een diagnose te stellen, noodzakelijk om de medische geschiedenis van de persoon te kennen en fysieke onderzoeken, urine- en bloedsuikertests en osmolariteits- en watergebrektests uit te voeren, naast andere studies.

Bij vrouwen vereist het onderzoek meestal een gynaecologisch onderzoek en bemonstering van baarmoederhals- en vaginaal vocht om seksueel overdraagbare aandoeningen op te sporen. Bij mannen wordt de penis onderzocht op de aanwezigheid van secretie en wordt een rectaal onderzoek uitgevoerd om de prostaat te beoordelen.

4. Met welke andere zaken moet tijdens examens rekening worden gehouden?

We moeten onder andere letten op tekenen van obesitas of ondervoeding, die de aanwezigheid van een soort kanker of eetstoornissen kunnen weerspiegelen. Tijdens het hoofd- en nekonderzoek moet de aanwezigheid van droge ogen of mond (het syndroom van Sjögren) worden geanalyseerd en moet de huid worden gecontroleerd op hypergepigmenteerde of hypopigmenteerde laesies, zweren of subcutane knobbeltjes die wijzen op sarcoïdose.

Anderzijds is het belangrijk om erachter te komen of Polyuria abrupt verscheen en of de patiënt nachtelijk zweten, hoesten, gewichtsverlies heeft, of hij in het verleden heeft gerookt en of hij lijdt aan psychiatrische stoornissen.

429

5. Wat is de behandeling van Polyuria?

Therapie hangt af van wat de oorzaak van het probleem is. Als het bijvoorbeeld te wijten is aan diabetes Insipidus, kan het worden gecontroleerd met desmopressine, een synthetisch medicijn dat vochtretentie bevordert en uitdroging voorkomt. In het geval van diabetes mellitus is het noodzakelijk om een insulinesubstituut of orale antidiabetica aan te brengen en een speciaal dieet te volgen.

Aan de andere kant kan overtollige urine worden verminderd door de consumptie van koffie of alcohol te verminderen en, in geval van behandeling met diuretica, de dosis aan te passen.

6. Met welke speciale zorg moet rekening worden gehouden?

Als een persoon met Polyurie zwakte in de benen heeft, moeten ze onmiddellijk naar het ziekenhuis gaan, omdat ze een ruggenmergaandoening kunnen hebben. Aan de andere kant, als u koorts en lage rugpijn heeft, moet u dringend een arts raadplegen, omdat het een infectie in de nieren kan zijn.

7. Lopen ouderen vaker aan deze aandoening?

Ja, oudere mannen hebben de neiging om vaker te urineren vanwege een toename van de prostaat en, in het geval van vrouwen, gebeurt hetzelfde door verschillende factoren, zoals zwakte van de bekkenbodem na de bevalling en het verlies van oestrogeen na menopauze.

430

Hoofdstuk 10 8 . Zorg en behandeling van diabetes insipidus

Diabetes Insipidus (DI) is een aandoening waarbij de nieren geen vochtverwijdering kunnen voorkomen, als gevolg van een tekort aan het hormoon vasopressine, uitgescheiden door de hypofyse of door een ongevoeligheid van de nieren om hierop te reageren hormoon.

L hooguit het lichaamsvocht wordt geabsorbeerd en slechts een klein gedeelte wordt weggegooid. Wanneer deze toestand zich voordoet, gaat de retentiecapaciteit verloren en worden grote hoeveelheden verdunde urine geproduceerd.

ID is een zeldzame aandoening, die mensen van elke leeftijd en geslacht kan beïnvloeden. Het wordt veroorzaakt door genetische of nierziekten, infecties, operaties, tumoren of andere ziekten die de hypothalamus of hypofyse beschadigen. De belangrijkste symptomen zijn plassen en overmatige dorst, de noodzaak om een grote hoeveelheid vloeistoffen te drinken, urine-incontinentie en verwarring als gevolg van uitdroging en een hoger dan normaal natriumgehalte.

In het geval van jonge kinderen kan er ook een groeistop zijn, gebrek aan gewichtstoename of - verlies, constipatie en terugkerende koorts.

Om over dit onderwerp te praten, interviewen we Mario Ve ga Carbó, een endocrinoloog met meer dan 20 jaar ervaring.

Dokter Mario,

1. Hoe wordt diabetes insipidus gedetecteerd?

Zodra de tekenen zijn gepresenteerd, is het noodzakelijk om een reeks tests uit te voeren om de diagnose te bevestigen. Over het algemeen worden meestal onderzoeken uitgevoerd naar osmolariteit en natrium in het bloed, urineonderzoek, beeldvorming met magnetische resonantie en testen van watergebrek en provocatie met desmopressine.

2. Wat zijn normale urinewaarden?

Normaal urineert een gezonde volwassene gemiddeld 2 liter per dag. Een persoon met ID, als hij veel vloeistof drinkt, kan 15 liter overschrijden, afhankelijk van de ernst van de ziekte.

3. Wat is de behandeling van diabetes insipidus?

Allereerst moet de oorzaak die deze aandoening veroorzaakt worden behandeld, ofwel een afwijking in de hypofyse of in de hypothalamus. DI kan worden gecontroleerd met desmopressine, een synthetisch medicijn dat vochtretentie bevordert en uitdroging voorkomt. Het wordt gegeven als een neusspray, tabletten, wafels onder de tong of injecties en mag alleen worden gebruikt wanneer dat nodig is.
Bij de meeste mensen is het tekort aan vasopressine niet volledig en varieert de hoeveelheid hormoon die het lichaam produceert van dag tot dag. In mildere

432

gevallen hoeft u alleen maar meer water te drinken om een goede hydratatie te garanderen.

Aan de andere kant, als de nieren niet adequaat reageren op het hormoon, wordt een zoutarm dieet aanbevolen om de hoeveelheid urine die ze produceren te helpen verminderen.

4. Wat gebeurt er als een persoon meer desmopressine consumeert dan nodig?

Dit kan vochtretentie en lage hoeveelheden natrium en zouten in het bloed veroorzaken, wat erg gevaarlijk is en zelfs tot epileptische aanvallen kan leiden. De symptomen van overmatig vasthouden van water in het lichaam zijn gewichtstoename, gezwollen benen, verhoogde bloeddruk en hoofdpijn.

5. Is diabetes insipidus hetzelfde als diabetes mellitus?

Nee. Bij diabetes Mellitus, die vaker voorkomt, stijgt de bloedsuikerspiegel of glucosespiegel als gevolg van een tekort aan de productie van insuline in de alvleesklier. De oorzaken en behandelingen zijn verschillend. Wat beide ziekten gemeen hebben, is dat er veel dorst is en veel vocht wordt geplast.

6. Welke complicaties kan ID veroorzaken?

Onjuiste vochtinname kan uitdroging en een onbalans van elektrolyten veroorzaken. Dit kan leiden tot lage bloeddruk, koorts, hoge natriumconcentratie in het bloed, hoofdpijn, snelle hartslag, vermoeidheid, misselijkheid, spierkrampen en andere ernstige problemen.

433

7. Welke andere zorg moeten mensen met een ID nemen?

Het wordt aanbevolen dat deze patiënten een armband of speciale kaart dragen die hun toestand aangeeft om anderen in noodsituaties te waarschuwen. Houd ook altijd een fles water en een voorraad van uw medicijn bij de hand en breng het overal mee naartoe.

Aan de andere kant vermindert alcoholinname meestal de vasopressinesecretie, dus het wordt aanbevolen om het te vermijden.

Hoofdstuk 109 . hypopituïtarisme

Hypopituïtarisme, of multiple hypofyse hormoondeficiëntie (DHHM), is een aandoening waarbij de hypofyse niet de normale hoeveelheid van sommige of alle hormonen produceert. Deze wijziging kan vanaf de geboorte aanwezig zijn of vervolgens worden gegenereerd als gevolg van tumoren of andere problemen.

Het eerste teken van deze aandoening houdt meestal verband met de afname van de botontwikkelingssnelheid en de korte gestalte als gevolg van een tekort aan groeihormoon. Andere veel voorkomende symptomen zijn buik- en hoofdpijn, verlies van eetlust, gebrek aan seksueel verlangen, duizeligheid of flauwvallen, vermoeidheid, overmatig urineren en dorst, onvruchtbaarheid, verlies van lichaamshaar, gewichtsveranderingen, koude gevoeligheid, bloedarmoede, lage bloeddruk en verlaging van de bloedsuikerspiegel.

Deze symptomen kunnen geleidelijk optreden en variëren afhankelijk van de hoeveelheid ontbrekende hormonen en de ernst van de aandoening.

Voor meer informatie over dit onderwerp hebben we de Cubaanse arts Mario Vega Carbó, een specialist in klinische endocrinologie, geïnterviewd .

Dokter Mario,

1. Wat is de hypofyse?

De hypofyse is een interne secretieklier aan de basis van de schedel, achter de neus en tussen de oren. Het is verantwoordelijk voor het controleren van de activiteit van andere klieren en het reguleren van bepaalde functies van het lichaam, zoals groei en seksuele activiteit. De hormonen die het produceert zijn essentieel voor het behoud van de gezondheid, ontwikkeling en regulering van het metabolisme.

2. Wat zijn de oorzaken van hypopituïtarisme?

DHHM kan het gevolg zijn van erfelijke aandoeningen, maar het wordt meestal verworven en is meestal het resultaat van een hypofyse-tumor. Het kan ook worden veroorzaakt door hoofdtrauma; een beroerte; een tumor, een ontsteking of een infectie in de hersenen; chirurgie of radiotherapie in het hoofdgebied; of metabole, hypothalamus of immuunsysteemziekten.

Aan de andere kant kunnen bepaalde medicijnen, zoals prednison en dexamethason, een remming veroorzaken in de normale werking van deze klier.

3. Hoe wordt DHHM gedetecteerd?

Wanneer uw symptomen optreden, zijn enkele tests nodig om uw diagnose te bevestigen. Deze kunnen een CT-scan van de hersenen, een MRI van de hypofyse en tests omvatten om de niveaus van verschillende hormonen in het lichaam te regelen.

4. Wat is uw behandeling?

Om hormonen aan te vullen die niet correct door de hypofyse worden geproduceerd, heeft de patiënt een levenslange hormonale therapie nodig. Dit kunnen onder andere corticosteroïden (cortisol), Levothyroxine, groeihormoon, geslachtshormonen, schildklierhormoon en desmopressine zijn.

Als hypofyse-insufficiëntie wordt veroorzaakt door een tumor, kan het nodig zijn om deze met radiotherapie te behandelen of met een operatie te verwijderen.

5. Hoe worden deze hormonen toegediend?

Afhankelijk van het type hormoon, kunnen sommige oraal worden toegediend via pillen en anderen door injecties, huidpleisters of crèmes.

6. Wat kunt u van deze therapie verwachten?

Meestal is deze toestand permanent, dus u moet een behandeling voor het leven volgen. Hoe dan ook, met een geschikte therapie en periodieke controles om de doses aan te passen, kun je een normaal leven leiden.

7. Kunnen tieners met hypopituïtarisme een gewone seksuele ontwikkeling hebben?

Ja, wanneer er een tekort aan geslachtshormonen is, zorgt het juiste gebruik van testosteron bij mannen en oestrogeen bij vrouwen voor een normaal begin en progressie van de puberteit en volledige seksuele ontwikkeling. Deze behandeling moet tijdens de volwassenheid worden voortgezet om de geslachtsfunctie en probleemloos seksueel gedrag te garanderen.

437

8. Met welke andere zorg moeten mensen met DHHM rekening houden?

Het wordt aanbevolen dat deze patiënten een armband of speciale kaart dragen die hun toestand aangeeft, om anderen te waarschuwen in noodsituaties of ongevallen op de openbare weg. Dit is vooral belangrijk bij mensen met cortisol- en groeihormoondeficiënties, vanwege het hoge risico op ernstige hypoglykemie of arteriële hypotensie in stressvolle situaties.

Hoofdstuk 110 . Sheehan-syndroom en ernstige bloedingen tijdens de bevalling

Sheehan-syndroom is een medische aandoening die optreedt wanneer een vrouw ernstige bloedingen of bloeddruk heeft die te laag is tijdens de bevalling. Wanneer dit gebeurt , kan het hypofyseweefsel afsterven en ervoor zorgen dat de klier niet goed functioneert, wat betekent dat het geen normale hoeveelheden van een of meer hormonen produceert. Deze aandoening is een zeldzaam type hypopituïtarisme.

De hypofyse is verantwoordelijk voor het regelen van de activiteit van andere klieren en het reguleren van bepaalde functies van het lichaam, zoals groei, productie van moedermelk en seksuele activiteit. De hormonen die het genereert zijn essentieel om de gezondheid, ontwikkeling en regulering van het metabolisme te behouden, dus een mislukking in de productie kan verschillende aandoeningen veroorzaken.

Voor meer informatie over dit onderwerp hebben we de Cubaanse arts Mario Vega Carbó, een specialist in endocrinologie, geïnterviewd met meer dan 20 jaar ervaring .

Dokter Mario,

439

1. Welke omstandigheden kunnen het risico op bloedingen tijdens de bevalling vergroten?

Meerdere zwangerschappen (tweelingen of drielingen) en problemen in de placenta kunnen de risico's vergroten. Hoe dan ook, het is een zeer zeldzame aandoening die voorkomt bij 1 op de 10.000 geboorten en goede medische aandacht vermindert de kans op bloedingen in deze gevallen verder.

2. Wat zijn de symptomen van het Sheehan-syndroom?

Een van de meest voorkomende symptomen zijn het onvermogen om borstvoeding te geven, vermoeidheid, afwezigheid van menstruatie, verlies van schaam- en okselhaar, hypoglykemie, gebrek aan eetlust, koude-intolerantie, vermindering van borsten en lage bloeddruk.

Sommige vrouwen kunnen ook last hebben van een afname van de mentale functie, gewichtstoename en moeite om alert te blijven als gevolg van slechte schildklieractiviteit. Vaak manifesteren deze symptomen zich na de bevalling en kunnen maanden en zelfs jaren voorbijgaan.

3. Hoe wordt deze toestand gedetecteerd?

Omdat de symptomen samenvallen met die van andere ziekten, kan het moeilijk zijn om een diagnose te stellen. Hiervoor is het noodzakelijk om enkele onderzoeken uit te voeren, waaronder een CT-scan van de hersenen, een MRI van de hypofyse en bloedtesten om de niveaus van verschillende hormonen in het lichaam te controleren.

4. Wat is uw behandeling?

Om de hormonen te vervangen die niet correct door de hypofyse worden geproduceerd, heeft de patiënt hormonale therapie nodig. In het geval van oestrogeen en progesteron moeten ze ten minste tot de normale leeftijd van de menopauze worden toegepast. Aan de andere kant zullen schildklier- en bijnierhormonen levenslang moeten worden ingenomen.

In geval van ernstige ziekte of stress, zwangerschap of aanzienlijke gewichtsveranderingen, moet de dosis van de medicijnen worden aangepast.

5. Wat kunt u van deze therapie verwachten?

Wanneer een vroege diagnose wordt gesteld, zijn de resultaten meestal zeer positief. Werving en periodieke controles om de doses aan te passen, kunnen een normaal leven leiden.

6. Welke andere complicaties kan het Sheehan-syndroom veroorzaken?

Sommige vrouwen kunnen jaren leven zonder te merken dat de hypofyse niet goed werkt. Dan kan een extreme fysieke stressfactor een bijniercrisis veroorzaken die uw leven in gevaar brengt. Dit kan gebeuren als gevolg van een ernstige infectie of operatie.

Aan de andere kant kan deze aandoening ook een lage bloeddruk en onbedoeld dunner worden veroorzaken, dus het is belangrijk om bewust te zijn van de tekenen ervan.

441

Hoofdstuk 111 . Leeg Turks Stoel Syndroom

Leeg Turks Stoelensyndroom is een aandoening waarbij de hypofyse krimpt of afvlakt. Deze klier is essentieel voor het lichaam, omdat het de activiteit van de anderen regelt en bepaalde functies van het lichaam coördineert, zoals groei en seksuele activiteit.

Bovendien zijn de hormonen die het produceert essentieel om de gezondheid, ontwikkeling en regulatie van het metabolisme te behouden. De hypofyse bevindt zich aan de basis van de schedel, in een depressie van het wigvormig bot dat, gezien in profiel, lijkt op een zadel van paarden dat de Turken gebruikten. Daarom wordt het een Turkse stoel genoemd.

Wanneer de klier krimpt of plat wordt, kan deze niet worden gezien op een MRI. Hierdoor lijkt het alsof de stoel leeg is.

Voor meer informatie over deze aandoening hebben we dr. Mario Vega Carbó geraadpleegd, een specialist in endocrinologie , verantwoordelijk voor het Vega & Vado-kantoor.

Dokter Mario,

1. Waardoor krimpt de hypofyse?

Over het algemeen, wanneer de Turkse stoel leeg lijkt, is deze eigenlijk gevuld met hersenvocht, die de hersenen en het ruggenmerg omringt. Wanneer het in

442

dit gebied lekt, oefent het druk uit op de hypofyse en zorgt het ervoor dat het krimpt of afvlakt.

Aan de andere kant kan klierbeschadiging ook te wijten zijn aan een tumor, trauma, radiotherapie of chirurgie.

2. Welke aandoeningen veroorzaakt het lege Turkse stoelensyndroom?

De hypofyse is verantwoordelijk voor het beheersen van de bijnieren, schildklier, eierstokken en testikels, dus elke schade die u lijdt, kan problemen in deze organen en abnormale hormonale niveaus in het lichaam veroorzaken. In veel gevallen waarin de Turkse stoel er leeg uitziet, kan deze echter normaal werken.

3. Wat zijn de belangrijkste symptomen van dit syndroom?

Wanneer de hypofyse niet goed werkt, kunnen patiënten hoofdpijn, onregelmatige of afwezige menstruatie, impotentie, verminderd libido, hoge bloeddruk, oorsuizen, visuele stoornissen, angst, vermoeidheid en verval ervaren.

4. Hoe wordt deze toestand gedetecteerd?

Meestal wordt het lege Turkse stoelensyndroom ontdekt tijdens een MRI of een CT-scan van het hoofd en de hersenen. Om de diagnose te bevestigen, worden meestal tests uitgevoerd om de niveaus van verschillende hormonen in het lichaam te beheersen.

5. Wie heeft er meer kans op?

443

Gewoonlijk zijn patiënten met dit syndroom tussen de 40 en 50 jaar oud, hoewel het ook in de kindertijd kan voorkomen. Er is een overheersing van vrouwen, met een hoge incidentie van obesitas.

6. Wat is de behandeling?

De therapie hangt af van het feit of de hypofyse al dan niet schade vertoont. Als het normaal werkt, is geen behandeling nodig. Indien echter , dit produceert een hormoon deficiency syndrome in het lichaam, moet je om medicijnen die in de plaats te nemen hen . Dit kunnen onder andere corticosteroïden (cortisol), Levothyroxine, groeihormoon, geslachtshormonen, schildklierhormoon en desmopressine zijn.

Als hypofyse-insufficiëntie wordt veroorzaakt door een tumor, kan het nodig zijn om deze met radiotherapie te behandelen of met een operatie te verwijderen.

7. Welke andere aandoeningen kunnen deze aandoening veroorzaken?

Empty Turkish Chair Syndrome kan een hoger niveau van prolactine in het lichaam veroorzaken, het hormoon dat de ontwikkeling van de borst en de productie van moedermelk stimuleert.

Medicijnen die de bereiding ervan onderdrukken, zoals bromocriptine, zijn meestal effectief om dit probleem op te lossen. Aan de andere kant wordt aangenomen dat deze aandoening een van de oorzaken van hypopituïtarisme kan zijn.

Hoofdstuk 112 . Galactorroe en abnormale borstafscheiding

Galactorroe is de afscheiding van melk door de tepels die geen verband houdt met borstvoeding. Het treft meestal vrouwen, hoewel het in sommige gevallen kan voorkomen bij mannen en zelfs bij baby's.

Deze aandoening is op zichzelf geen ziekte, maar het kan een symptoom zijn van een niet-gediagnosticeerde pathologie. Borsten kunnen alleen of bij aanraking druppelen. De secretie is meestal wit en, minder vaak, geel, groen of bruin.

Voor meer informatie over dit onderwerp interviewen we Mario Vega Carbó, een endocrinoloog met meer dan 20 jaar ervaring.

Dokter Mario,

1. Wat veroorzaakt galactorroe?

Er zijn veel mogelijke oorzaken. Het is meestal te wijten aan een teveel aan prolactine in het lichaam, het hormoon dat verantwoordelijk is voor de melkproductie wanneer baby's worden geboren. Het kan ook optreden als gevolg van overmatige borststimulatie, hypofyse- of schildklierproblemen, nier- of auto-immuunziekten, een tumor, stress, ontsteking of het gebruik van kleding die de borsten irriteert.

445

Aan de andere kant kan de consumptie van bepaalde medicijnen, zoals anticonceptiepillen, antidepressiva of sedativa, of illegale drugs, zoals marihuana, cocaïne en opiaten, het genereren. In sommige gevallen is de oorsprong ervan niet helemaal duidelijk.

2. Hoe komt het voor bij mannen en baby's?

Bij mannen is het meestal gerelateerd aan een tekort aan testosteron en gaat het meestal gepaard met een vergroting van de borsten, een aandoening die bekend staat als gynaecomastie.

Bij baby's kan borstweefselvergroting optreden wanneer hoge niveaus van oestrogeen van de moeder de placenta passeren en uw bloed bereiken. In dit geval is afscheiding meestal tijdelijk en verdwijnt dit vanzelf.

3. Wat zijn de symptomen van Galactorroe?

Naast aanhoudende afscheiding van de tepel, zijn andere tekenen die verband houden met deze aandoening de afwezigheid of onregelmatigheden in de menstruatie, hoofdpijn, problemen met het gezichtsvermogen, verminderd seksueel verlangen, acne en meer haar. Bij mannen kan erectiestoornissen zijn.

4. Hoe wordt deze aandoening vastgesteld?

Gezien hun symptomen wordt de geschiedenis van de patiënt meestal geanalyseerd en wordt een lichamelijk onderzoek uitgevoerd. Ook een bloedtest om hormoonspiegels te controleren en andere tests om zwangerschap uit te sluiten.

Als een tumor of een hypofyseprobleem wordt vermoed, kan een MRI van de hersenen, een mammogram en borstbiopsie nodig zijn.

5. Wat is uw behandeling?

De therapie hangt af van wat Galactorroe veroorzaakt. Als het te wijten is aan overmatige prolactineproductie, kan het worden gecontroleerd met medicijnen , hetzelfde gebeurt in het geval van hypothyreoïdie. In het geval van goedaardige tumoren kunnen ze worden verwijderd door een operatie of worden behandeld met medicijnen.

Als het te wijten aan het gebruik van een bepaald middel, kan de arts het te vervangen door een ander. Aan de andere kant kunnen sommige crèmes veranderingen in de huid rond de tepel behandelen. Vaak verdwijnt Galactorroe na verloop van tijd vanzelf, zonder dat behandeling nodig is.

6. Welke complicaties kan deze aandoening veroorzaken?

Als de secretie bloed bevat of transparant is en is gekoppeld aan een knobbel, kan dit een symptoom zijn van borstkanker en vereist daarom dringende controle. Het kan ook te wijten zijn aan een hypofyse-tumor of veroorzaakt worden door de borstziekte van Paget, een zeldzaam type kanker dat de huid van de tepel aantast.

7. Met welke andere aspecten moet rekening worden gehouden?

Mensen met Galactorroe moeten vermijden hun borsten te stimuleren tijdens geslachtsgemeenschap en strakke kleding dragen die de huid wrijft of irriteert.

Hoofdstuk 113 . Hyperprolactinemie en tumoren in de hypofyse

Hyperprolactinemie is een aandoening waarbij het niveau van prolactine in het bloed hoger is dan normaal. Dit hormoon wordt uitgescheiden door de hypofyse en is verantwoordelijk voor het stimuleren van de productie van moedermelk na de bevalling. Deze aandoening kan de afname van oestrogeen bij vrouwen en testosteron bij mannen veroorzaken, het gezichtsvermogen veranderen en galactorroe en onvruchtbaarheid genereren.

De meest voorkomende oorzaak van hyperprolactinemie is de aanwezigheid van een tumor in de hypofyse, meestal goedaardig, bekend als prolactinoom.

Voor meer informatie over dit onderwerp interviewen we Mario Vega Carbó, een endocrinoloog met meer dan 20 jaar ervaring.

Dokter Mario,

1. Wat veroorzaakt hyperprolactinemie?

Meestal wordt deze aandoening veroorzaakt door een tumor in de hypofyse die een hoog prolactinegehalte produceert. Andere mogelijke oorzaken zijn de consumptie van bepaalde medicijnen voor hoge bloeddruk, depressie, brandend maagzuur, ernstige

449

psychische stoornissen en pijn, of bepaalde problemen in de schildklier, hypofyse, lever of nieren.

2. Wat zijn uw belangrijkste symptomen?

Hyperprolactinemie kan onder andere onvruchtbaarheid en verlies van libido en botmassa veroorzaken. Bij vrouwen komen vaginale droogheid, menstruatieproblemen, acne, hirsutisme en moedermelkproductie zonder reden ook veel voor . Bij mannen kunnen erectiestoornissen, vergrote borsten en afgenomen lichaamshaar optreden.

Aan de andere kant kunnen grote tumoren in geval van prolactinoom hoofdpijn en problemen met het gezichtsvermogen veroorzaken.

3. Hoe wordt hyperprolactinemie gedetecteerd?

Een bloedtest wordt meestal gedaan om de prolactinespiegels in het bloed te meten. In het geval van verhoogde, worden hypothyreoïdie en zwangerschap uitgesloten en worden de medicijnen die de patiënt gebruikt, geanalyseerd.

Aan de andere kant, als een tumor wordt vermoed, wordt een MRI van de hersenen en de hypofyse uitgevoerd. Als het prolactinoom wordt bevestigd, kunnen gezichtstesten nodig zijn om te bepalen of het is aangetast.

4. Wie loopt er meer risico om eraan te lijden?

Hyperprolactinemie afkomstig van een tumor komt vaker voor bij vrouwen tussen de 20 en 35 jaar oud, hoewel het zich kan manifesteren bij iedereen van elke leeftijd.

5. Wat is de behandeling van hyperprolactinemie?

Therapie hangt af van de oorzaak en de symptomen ervan. In bepaalde gevallen waar er geen tekenen zijn, is behandeling misschien niet nodig.

Als de aandoening wordt veroorzaakt door een prolactinoom, verminderen bepaalde medicijnen zoals bromocriptine en cabergoline de productie van dit hormoon en helpen ze de tumor te verkleinen. Deze medicijnen kunnen echter onder andere misselijkheid, braken, neusverstopping, hoofdpijn en slaperigheid veroorzaken.

Als de tumor moet worden verwijderd, kan een operatie worden uitgevoerd of worden behandeld met straling. Als deze aandoening een gevolg is van de consumptie van een bepaald geneesmiddel, moet de dosis worden aangepast of vervangen door een ander. Als de oorzaak hypothyreoïdie is, wordt deze behandeld met Levothyroxine.

6. Wat is galactorroe en wat is het verband met hyperprolactinemie?

Galactorroe is de afscheiding van melk door de tepels die geen verband houdt met borstvoeding. Het is meestal te wijten aan een teveel aan prolactine in het lichaam, dat kan worden gecontroleerd met medicijnen.

Hoofdstuk 114 . Hypofyse tumoren

Hypofyse Tumor is een abnormale groei in de hypofyse, die meestal niet-kanker is (goedaardig). Deze klier bevindt zich aan de basis van de schedel en is verantwoordelijk voor het regelen van de activiteit van andere organen en het reguleren van bepaalde functies van het lichaam, zoals groei, metabolisme, bloeddruk en seksuele activiteit.

Onder de stoffen die worden uitgescheiden zijn corticotropine, groeihormoon, prolactine, schildklierstimulerend hormoon, luteïniserend hormoon en follikelstimulerend hormoon.

Hypofyse Tumoren kunnen een significante toename of afname van hormonen veroorzaken, waardoor verschillende complicaties in het lichaam ontstaan. Bovendien kunnen ze groeien en druk uitoefenen op andere structuren.

Voor meer informatie over dit onderwerp hebben we de Cubaanse arts Mario Vega Carbó geïnterviewd, een specialist in endocrinologie met meer dan 20 jaar klinische ervaring .

Dokter Mario,

1. Hoe ontstaan hypofyse tumoren?

Op dit moment is de reden die ongecontroleerde celgroei in de klier veroorzaakt die deze aandoening veroorzaakt, onbekend, hoewel wordt vermoed dat het te maken heeft met genetische veranderingen . In enkele gevallen maken hypofyse tumoren deel uit van een erfelijke aandoening die bekend staat als multiple endocriene neoplasie.

2. Wat zijn uw belangrijkste symptomen?

Soms zijn deze tumoren erg klein, produceren ze geen tekenen en worden ze nooit gedetecteerd tijdens het leven van de persoon. In anderen hangen de symptomen af van het hormonale teveel of gebrek dat ze genereren of de druk die ze uitoefenen op andere structuren. In het laatste geval kunnen ze problemen met het gezichtsvermogen, hoofdpijn, gebrek aan energie, misselijkheid en braken en verlies van reukvermogen veroorzaken.

Als ze een hormonaal tekort produceren, kunnen ze zwakte, koud gevoel, afwezigheid of vermindering van menstruatie, seksuele disfunctie, meer urine, misselijkheid en braken en onvrijwillig verlies of gewichtstoename genereren.

Ondertussen kan de overdreven productie van hormonen leiden tot het syndroom van Cushing - overmatig cortisol - waarvan de belangrijkste tekenen obesitas zijn in het midden- en bovenlichaam, rond en rood gezicht, dunne armen en benen, paarse strepen, fijne en fragiele huid, langzaam herstel van snijwonden en gemakkelijk blauwe plekken.

Het kan ook acromegalie of gigantisme veroorzaken - een teveel aan groeihormoon - en een overmatige lengte vertonen; grote handen, voeten, kaak, voorhoofd, neus en tong; verandering van gelaatstrekken; hypersudoratie met een sterke geur op het lichaam; bloed in de ontlasting; spierzwakte; visuele en metabole problemen; hoofdpijn en gewrichtspijn; Ernstige stem en slaapapneu.

In zeer weinig gevallen kan het hyperthyreoïdie veroorzaken - overmatig schildklierstimulerend hormoon - waarvan de meest voorkomende symptomen angst, nervositeit, vermoeidheid, concentratiestoornissen, diarree, dun en breekbaar haar, trillende handen, warmte-intolerantie, verhoogde van eetlust, zweten, onregelmatige menstruatie, hartkloppingen, slaapproblemen en gewichtsverlies.

Ten slotte kan overtollige prolactine onregelmatige of afwezige menstruatie en galactorroe bij vrouwen veroorzaken, en erectiestoornissen, verlies van seksueel verlangen en borstgroei bij mannen.

3. Hoe worden hypofyse tumoren gedetecteerd?

Een lichamelijk onderzoek en bloed- en urinetests worden meestal gedaan om de hormoonspiegels te meten; computertomografie of magnetische resonantiebeeldvorming van de hersenen om de locatie en grootte van de tumor te bepalen; en visieanalyse om te zien of het is beïnvloed.

4. Wat is uw behandeling?

De therapie hangt af van de symptomen van de tumor, de grootte ervan, hoeveel het is gegroeid in de hersenen en de stoornissen die het genereert. De leeftijd en de gezondheidstoestand van de patiënt worden ook geëvalueerd.

In sommige gevallen is een operatie nodig om het te verwijderen, vooral als u druk uitoefent op de oogzenuwen. Radiotherapie of bepaalde medicijnen kunnen ook worden gebruikt om hun grootte te verminderen. In andere gevallen, als er geen tekenen zijn, zal de tumor worden geobserveerd door periodieke controles om de evolutie ervan te zien.

Wat betreft veranderingen in hormonale productie, zullen niveaus worden genormaliseerd door het gebruik van medicijnen.

5. Welke andere complicaties kunnen deze tumoren veroorzaken?

Hypofyse-tumoren groeien of verspreiden meestal niet wijd. Het ernstigste probleem dat ze kunnen veroorzaken, is blindheid als de oogzenuw ernstig is beschadigd. Aan de andere kant kan de tumor of zijn excisie hormonale onevenwichtigheden voor het leven veroorzaken, en de patiënt moet permanent medicijnen innemen. Bovendien kan schade aan de hypofyse diabetes insipidus veroorzaken, wat overmatig urineren en dorst veroorzaakt, de noodzaak om een grote hoeveelheid vloeistoffen, urine-incontinentie en verwarring te drinken als gevolg van uitdroging en een hoger dan normaal natriumniveau.

T lso , kunnen ze een beroerte hypofyse, een zeldzame ziekte veroorzaakt door bloeding of infarct van de klier in de context van een tumor veroorzaken. Deze aandoening wordt gekenmerkt door plotselinge en intense hoofdpijn, meningeale irritatie, misselijkheid, braken, visuele stoornissen die kunnen leiden tot blindheid en soms afname van het bewustzijnsniveau en zelfs coma.

Hoofdstuk 115 . Acromegalie

Acromegalie is een zeldzame aandoening die optreedt wanneer de hypofyse tijdens de volwassenheid overmatig groeihormoon produceert. Dit is meestal te wijten aan een niet-kankergezwel in de klier, die moet worden behandeld met radiotherapie of verwijderd door een operatie.

Wanneer dit in de kindertijd gebeurt, kan dit gigantisme veroorzaken, waarbij de botten en het lichaam te veel worden en de jongen extreem lang worden voor zijn leeftijd. Op volwassen leeftijd genereert Acromegalie groter dan normale handen, voeten en gezicht. Het treft gemiddeld tussen de 5 en 10 mensen per 100 duizend, zonder verschillen tussen mannen en vrouwen.

Voor meer informatie over deze aandoening hebben we dr. Mario Vega Carbó geraadpleegd, een specialist in endocrinologie, verantwoordelijk voor het Vega & Vado-kantoor.

Dokter Mario,

1. Wat zijn de belangrijkste symptomen van acromegalie?

Mensen die aan deze aandoening lijden, kunnen onder andere hypersudoratie hebben met een sterke geur in het lichaam, bloed in de ontlasting, spierzwakte, vermoeidheid, visuele en metabole problemen, hoofdpijn en gewrichtspijn, ernstige stem en slaapapneu.

Vanuit fysiek oogpunt komt buitensporige hoogte veel voor; grote handen, voeten, kaak, voorhoofd, neus en tong; verandering van gelaatstrekken; ver uit elkaar staande tanden; wratten; dikke lippen; Gemarkeerde rimpels en gezwollen vingers.

Veel mensen beginnen op te merken dat de ringen niet meer in hun vingers komen en dat hun aantal schoenen geleidelijk toeneemt. L os Mannen kunnen erectiestoornissen en vrouwen onregelmatigheden in de menstruele cyclus.

2. Wie hebben meer kans om aan deze ziekte te lijden?

Acromegalie treft meestal volwassenen van middelbare leeftijd. Het kan zich echter op elke leeftijd manifesteren. Omdat het geen veel voorkomende ziekte is, omdat fysieke veranderingen geleidelijk plaatsvinden, kost het soms tijd om het op te sporen.

Het wordt gediagnosticeerd tussen 5 en 15 jaar na het begin van zijn symptomen, op een gemiddelde leeftijd tussen 40 en 50 jaar.

3. Hoe wordt deze aandoening bevestigd?

Om Acromegalie te bevestigen, is het noodzakelijk om de medische geschiedenis van de patiënt te analyseren, een lichamelijk onderzoek en bloedglucose, prolactinetests en een meting van groeihormoon uit te voeren.

Over het algemeen worden onder andere een röntgenfoto van de wervelkolom en een MRI van de hersenen met inbegrip van de hypofyse uitgevoerd.

4. Wat is de behandeling van acromegalie?

Als wordt bevestigd dat de reden voor de aandoening een tumor in de hypofyse is, kan deze door een operatie worden verwijderd. Dit lost meestal het probleem op. Wanneer de tumor te groot is om volledig te worden verwijderd, kan deze worden behandeld met straling en medicijnen.

Aan de andere kant zijn er specifieke remedies die overtollige groeihormoonafscheiding remmen of verminderen.

5. Welke andere oorzaken kunnen deze ziekte veroorzaken?

Bij sommige mensen wordt acromegalie veroorzaakt door tumoren in andere delen van het lichaam, zoals de longen, pancreas of bijnieren.

6. Welke ongemakken kan acromegalie veroorzaken?

Naast veranderingen in het uiterlijk, kunnen mensen die aan deze afwijking lijden, lijden aan dikke darmpoliepen, hoge bloeddruk, diabetes, artrose, hart- en vaatziekten, ruggenmergcompressie, visuele problemen, seksuele disfunctie, depressie en een vergrote Schildklier en hart.

Hoofdstuk 116 . craniofaryngioma

Craniopharyngioma is een zeldzame niet-kankerachtige tumor die zich ontwikkelt aan de basis van de hersenen, in de buurt van de hypofyse en de hypothalamus. Hoewel het op elke leeftijd kan voorkomen, treft het vooral kinderen tussen 5 en 10 jaar en oudere volwassenen. De oorsprong is niet erfelijk noch is het gekoppeld aan ziekten tijdens de zwangerschap.

Deze aandoening veroorzaakt onder andere een toename van de druk in de hersenen, verandering van de productie van hormonen van de hypofyse en atrofie van de optimale zenuw. De belangrijkste symptomen zijn hoofdpijn, misselijkheid, braken, vermoeidheid, verhoogde dorst, overmatig plassen, visuele stoornissen en langzame groei. Bovendien kunnen patiënten problemen hebben met slapen, leren en gedragsproblemen.

Voor meer informatie over deze aandoening raadplegen we Dr. Mario Vega Carbó, een specialist in klinische endocrinologie .

Dokter Mario,

1. Hoe wordt craniopharyngioma gedetecteerd?

Gewoonlijk worden, wanneer een patiënt deze tekenen vertoont, een reeks fysieke evaluaties (visie, gehoor, evenwicht, coördinatie en reflexen) uitgevoerd en tests voor een tumor. Dit omvat bloedtesten om hormoonspiegels te meten, computertomografie of MRI van de hersenen en een studie van het zenuwstelsel.

2. Wat is een tumor en welke risico's houdt dit in dit geval in?

Een tumor is een opeenhoping van cellen met abnormale groei. In het geval van Craniopharyngioma is het een goedaardige tumor, dat wil zeggen, het verspreidt zich niet naar andere delen van het lichaam. Het kan echter een groot formaat bereiken en verschillende delen van de hersenen comprimeren, wat problemen veroorzaakt voor het functioneren ervan.

3. Als de diagnose wordt bevestigd, wat is de behandeling die wordt toegepast?

De meest voorkomende is om een operatie uit te voeren om de tumor te verwijderen, die afhankelijk is van de locatie en grootte. Omdat er veel delicate en belangrijke structuren in de buurt zijn, wordt soms niet alles verwijderd om een goede kwaliteit van leven na de behandeling te garanderen.

Een bestralingstherapie en chemotherapie of een combinatie van beide kan ook worden toegepast voor craniopharyngioma. Het medicijn dat het meest wordt gebruikt om hersentumoren te behandelen is temozolomide, dat als tablet wordt ingenomen.

4. Is een operatie erg riskant?

Chirurgie om de hersentumor te verwijderen, brengt risico's met zich mee, zoals infectie of bloedingen. Ze zijn afhankelijk van waar het zich bevindt. Als het bijvoorbeeld in de buurt van de zenuwen is verbonden met de ogen, kan dit een risico op verlies van het gezichtsvermogen inhouden. Hoe dan ook, vandaag is het mogelijk om een hersenoperatie uit te voeren zonder littekens en minimaal invasief.

5. En in het geval van radiotherapie en chemotherapie?

De toepassingen ervan kunnen bijwerkingen veroorzaken, die afhankelijk zijn van het type en de gebruikte dosis. In het geval van straling zijn de meest voorkomende vermoeidheid, hoofdpijn, geheugenverlies en irritatie van de hoofdhuid, terwijl chemotherapie misselijkheid, braken en haarverlies kan veroorzaken.

6. Wat is de algemene prognose na de interventie?

De resultaten zijn afhankelijk van of de tumor volledig kan worden verwijderd en van de problemen die de aandoening in het zenuwstelsel veroorzaakt. De verwachtingen zijn meestal gunstig, met een waarschijnlijkheid van genezing van 80 tot 90 % . In veel gevallen verbeteren de hormonale problemen en het gezichtsvermogen echter niet met de behandeling.

7. Hoe is postoperatieve therapie?

Na de operatie is het essentieel om studies uit te voeren om te verifiëren of de functie van de hypofyse of hypofyse normaal is of is veranderd. In het geval van kinderen wordt geadviseerd om hun groei en ontwikkeling en het begin van de puberteit te volgen. Als dit niet op een normale manier gebeurt, is het

461

noodzakelijk om de prestaties van een hormonale therapie te evalueren.

Anderzijds, gezien het feit dat deze tumoren kunnen voorkomen in delen van de hersenen die motorische vaardigheden, spraak, gezichtsvermogen en denken beheersen, kan revalidatie noodzakelijk zijn. Dit kan fysiotherapie, logopedie en ondersteuning omvatten om veranderingen in geheugen, denken en stemming na een operatie aan te pakken.

8. Zijn er kansen dat de tumor terugkomt?

Wanneer de tumor niet volledig is verwijderd, kan de aandoening terugkeren. In die gevallen treedt het meestal op binnen de eerste 2 jaar na de operatie.

Hoofdstuk 117.
Pijnappelkliertumoren en vroege puberteit

Pijnappelkliertumoren zijn een soort hersentumor die zich vormt in de pijnappelklier, een lid van zowel het zenuwstelsel als het endocriene systeem. Dit orgaan produceert het hormoon melatonine, dat onder andere de patronen van waakzaamheid en slaap en het begin van de puberteit moduleert.

Bovendien neemt het ook deel aan de generatie van endorfines, de hormonen die een toestand van geluk veroorzaken en toestaan dat pijn wordt gereguleerd, en andere die de menstruatiecyclus bij vrouwen regelen. Pijnappelkliertumoren, die meestal langzaam groeien, kunnen goedaardig (niet kankerachtig) of kwaadaardig (kankerachtig) zijn. Bij adolescenten kunnen ze vroegtijdige puberteit genereren.

Voor meer informatie over deze aandoening raadplegen we Dr. Mario Vega Carbó, een specialist in endocrinologie die verantwoordelijk is voor het Vega & Vado-kantoor.

Dokter Mario,

1. Waarom verschijnen deze tumoren?

Pijnappelkliertumoren zijn ongewoon en komen vaker voor tijdens de kindertijd. Ze kunnen ontstaan door de

463

proliferatie van primaire pinealocyten, astrocyten of kiemcellen.

2. Wat zijn uw belangrijkste symptomen?

Enkele veel voorkomende symptomen zijn loopstoornissen, braken, hoofdpijn of oogpijn, wazig of dubbel zien, slechthorendheid en slapeloosheid.

3. Hoe worden pijnappentumoren gedetecteerd?

Geconfronteerd met de symptomen, worden meestal een CT-scan of MRI van het hoofd, een elektro-encefalogram om de elektrische activiteit van de hersenen te meten en een stereotactische biopsie uitgevoerd .

Vroege diagnose is essentieel om een adequate behandeling te kunnen starten en de ontwikkeling van hydrocephalus en andere gevolgen te voorkomen.

4. Wat is uw behandeling?

De therapie hangt af van de tumorhistologie en de grootte ervan op het moment van diagnose. Radiotherapie, chemotherapie en chirurgie worden alleen of in combinatie gebruikt. De prognose is meestal delicaat vanwege de locatie van de extractie is complex.

De verbetering van chirurgische technieken heeft echter in veel gevallen goede resultaten opgeleverd. Ventriculaire drainage kan nodig zijn om hydrocefalie te verminderen.

5. Welke andere aandoeningen kunnen pijnappelkliertumoren veroorzaken?

Deze aandoening kan vroegtijdige puberteit veroorzaken, vooral bij mannen; Insipide diabetes en hypogonadisme.

6. Met welke andere aspecten moet tijdens de ziekte rekening worden gehouden?

In het geval van een kwaadaardige tumor, wordt het aanbevolen om psychologische ondersteuning en deelname aan therapeutische groepen te zoeken met mensen die aan dezelfde ziekte lijden, om de angst, angst en stress te behandelen die kunnen veroorzaken
.

Hoofdstuk 118 . Hypofyse chirurgie

De hypofyse is een klier aan de basis van de schedel die verantwoordelijk is voor het regelen van de activiteit van andere organen en het reguleren van bepaalde functies van het lichaam, zoals groeimetabolisme, bloeddruk en seksuele activiteit. Abnormale weefselmassa's kunnen daar verschijnen, die meestal niet-kanker zijn. Deze tumoren kunnen echter een toename of een significante hormonale afname veroorzaken, waardoor verschillende complicaties in het lichaam ontstaan.

Bovendien kunnen ze in omvang groeien en druk uitoefenen op andere structuren, zoals optische zenuwen. In die gevallen kan een operatie nodig zijn om ze te verwijderen. T lso kan het nodig chirurgische ingreep voor de behandeling van een hypofyse apoplexie, een zeldzame ziekte veroorzaakt door bloeding of infarct van de klier in de context van een tumor.

Voor meer informatie over dit onderwerp interviewen we Mario Vega Carbó, een specialist in endocrinologie die verantwoordelijk is voor het Vega & Vado Office.

Dokter Mario,

1. Hoe wordt hypofysechirurgie uitgevoerd?

Voor dit type procedure zijn er twee technieken. De meest gebruikte is endoscopische transsfenoïdale transsfenoïdale chirurgie, waarbij de hypofyse-tumor wordt verwijderd door de neus en sinussen. Wanneer de interventie niet op deze manier kan worden uitgevoerd, wordt een craniotomie uitgevoerd, waarbij de extractie wordt uitgevoerd door het bovenste deel van de schedel, door middel van een incisie in de hoofdhuid.

2. Hoe is de voorbereiding op deze operatie?

Voorafgaand aan de operatie is het belangrijk om de arts te informeren over alle medicijnen die worden ingenomen, als er een vorm van allergie of ziekte is of als u zwanger bent. In het geval van het nemen van antistollingsmiddelen, zoals aspirine en ibuprofen, moet de patiënt deze mogelijk tijdelijk opschorten vóór de interventie.

3. Wat zijn de voordelen van de transsphenoidal transnasale endoscopische aanpak?

Deze procedure biedt het voordeel dat deze minimaal invasief is en de tumor kan worden verwijderd zonder een externe incisie te maken. Op deze manier wordt geen enkel ander deel van de hersenen aangetast en laat geen zichtbare littekens of hechtingen achter.

Tijdens deze operatie wordt de endoscoop, een dunne buis met een licht en een camera aan het einde gebruikt als een bron van visie. Het maakt het mogelijk om een panoramisch perspectief te krijgen van het inwendige van de sinussen, de Turkse stoel en de tumorholte . Bovendien wordt met deze techniek dissectie en reconstructie van de septum- en neusstructuren vermeden .

4. In welke gevallen is een transcraniële aanpak nodig?

Craniotomie is noodzakelijk voor grote of moeilijk te behandelen tumoren, zoals die welke hersenweefsel of nabijgelegen zenuwen zijn binnengevallen, omdat het een betere toegang mogelijk maakt. In dit geval wordt een snee gemaakt op het voorhoofd of aan een kant van het hoofd en kan een endotracheale buis worden geplaatst om de patiënt te helpen ademen tijdens de interventie.

De chirurg verwijdert een stuk van de schedel en snijdt en opent de bekleding van de hersenen om de tumor te bereiken. Als het eenmaal is verwijderd, kan het nodig zijn om metalen platen of schroeven te gebruiken om het verwijderde deel van het bot opnieuw te bevestigen. Ondertussen wordt de snee van het hoofd gesloten met steken of nietjes.

5. Welke risico's heeft hypofysechirurgie?

Het succes van deze procedure hangt grotendeels af van het type tumor, de locatie, de grootte en of het nabijgelegen weefsels is binnengevallen. Tijdens de operatie kunnen de hersenen, ogen, botten, bloedvaten of zenuwen letsel oplopen. Bovendien kan de patiënt meer bloeden dan verwacht, een infectie krijgen of moeite hebben met ademhalen.

Aan de andere kant kunnen hun hormonale niveaus veranderen en ernstige complicaties veroorzaken, een bloedstolsel kan zich vormen of er is vochtverlies rond de hersenen en het ruggenmerg. Andere risico's zijn verlies van gezichtsvermogen, smaak en geur.

Bovendien kan de patiënt na de operatie diabetes insipidus hebben, een aandoening die overmatig urineren en dorst veroorzaakt, de noodzaak om een grote hoeveelheid vloeistoffen, urine-incontinentie en verwarring te drinken als gevolg van uitdroging en een hoger dan normaal natriumniveau. .

6. Welke zorg moet de patiënt volgen na de operatie?

Tijdens de eerste dagen kunt u congestie en hoofdpijn hebben en medicijnen nodig hebben die u helpen de hormonale niveaus te reguleren, die geleidelijk zullen worden verlaagd.

Aan de andere kant heeft u misschien een neusspray met een zoutoplossing nodig om de neusslijmvliezen vochtig te houden en de genezing te vergemakkelijken. D Êbêra vermijden niezen, hoesten en snuiten gedurende ten minste twee weken.

7. Welke symptomen vereisen aandacht na de operatie?

Als de patiënt pijn op de borst, kortademigheid , koorts, tekenen van wondinfectie, druipende heldere vloeistof uit de neus of keel, ernstige en aanhoudende hoofdpijn, duizeligheid, gevoeligheid voor licht, verlies of problemen heeft van het gezichtsvermogen, constante behoefte om te urineren of zwelling in de benen, zal het noodzakelijk zijn om dringend medische hulp te zoeken.

8. Met welke andere aspecten moet na de operatie rekening worden gehouden?

In gevallen waarin het niet mogelijk is om de hele tumor tijdens de interventie te verwijderen, kan een nieuwe operatie of radiotherapie nodig zijn. Het is mogelijk dat de niveaus van bepaalde hormonen niet terugkeren naar normaal na een operatie, dus het is noodzakelijk om medicijnen te nemen om ze te vervangen.

Hoofdstuk 119 . Hypofyse beroerte

Hypofyse beroerte is een zeldzame ziekte, veroorzaakt door bloeding of infarct van deze klier in de context van een tumor. De aandoening wordt gekenmerkt door plotselinge en intense hoofdpijn, meningeale irritatie, misselijkheid, braken, visuele stoornissen die kunnen leiden tot blindheid en soms afname van het bewustzijnsniveau en zelfs coma.

Hypofyse-infarct wordt veroorzaakt door bloedingen in de klier of door een blokkade in de bloedtoevoer ernaar. Vroege diagnose, hormoonvervangingstherapie om hypopituïtarisme te bestrijden en transsfenoïdale chirurgie vormen de basis voor de behandeling van deze aandoening.

Voor meer informatie over dit onderwerp, interviewen we Mario Vega Carbó, een specialist in endocrinologie, verantwoordelijk voor het Vega & Vado-kantoor in Managua, Nicaragua.

Dokter Mario,

1. Wat veroorzaakt een hypofyse?

De redenen waarom het zich ontwikkelt zijn niet helemaal duidelijk, hoewel ischemische necrose wordt vermoed, vanwege de snelle tumorgroei, vaatafwijkingen en compressie van de superieure hypofyse tegen het selar diafragma.

Bij de meeste patiënten is er geen bekende precipiterende factor, hoewel wordt aangenomen dat

471

de vermindering van vasculaire toevoer, acute toename van de bloedstroom, hypofyse stimulatie, anticoagulatiesituaties en hoofdtrauma het uiterlijk kunnen beïnvloeden.

2. Hoe wordt deze toestand gedetecteerd?

Gezien de symptomen is het belangrijk om een MRI- of CT-scan uit te voeren om te zien of er een bloeding of tumorinfarct is en tests om de niveaus van verschillende hormonen in het lichaam te controleren.

Vanuit klinisch oogpunt vertonen deze patiënten meestal een vernietiging van het hypofyseweefsel dat leidt tot hypopituïtarisme, een uitbreiding van bloeden met zenuwcompressie en hoofdpijn en tekenen van meningeale irritatie als gevolg van de uitstroom van bloed naar de subarachnoïdale ruimte en compressie van de afdichting membraan.

3. Welke symptomen van hoofdpijn doen je vermoeden dat er een hypofyse-apoplexie is?

Naast visuele stoornissen zijn sommige tekenen van hoofdpijnalarm koorts die niet door andere oorzaken kan worden verklaard, ernstige pijn met plotseling ontstaan, progressieve verergering, braken en misselijkheid, lage bloeddruk, verminderd bewustzijn , psychomotorische agitatie, epileptische aanvallen en gedragsstoornissen.

4. Wat is de behandeling van deze aandoening?

De therapie bestaat uit dringende transsfenoïdale decompressieve chirurgie en hormoonvervangingstherapie met hoge doses corticosteroïden, schildklierhormoon en gonadotropines , naast andere medicijnen. Als het gezichtsvermogen niet wordt aangetast, is chirurgische ingreep meestal niet nodig.

Aan de andere kant is de toediening van groeihormoon bij volwassenen controversieel, hoewel het wordt aanbevolen bij kinderen tot het einde van de ontwikkelingsfase.

5. Wat is de verwachte prognose van deze behandeling?

Wanneer de diagnose vroeg wordt gesteld, evolueren patiënten in de overgrote meerderheid van de gevallen gunstig, met een aanzienlijk herstel van visuele stoornissen.

Wat de hormonale niveaus betreft, moet de behandeling in het algemeen worden voortgezet, waarbij periodieke controles worden uitgevoerd om de dosis medicatie aan te passen.

6. Welke andere complicaties kan hypofyse veroorzaken?

Wanneer het in acute vorm wordt gepresenteerd, wordt het beschouwd als een neuro-endocrinologisch noodgeval en vereist het een spoedbehandeling omdat het levensbedreigend is. Abrupte corticotropine en cortisolgebrek kunnen ernstige risico's op bijnierinsufficiëntie veroorzaken.

SECTIE III REPRODUCTIE EN LEVENSCYCLUS

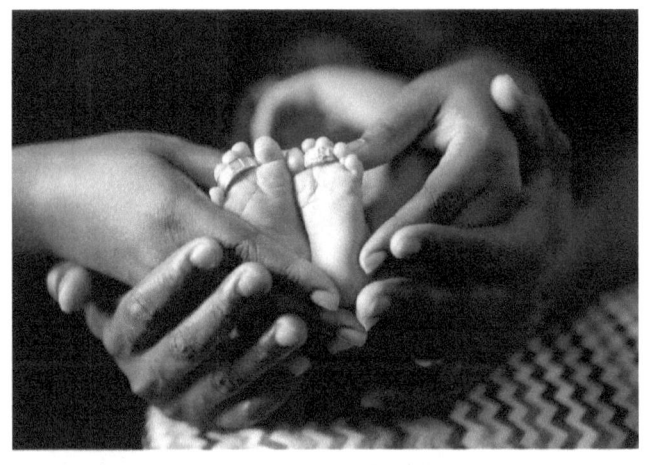

Het derde deel van het interviewboek is verdeeld in 5 grote delen die op hun beurt de hoofdstukken groeperen die verwijzen naar de reproductie en de levenscyclus van het individu .

In het eerste deel zal de lezer discussies vinden over de kwesties die verband houden met de vrouwelijke seksuele klier, de eierstok , zijn functies en de verschillende wijzigingen die zijn afgeleid van zijn toestand. Ze zullen vragen beantwoorden over veranderingen in de menstruatiecyclus, zo frequent en gebruikelijk bij vrouwen, evenals polycysteus ovariumsyndroom en andere onvruchtbaarheidsproblemen.

We blijven onderzoek doen naar de mannelijke geslachtsklieren, de testikels , en dit deel zal interessante onderwerpen vinden, zoals frequente genetische syndromen die de seksuele functie van mannen beïnvloeden, en androgene hormoontherapie wordt ook besproken.

In de volgende hoofdstukken praten we over endocrinologie in de kindergeneeskunde , we zullen weten dat specifieke hormonale aandoeningen of veranderingen leiden tot de ontwikkeling van ziekten in deze eerste levensfase, waarbij problemen als vroegrijpe puberteit, groeiachterstand, morfologische veranderingen in de geslachtsorganen worden aangepakt. vanwege hormonale afwijkingen en juveniele diabetes.

Het volgende deel vertelt ons over endocrinologie in de verloskunde , hoe de invloed van hormonen op het metabolisme van de moeder bepalend is voor de omstandigheden waarin de zwangerschap zich ontwikkelt, en hoe veranderingen in deze hormonale niveaus kunnen leiden tot situaties zoals diabetes Zwangerschap, abortus, schildklierdisfunctie, onder andere ziekten.

Ter afsluiting van dit gedeelte en het boek met interviews presenteren we Endocrinologie in de geriatrie , een reeks hoofdstukken gericht op het opleiden van ouderen en de fysiologische en pathologische veranderingen die verband houden met deze levensfase, met speciale nadruk op preventieonderwerpen voor de functionaliteit van ouderen handhaven, zoals goede voeding, voldoende lichaamsbeweging en voor de preventie van veel voorkomende ziekten op deze leeftijd zoals sarcopenie, osteoporose en complicaties van chronische niet-overdraagbare ziekten.

Lees verder en leer iets meer over reproductie en levenscyclus .

DEEL VIII EIERSTOK

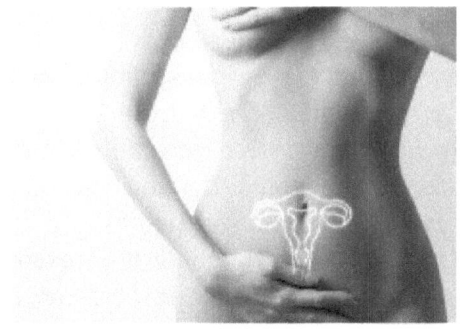

Hoofdstuk 1 20 . Seksuele disfunctie bij vrouwen

Seksuele disfunctie is elke moeilijkheid die optreedt tijdens de verschillende stadia van geslachtsgemeenschap, waaronder verlangen, opwinding en de relatie zelf. Deze ongemakken kunnen optreden aan het begin van het seksuele leven van een persoon of zich later ontwikkelen in de loop van de tijd.

De oorzaken kunnen fysiek, psychologisch zijn, een combinatie van beide of een externe factor. In het geval van vrouwen zijn er verschillende problemen die kunnen verhinderen dat ze van hun relaties genieten. Onder hen zijn het gebrek aan libido, het onvermogen om opwinding te bereiken, het onvermogen om een orgasme te bereiken of pijn te voelen tijdens ontmoetingen.

Seksuele disfunctie kan permanent of tijdelijk zijn en variëren afhankelijk van de gelegenheid en het paar. De afwezigheid van plezier in geslachtsgemeenschap kan angst veroorzaken en de kwaliteit van leven van een persoon en hun persoonlijke relaties beïnvloeden.

Voor meer informatie over dit onderwerp hebben we Dr. Mario Vega Carbó geraadpleegd, een specialist in endocrinologie die verantwoordelijk is voor het Vega & Vado-kantoor.

478

Dokter Mario,

1. Wat zijn de belangrijkste redenen voor seksuele disfunctie van vrouwen?

Onder de fysieke oorzaken kan dit te wijten zijn aan ziekten zoals diabetes, hartfalen, zenuwaandoeningen, hormonale problemen, ruggenmergletsels, bepaalde soorten kanker, infecties, artritis, gynaecologische aandoeningen, vermoeidheid of obesitas.

Onder de psychologische zijn stress, angst, stemmingswisselingen, depressie, gebrek aan zelfvertrouwen, traumatische seksuele afleveringen, strikte religieuze of culturele overtuigingen, angst om zwanger te raken, verveling en partner of andere problemen die Beïnvloed je leven.

Aan de andere kant kan seksuele disfunctie ook optreden als gevolg van het gebruik van bepaalde medicijnen, overmatig alcohol- en drugsgebruik, na het krijgen van een baby of tijdens de menopauze.

2. Wat zijn uw symptomen?

Afhankelijk van de oorzaak kan seksuele disfunctie bij vrouwen verschillende tekenen vertonen. De meest voorkomende zijn: gebrek aan verlangen, afwezigheid van fantasieën, vermijden van relaties met het paar, moeilijkheden om opgewonden te raken, onvermogen om een orgasme te bereiken en pijn tijdens stimulatie of vaginaal contact.

3. Wat zijn de belangrijkste redenen voor pijn tijdens seks?

De oorzaken zijn zeer variabel. Onder de belangrijkste kunnen we ontstekingsaandoeningen, gynaecologische operaties, baarmoedertumoren of cysten, endometriose, urineweginfecties, gebrek aan smering, vaginisme en seksueel overdraagbare aandoeningen noemen.

Bovendien kan elke dermatologische aandoening zoals eczeem, wratten of psoriasis in de buurt van de geslachtsorganen ervoor zorgen dat de huid van het gebied zich terugtrekt. Anderzijds kunnen bepaalde zepen, crèmes of latexcondooms allergieën en irritaties veroorzaken.

4. Hoe wordt seksueel disfunctioneren bij vrouwen behandeld?

De seksuele reactie impliceert een complexe combinatie van fysieke, emotionele componenten, ervaringen en manieren van denken en leven. De wijziging van een van hen kan disfunctie veroorzaken, dus een holistische en complete aanpak is meestal noodzakelijk voor uw therapie.

Vanuit medisch oogpunt moet de behandeling gericht zijn op het oplossen van de fysieke oorzaken die de aandoening veroorzaken. Als het een hormonaal probleem is, kunnen oestrogenen of androgenen worden toegepast, afhankelijk van de behoefte van de patiënt.

Vanuit niet-medisch oogpunt wordt het aanbevolen om openlijk over het probleem met het paar te praten en de smaken en voorkeuren uit te drukken ten tijde van de liefde. In sommige gevallen kan het ook nodig zijn om een therapeut te raadplegen die gespecialiseerd is in seksuele problemen en relaties.

In geval van vaginale pijn of droogheid wordt het gebruik van glijmiddelen of vochtinbrengende middelen aanbevolen. Aan de andere kant zetten sommige apparaten de bloedtoevoer naar het genitale gebied aan en verhogen ze de sensaties.

Als het probleem een medicijn is, kan het door een ander worden vervangen. Bovendien stimuleren bepaalde medicijnen zoals flibanserine de seksuele eetlust, terwijl het gebruik van viagra bepaalde vrouwen kan helpen.

5. Met welke andere aanbevelingen kan rekening worden gehouden?

Om een beter seksleven te hebben, is het raadzaam om gezond te eten, dagelijks te sporten, een voldoende lichaamsgewicht te behouden, goed te slapen, niet te roken en alcoholgebruik te vermijden. Vermijd ook stress en conflictsituaties en leer het zelfrespect te verbeteren en het lichaam te accepteren zoals het is.

Anderzijds worden ook ontspanningsoefeningen aanbevolen.

Hoofdstuk 121 . Hypoactieve seksuele wensstoornis

Hypoactieve seksuele begeerte staat bekend om de herhaalde en constante afwezigheid van seksuele fantasieën of interesse in het uitvoeren van een soort activiteit van dit type. Gebrek aan seksuele eetlust komt relatief vaak voor. Naar schatting verliest een op de vijf mensen op enig moment hun verlangen en bij vrouwen is het cijfer zelfs nog hoger.

Deze aandoening varieert per patiënt, maar gaat meestal gepaard met angst, angst en problemen bij het omgaan. Ze komen ook vaker voor in tijden van stress, zwangerschap, menopauze, tijdens een ziekte of aan het begin of einde van een relatie.

Om over dit onderwerp te praten, interviewden we Dr. Mario Vega Carbó, een specialist in endocrinologie , verantwoordelijk voor het Vega & Vado Office.

Dokter Mario,

1. Wat zijn de belangrijkste oorzaken van hypoactieve seksuele verlangens?

Deze medische aandoening kan worden veroorzaakt door vele factoren, die zowel fysiek als emotioneel, evenals psychologisch kunnen zijn. Onder hen kunnen we de hormonale veranderingen benadrukken. Tijdens de menopauze daalt bijvoorbeeld het oestrogeenniveau, waardoor de wens afneemt. Om dezelfde reden kan ik tijdens de zwangerschap of borstvoeding worden getroffen.

Bovendien kan het worden veroorzaakt door bepaalde ziekten, zoals artritis, kanker, diabetes, hoge bloeddruk of neurologische aandoeningen.

Wat psychologische factoren betreft, is stemming essentieel om het libido te behouden. Angst, depressie, stress, laag zelfbeeld, partnerproblemen en negatieve seksuele ervaringen, zoals gevallen van misbruik of misbruik, kunnen het verlangen ernstig beïnvloeden.

Aan de andere kant kan deze aandoening ook een gevolg zijn van het gebruik van bepaalde medicijnen, zoals antidepressiva, overmatig gebruik van alcohol en drugs, of roken.

2. Hoe wordt deze aandoening vastgesteld?

Geconfronteerd met de symptomen zal de arts proberen de oorzaak te vinden die de afname van het libido veroorzaakt. Hiervoor worden de medische geschiedenis en seksuele geschiedenis van de patiënt geanalyseerd.

Om fysieke factoren uit te sluiten, kunnen een bekkenonderzoek en bloedonderzoek nodig zijn om de hormoonspiegels te controleren. Aan de andere kant kan een sekstherapeut emotionele en psychologische factoren evalueren.

3. Wat is uw behandeling?

483

De therapie hangt af van de oorzaak. In sommige gevallen kan een hormonale behandeling met toediening van testosteron of oestrogeen nodig zijn om het verlangen te vergroten en de vaginale droogheid te verbeteren. Sommige medicijnen, zoals flibanserin, kunnen ook helpen het libido te verhogen.

Anderzijds kunnen psychologische counseling of koppeltherapie worden gebruikt om emotionele of relationele problemen op te lossen.

4. Welke andere aspecten kunnen in aanmerking worden genomen om deze aandoening te behandelen?

Veranderingen in een gezonde levensstijl, zoals regelmatig sporten en goed eten, kunnen het seksuele verlangen stimuleren. Hetzelfde vermindert stress.

Evenzo is het belangrijk om alcohol, sigaretten en drugs te vermijden, die een afname van het libido kunnen veroorzaken. Het wordt aanbevolen om de communicatie met het paar te verbeteren en openlijk over intieme kwesties te praten. Het is ook belangrijk om tijd te geven voor seksuele ontmoetingen en nieuwe ervaringen toe te voegen die het verlangen vergroten, zoals verschillende plaatsen proberen, seksspeeltjes toevoegen of verschillende fantasieën om de vlam te ontsteken.

Hoofdstuk 122 .
Hormoonfeminisatietherapie

Genderidentiteitsstoornis (GIT) van mannelijk naar vrouwelijk komt voor wanneer een persoon die is geboren met mannelijke geslachtsorganen zich identificeert met de kenmerken van het vrouwelijk geslacht, het verlangen en de behoefte voelen om als zodanig te leven en zich te gedragen. Dit veroorzaakt meestal grote onenigheid en kwelling, naast angst en depressie, in een lichaam waarmee ze zich niet op hun gemak voelen.

Mensen kunnen een sterke afkeer hebben van hun geslachtsdelen en willen de fysieke en seksuele kenmerken van het andere geslacht hebben . TIG kan voorkomen bij zowel kinderen als volwassenen.

Om te leren hoe we dit onderwerp bespreken, interviewen we Dr. Mario Vega Carbó, een endocrinoloog met meer dan 20 jaar ervaring.

Dokter Mario,

1. Wat is de feminisatiehormoontherapie?

Het is een behandeling die wordt gebruikt om fysieke veranderingen in het lichaam te veroorzaken die worden veroorzaakt door vrouwelijke hormonen tijdens de puberteit, om de overeenstemming tussen geslachtsidentiteit en uiterlijk te bevorderen.

485

2. Welke effecten heeft deze therapie op de patiënt?

Deze behandeling kan de ernst van genderdysforie, psychische en emotionele stress verminderen en het sociaal functioneren, seksuele bevrediging en kwaliteit van leven verbeteren

3. Hoe is de behandeling van vrouwelijke hormonalisatie?

In het geval van mensen met mannelijke biologische seks die zich vrouwelijk voelen, zullen ze medicijnen krijgen om de werking van het hormoon testosteron te remmen. Ze krijgen ook vrouwelijke hormonen (oestrogenen) die een afname van het libido en de haargroei van het gezicht en het lichaam veroorzaken , een toename van borstweefsel, een juiste verdeling van vet en een lichte verandering in de stemtonus.

4. Op welke leeftijd is het raadzaam om bij deze patiënten met hormonale behandeling te beginnen?

Kinderen die zich niet geïdentificeerd voelen met hun eigen geslacht, moeten worden geëvalueerd en behandeld door een specialist in de geestelijke gezondheidszorg. Als deze toestand na verloop van tijd wordt gehandhaafd en de deskundige van mening is dat deze niet zal worden gewijzigd, kan na 16 jaar een hormonale behandeling worden gestart.

Als de therapie wordt gestart vóór de eerste veranderingen in de puberteit, kunnen secundaire mannelijke seksuele kenmerken worden vermeden, zoals toegenomen lichaamshaar en veranderingen in de stemtonus. Het is echter belangrijk om elk geval op een bepaalde manier te analyseren. Hormoontherapie wordt meestal niet gebruikt bij kinderen.

5. Wat zijn de risico's van feminisering van hormoontherapie?

Sommige van de complicaties van deze behandeling zijn diepe veneuze trombose, longembolie, hoge triglyceriden, galstenen, gewichtstoename, hoge leverfunctieanalyse, verminderd libido, erectiestoornissen, hoog kalium, hypertensie, diabetes en hart- en vaatziekten .

Aan de andere kant neemt het risico op permanente steriliteit toe bij langdurig gebruik van hormonen, vooral wanneer de therapie wordt gestart vóór de puberteit.

6. Is het met deze hormonale behandeling mogelijk om een volledige lichaamsaanpassing te bereiken?

Hoewel veel veranderingen worden bereikt die het mogelijk maken op het gewenste geslacht te lijken, kunnen sommige fysieke kenmerken niet worden gewijzigd en zijn chirurgische ingrepen nodig om de overgang te voltooien. In gevallen van verplaatsing van man naar vrouw, worden de uitwendige geslachtsorganen verwijderd en wordt een kunstmatige vagina gemaakt en wordt de borstgrootte chirurgisch vergroot.

Het is belangrijk om duidelijk te maken dat de autonomie en vrijheid van de patiënt om zijn eigen lichaam te beheren te allen tijde wordt gerespecteerd

487

en hij is het die beslist welk medisch of chirurgisch stadium hij wenst te bereiken.

7. Hoe tevreden is de patiënt met deze behandelingen?

Over het algemeen hebben deze behandelingen, wanneer ze met voldoende psychologische ondersteuning worden uitgevoerd, zeer goede resultaten, met een tevredenheid van meer dan 90 procent.

Integendeel, de spijtpercentages liggen onder de 3 procent en zijn in de meeste gevallen te wijten aan het verlies van gezins- en sociale steun, persoonlijke instabiliteit of het optreden van traumatische gebeurtenissen.

Hoofdstuk 123 . Premenstrueel syndroom

Premenstrueel syndroom is de reeks symptomen die optreedt bij vrouwen vóór de menstruatie . Ze beginnen meestal tijdens de tweede helft van de menstruatiecyclus en verdwijnen één of twee dagen nadat de periode begint.

De belangrijkste symptomen zijn depressie, stemmingswisselingen, angst, gevoelige borsten, het hunkeren naar voedsel, vermoeidheid, concentratiestoornissen en prikkelbaarheid. Deze symptomen kunnen nauwelijks merkbaar of zeer intens zijn. Naar schatting lijden 3 van de 4 vrouwen aan een vorm van premenstrueel syndroom.

Voor meer informatie over dit onderwerp hebben we de Cubaanse arts Mario Vega Carbó geïnterviewd, specialist in endocrinologie en algemene algemene geneeskunde.

Dokter Mario,

1. Wat zijn de oorzaken van deze aandoening?

De exacte redenen zijn niet bekend, maar er wordt aangenomen dat ze verband houden met cyclische veranderingen in hormonale niveaus en chemicaliën in de hersenen. Het is ook gekoppeld aan sociale, culturele, biologische en psychologische factoren.

2. Wie hebben er meer kans op?

489

De meeste vrouwen ervaren symptomen die verband houden met het premenstrueel syndroom tijdens hun vruchtbare leven. Deze komen vaker voor bij mensen tussen de 20 en 40 jaar oud, degenen die minstens één kind hebben gehad en mensen met een familie of persoonlijke geschiedenis van depressie.

3. Wat zijn uw belangrijkste symptomen?

De meest voorkomende zijn buikontsteking, gevoelige borsten, constipatie of diarree, hunkeren naar voedsel, hoofdpijn, slechte tolerantie voor lawaai en licht, vermoeidheid, gevoelens van verdriet, nervositeit, angst, depressie, prikkelbaarheid, verlies van zin in seks , huilen, laag zelfbeeld, acne, slapeloosheid en concentratieproblemen. Deze tekenen worden erger rond de leeftijd van 40, wanneer de menopauze nadert.

Aan de andere kant zijn sommige symptomen van het premenstrueel syndroom vergelijkbaar met andere stemmings- en schildklieraandoeningen, dus ze moeten in detail worden geëvalueerd om ze niet te verwarren.

4. Wanneer moet de arts worden geraadpleegd?

Als de fysieke pijn en emotionele stress erg intens zijn en het normale dagelijkse leven van de persoon beïnvloeden, kan het handig zijn om een specialist te bezoeken.

5. Wat is de behandeling van het premenstrueel syndroom?

Als u vaak een gezonde levensstijl leidt, kunt u de symptomen van deze aandoening verbeteren. In aanwezigheid van hoofdpijn en rugpijn, koliek en gevoelige borsten , kunnen deze symptomen worden behandeld met verschillende medicijnen zoals acetylsalicylzuur, ibuprofen en andere niet-steroïde ontstekingsremmende medicijnen. Hormonale anticonceptiva kunnen ook worden gebruikt.

Van zijn kant helpen diuretica om vochtretentie te voorkomen die ontsteking, zwelling en gewichtstoename veroorzaakt. In ernstige gevallen kunnen antidepressiva, zoals selectieve serotonine heropname remmers en anxiolytica worden voorgeschreven. De effectiviteit van deze medicijnen varieert van vrouw tot vrouw. Ten slotte kunt u ook alternatieve geneeswijzen proberen, zoals de consumptie van bepaalde kruiden en de praktijk van acupunctuur.

6. Welke veranderingen kunnen in de levensstijl worden aangebracht om de symptomen van het premenstrueel syndroom te verbeteren?

Het wordt geadviseerd om regelmatig aerobe oefeningen te doen, een voldoende lichaamsgewicht te behouden, voldoende vloeistoffen te drinken, goed te slapen, niet te roken en alcohol- en drugsgebruik te vermijden. Eet ook gezond, met frequente en kleine maaltijden. Het wordt aanbevolen om volle granen, groenten en fruit aan het dieet toe te voegen en zout, cafeïne en suiker te beperken. Indien nodig kunnen voedingssupplementen met vitamine B6, calcium en magnesium worden voorgeschreven. Het is belangrijk om stress te beheersen, ontspanningstechnieken te beoefenen , zoals yoga of meditatie.

491

Hoofdstuk 124 . Endometriose en hevige pijn tijdens de menstruatie

Endometriose is een vrij veel voorkomende aandoening waarbij het weefsel dat de binnenkant van de baarmoeder bekleedt, het endometrium genoemd, eruit groeit en ook verschijnt in de eierstokken, eileiders, darmen en blaas.

Deze ziekte kan zeer pijnlijke menstruaties, zware bloedingen en vruchtbaarheidsproblemen veroorzaken. Hoewel het niet geneest, zijn er behandelingen om de symptomen te verlichten.

Elke vrouw kan er last van hebben, hoewel het vaker voorkomt tussen de 30 en 50 jaar. Bovendien lopen mensen die nooit kinderen hebben gehad en mensen met intense menstruatieperioden die langer dan 7 dagen duren of korte cycli korter dan 27 dagen, een groter risico.

Aan de andere kant is er ook een grotere neiging wanneer een familielid het al had en als er een probleem is dat de normale doorgang van de menstruatie uit het lichaam verhindert.

Voor meer informatie over endometriose raadplegen we Dr. Mario Vega Carbó, een specialist in klinische endocrinologie .

Dokter Mario,

1. Wat zijn de belangrijkste symptomen van deze aandoening?

Het meest voorkomende teken van endometriose is hevige pijn vóór en tijdens de menstruatie. Er kan ook een continu ongemak zijn in de onderbuik of rug, en tijdens geslachtsgemeenschap. Andere gebruikelijke symptomen zijn bloeden tussen periodes, zware periodes, onvruchtbaarheid, maagdarm- of spijsverteringsproblemen, vermoeidheid, gebrek aan energie en ongemak op het moment van stoelgang of urineren.

Afhankelijk van elk geval kan de pijn die door deze aandoening wordt veroorzaakt mild of zo acuut zijn dat de persoon niet uit bed kan komen.

2. Wat is de oorzaak van deze ziekte?

Op dit moment zijn de exacte oorzaken die het veroorzaken niet bekend, maar er wordt aangenomen dat de oorsprong ervan de retrograde menstruatie is. Het is echter bekend dat mensen die regelmatig sporten en weinig lichaamsvet hebben, er minder kans op hebben.

Hetzelfde als ze al bevallen zijn en als hun menstruatiecyclus laat in de adolescentie begon.

3. Hoe wordt endometriose gediagnosticeerd?

Om het te detecteren, is het noodzakelijk om een kleine chirurgische procedure uit te voeren genaamd laparoscopie. Hiervoor wordt een kleine snede in de buik gemaakt en een dunne buis met een camera en licht wordt geïntroduceerd om te zoeken naar weefsels die buiten de baarmoeder groeien. Soms wordt een klein monster genomen voor studies.

Voordat deze operatie wordt uitgevoerd, zal de professional waarschijnlijk de symptomen en medische geschiedenis van de patiënt beoordelen en een bekkenonderzoek, een MRI en een transvaginale of abdominale echografie uitvoeren.

4. Hoe beïnvloedt deze aandoening de vruchtbaarheid?

Wanneer de vrouw menstrueert, wordt het baarmoederslijmvlies dikker, breekt af en bloedt. Hetzelfde geldt voor het weefsel dat eruit groeit en deze ziekte veroorzaakt. Omdat het hier echter buiten zijn gebruikelijke plaats is, kan bloed niet uit het lichaam komen en zit het vast. Dit zorgt ervoor dat het gebied opzwelt en pijn genereert en ook een littekenweefsel vormt dat de eileiders blokkeert, waardoor de conceptie moeilijk is. Geschat wordt dat tussen de 30 en 50 % van de vrouwen met endometriose moeite heeft zwanger te worden.

5. Welke andere aandoeningen kunnen deze aandoening veroorzaken?

Bij vrouwen met endometriose komt eierstokkanker vaker voor dan verwacht. De risico's om hieraan te lijden blijven echter relatief laag.

6. Hoe is de behandeling voor deze ziekte?

Endometriose is niet te genezen, maar het wordt behandeld met medicijnen en chirurgie. Als de symptomen mild zijn, helpen niet-steroïde pijnstillers zoals Ibuprofen bij het bestrijden van ongemak.

Aan de andere kant kunnen hormoon- en anticonceptieve supplementen, zoals de pil of het spiraaltje, pijn en bloedingen verminderen. Als het ongemak erg intens is, is het mogelijk om het overtollige weefsel te verwijderen door chirurgische behandeling, wat de tekenen ervan vermindert en zwangerschap vergemakkelijkt. Deze kunnen echter in de loop van de tijd teruggroeien.

Als laatste redmiddel kiezen sommige mensen voor een hysterectomie (verwijdering van de baarmoeder), die in sommige gevallen ook de verwijdering van de eierstokken en de eileiders omvat.

7. Is er enige therapie voor onvruchtbaarheid veroorzaakt door endometriose?

Ja, naast de eerder genoemde behandelingen kan een laparoscopie worden uitgevoerd om de Endometriose-pleisters te verwijderen, de eierstokken te stimuleren om meer eieren te produceren of in vitro fertilisatie uit te voeren.

Hoofdstuk 125 . Behandeling van abnormale baarmoederbloedingen

Veel vrouwen lijden aan abnormale baarmoederbloeding (SUA), die hun leven op een negatieve manier kan beïnvloeden, angst kan veroorzaken en hun activiteiten kan beperken. Samen met chronische bekkenpijn en overmatige vaginale secretie is het een van de belangrijkste oorzaken van gynaecologisch consult.

SUA is een bloeding die langer duurt dan normaal en die optreedt in een onregelmatige tijd. Het kan ontstaan tussen menstruatiecycli, na geslachtsgemeenschap of na de menopauze. Omdat bij de behandeling naast de gynaecoloog verschillende pathologieën betrokken zijn, komen meestal andere specialisten tussen, waaronder de endocrinoloog, die de rol van hormonen in dit proces onderzoekt.

Voor meer informatie over dit onderwerp hebben we gesproken met Dr. Mario Vega Carbó, die werkt als endocrinoloog bij het Vega & Vado-kantoor.

Dokter Mario,

1. Wat is de reden voor abnormale baarmoederbloedingen?

De oorzaken zijn zeer gevarieerd. Meestal zorgen hormonale veranderingen of onevenwichtigheden ervoor dat een menstruatiecyclus doorgaat of wordt vertraagd en in sommige gevallen overvloediger is dan normaal. Het kan ook optreden als gevolg van een verdikking van de baarmoederslijmvlies, vleesbomen, poliepen, infecties of een vorm van kanker in het vaginale gebied, stollingsstoornissen, zwangerschapscomplicaties, veranderingen van de urinewegen en het maagdarmkanaal, schildklierdisfunctie of ernstige veranderingen van gewicht

Evenzo kunnen hormonale anticonceptiva, zoals pillen of spiraaltjes, kalmeringsmiddelen of psychotropen de oorzaak van dit probleem zijn.

2. Wie heeft de meeste kans op SUA?

Abnormale baarmoederbloedingen komen vaker voor bij adolescenten en bij premenopauzale of vrouwen met overgewicht.

3. Wat zijn uw belangrijkste symptomen?

De SUA omvat veranderingen in de menstruatiecyclus, die meer dan 2 dagen kan duren dan normaal en tussenpozen hebben met periodes met 4 dagen minder dan normaal. Op zijn beurt kan het intermenstruele bloedingen vertonen en, als gevolg van zijn intensiteit, vermoeidheid, bloedarmoede veroorzaken en vaak de uitvoering van dagelijkse activiteiten belemmeren. Vrouwen kunnen bijvoorbeeld genoeg bloeden om te worden geabsorbeerd door 1 of meer tampons of maandverband per uur.

Aan de andere kant kan SUA ook veranderingen in stemming en gevoeligheid en droogheid in het vaginale gebied genereren.

4. Met welke factoren moet bij de diagnose rekening worden gehouden?

In deze gevallen is het eerste wat u moet doen een zwangerschap uitsluiten en vervolgens de leeftijd van de patiënt, de methode voor gezinsplanning, medische geschiedenis en onvruchtbaarheidsproblemen analyseren.

Vervolgens wordt meestal een reeks tests uitgevoerd om andere mogelijke oorzaken van bloedingen uit te sluiten, zoals een onderzoek naar het bekken, hormonale en schildklieronderzoek, een bloedstollingsprofiel en volledige leverbiometrie.

5. Hoe is de behandeling voor abnormale baarmoederbloedingen?

Het hangt af van de reden voor het bloeden, de leeftijd van de patiënt en of ze in de toekomst zwanger wil worden of niet. Gevallen van zware bloedingen worden meestal behandeld met hoge doses oestrogeen.

Behandelingen met hormonale therapie, anticonceptiepillen, baarmoederapparaten, ontstekingsremmers, ijzeren diëten en zelfs chirurgie worden ook uitgevoerd. De curettage is bijvoorbeeld een interventie waarbij de bekleding van de baarmoeder wordt geschraapt voor analyse.

Anderzijds vormen hormonale manipulatie met LHRH-antagoniststoffen (GnRH), danazol en andere stoffen niet-invasieve methoden die in deze gevallen steeds vaker worden gebruikt.

6. Wat kunt u van deze behandelingen verwachten?

Hormoontherapie verlicht meestal de symptomen van abnormale baarmoederbloedingen. Wanneer de oorzaken van dit ongemak bekend zijn, zijn gerichte behandelingen op hun beurt zeer effectief.

Hoofdstuk 126 . Amenorroe of afwezigheid van menstruatie

Amenorroe is de afwezigheid van langdurige menstruatie. Deze aandoening kan vrouwen van elke leeftijd treffen en de meest voorkomende oorzaken zijn zwangerschap en problemen in de geslachtsorganen of klieren die helpen bij het reguleren van hormonale niveaus.

Het staat bekend als primaire amenorroe wanneer een tiener de leeftijd van 16 jaar bereikt als ze is begonnen met menstrueren. Ondertussen treedt secundaire amenorroe op wanneer een vrouw na regelmatig menstrueren gedurende ten minste drie opeenvolgende cycli stopt met menstrueren.

Voor meer informatie over dit onderwerp interviewen we Mario Vega Carbó, een endocrinoloog met meer dan 20 jaar ervaring.

Dokter Mario,

1. Wat zijn de meest voorkomende oorzaken van Amenorroe?

Er zijn veel mogelijke oorzaken. Onder de natuurlijke zijn zwangerschap, borstvoeding en menopauze. Ondertussen hebben vrouwen die orale of injecteerbare anticonceptiva gebruiken misschien

500

geen menstruatie, zelfs niet gedurende 6 maanden nadat ze zijn gestopt met het gebruik ervan.

Aan de andere kant kunnen organische problemen in het vaginale kanaal, baarmoeder of eierstokken, of de afwezigheid ervan, ook Amenorroe veroorzaken.

Hetzelfde zijn de hormonale veranderingen van de hypothalamus, schildklier en hypofyse, zoals polycysteus ovarium syndroom, hyperthyreoïdie, hypothyreoïdie, hypofyse tumoren en voortijdige menopauze.

Bovendien kan deze aandoening worden veroorzaakt door de consumptie van bepaalde medicijnen, zoals antipsychotica, antidepressiva, antiallergica en andere voor bloeddruk en chemotherapie.

Andere mogelijke oorzaken hebben te maken met levensstijl, zoals een laag lichaamsgewicht, obesitas, overmatig bewegen of stress.

2. Wie loopt er meer risico om eraan te lijden?

Zwaarlijvige vrouwen, degenen die overmatig trainen, degenen die zeer weinig lichaamsvet hebben, degenen die extreme diëten volgen, degenen die lijden aan anorexia of boulimia, degenen die lijden aan angst of ernstige emotionele stress en degenen die plotseling afvallen Ze hebben meer kans om te lijden.

Hetzelfde zijn degenen die een familiegeschiedenis hebben met deze aandoening en degenen die strenge atletische training uitvoeren, zoals topsporters of dansers.

3. Wat zijn uw belangrijkste symptomen?

Samen met het ontbreken van menstruatie, kan de vrouw melkafscheiding van de tepel hebben, veranderingen in de borstgrootte, haarverlies, vaginale droogheid, hoofdpijn, gezichtsvermogen of stemveranderingen, acne, gezichtshaar overmatig en gewichtstoename of -verlies.

4. Hoe wordt Amenorroe gediagnosticeerd?

Geconfronteerd met de symptomen, worden meestal een bekkenonderzoek en fysieke onderzoeken gedaan om te controleren of er een probleem is met de geslachtsorganen. Ook zwangerschapstests en bloedtests om de niveaus van schildklier- en eierstokfuncties, prolactine en andere hormonen te meten.

Andere studies omvatten genetische studies, computertomografie in het hoofd voor tumoren, echografie van de geslachtsorganen, biopsie van het slijmvlies van de baarmoeder en echografie van het bekken.

5. Wat is uw behandeling?

De therapie hangt af van de oorzaken van Amenorroe. Wanneer deze zijn opgelost, worden de menstruatie meestal weer normaal. Als het te wijten is aan een hormonaal probleem, kan het worden behandeld met medicijnen. Als het wordt veroorzaakt door een tumor of structurele blokkade, kan het met een operatie worden verholpen.

Wanneer de reden eetproblemen of obesitas is, kan de praktijk van regelmatige lichaamsbeweging en een uitgebalanceerd dieet het oplossen. Als de oorzaak een bepaald medicijn is, kan de dosis worden aangepast of vervangen door een andere.

In sommige gevallen kunnen anticonceptiepillen en andere hormonale therapieën de menstruatiecyclus herstellen.

6. Welke andere complicaties kan Amenorroe veroorzaken?

Afhankelijk van het geval, indien onbehandeld, kunnen de oorzaken van Amenorroe ook leiden tot onvruchtbaarheid, osteoporose en seksuele problemen.

Hoofdstuk 127 . Hormoon Anticonceptie en zijn verschillende mogelijkheden

Er zijn veel methoden van hormonale anticonceptie die kunnen worden gebruikt om zwangerschap te voorkomen. Deze omvatten de pil, de vaginale ring, het implantaat, de injectie, het spiraaltje en de pleister. Al deze opties zijn effectief, hoewel ze verschillende voor- en nadelen bieden die bekend moeten zijn voordat u er een kiest.

Om te weten hoe elke methode werkt, interviewen we Dr. Mario Vega Carbó, een specialist in endocrinologie met meer dan 20 jaar ervaring.

Dokter Mario,

1. Wat zijn anticonceptiepillen en hoe werken ze?

Deze pillen bevatten oestrogeen en progestageen, twee hormonen die voorkomen dat de eierstok van een vrouw tijdens de menstruatie een ei afgeeft. Dit wordt bereikt door de niveaus van natuurlijke hormonen die het lichaam produceert te veranderen. Bovendien zorgt progestine ervoor dat het baarmoederhalsslijm dik wordt, waardoor het sperma niet kan binnendringen.

2. Hoe worden ze gebruikt en wat zijn hun voordelen?

De pillen worden eenmaal per dag oraal toegediend. Om misselijkheid te voorkomen, is het raadzaam om ze met voedsel te eten. Als ze periodiek worden ingenomen, zijn ze een zeer effectieve en gemakkelijk te gebruiken anticonceptiemethode, maar ze bieden geen bescherming tegen seksueel overdraagbare aandoeningen.

Aan de andere kant verbetert het gebruik ervan onder andere acne, vermindert het ernstige bloedingen en het risico op eierstok- en endometriumkanker, verlicht het premenstrueel syndroom en de intensiteit van krampen.

3. Wat gebeurt er als iemand vergeet een pil te nemen?

In dat geval loopt u mogelijk het risico zwanger te worden. Daarom wordt aanbevolen dat u een tijdje een andere anticonceptiemethode gebruikt. In het bijzonder elk product biedt echter precieze instructies over wat te doen in dat geval, die moeten worden gevolgd.

4. Kan de anticonceptiepil bijwerkingen veroorzaken?

Ja, de meest voorkomende zijn misselijkheid, braken, opgezette buik, diarree, gewichtstoename of -verlies, acne, haargroei op ongewone plaatsen, vaginale verbranding, gevoelige borsten, veranderingen in de stroom en menstruatie en anderen die kunnen Wees serieuzer.

Aan de andere kant lopen rokers die anticonceptiepillen gebruiken een groter risico op hartaanvallen en beroertes, dus deze methode wordt niet aanbevolen.

Hetzelfde geldt voor mensen die borstvoeding geven, mensen met hoge bloeddruk of een geschiedenis van borstkanker, diabetes en andere ziekten.

5. Wat is de hormonale anticonceptiepleister en hoe werkt deze?

Deze methode is een kleine pleister die de hormonen oestrogeen en progestine bevat, die één keer per week gedurende drie weken op de huid moeten worden geplaatst en vervolgens gedurende één week niet worden gebruikt, zodat menstruatiebloeding optreedt. Het wordt meestal op de schouder of billen geplaatst en de werking ervan is vergelijkbaar met die van de pillen.

6. Wat is het hormonale intra-uteriene apparaat?

Het spiraaltje is een plastic structuur die in de baarmoeder wordt ingebracht, waar het het hormoon progestine vrijgeeft. Het begint binnen zeven dagen na het inbrengen te werken en kan 3 tot 5 jaar in de baarmoeder blijven.

Het kan onder andere worden gebruikt tijdens de borstvoeding, vermindert bloedingen en menstruatiepijn en heeft geen oestrogeengerelateerde bijwerkingen. Bovendien vermindert het de risico's van bekkeninfectie en endometriumkanker.

7. Wat zijn je nadelen?

Een daarvan is dat het door een professional moet worden geplaatst en verwijderd. Bovendien kan het in enkele gevallen misplaatst raken of perforatie van de baarmoeder veroorzaken.

Aan de andere kant wordt het hormonale spiraaltje niet aanbevolen voor patiënten met een voorgeschiedenis van bekkeninfectie, baarmoederhals- of baarmoederkanker, leverziekte of met een baarmoeder of zeer groot of zeer klein.

8. Wat is anticonceptie-injectie?

Het is een injectie die het hormoon progestine bevat, dat om de drie maanden in de spieren van de bovenarm of in de billen wordt gegeven. Geschat wordt dat het beter werkt dan anticonceptiepillen om zwangerschap te voorkomen en dat de terugkeer van de vruchtbaarheid waarschijnlijk met 10 maanden of meer wordt uitgesteld wanneer het wordt stopgezet.

9. Wat is de vaginale ring en hoe werkt het?

Het is een flexibele plastic ring die in de vagina wordt geplaatst en oestrogeen en progestine afgeeft. Het is ongeveer 5 centimeter breed en moet 3 weken worden gebruikt. Daarna wordt het verwijderd, een week gepasseerd en een nieuwe geplaatst. Net als pillen voorkomt het zwangerschap door hormonen in het lichaam vrij te geven.

Met oestrogeen is er een klein risico op hoge bloeddruk, bloedstolsels, hartaanval en beroerte, die toeneemt bij rokers.

10. Wat zijn progestageen implantaten?

Het is een kleine reep die onder de huid wordt geplaatst, meestal in de bovenarm, en kleine hoeveelheden van het hormoon progestine in de bloedbaan afgeeft. Het implantaat wordt uitgevoerd in minder dan vijf minuten met lokale anesthesie en kan tot 3 jaar worden gebruikt, hoewel het indien gewenst kan worden verwijderd.

11. Met welke andere aspecten moet rekening worden gehouden bij het kiezen van een methode voor hormoonanticonceptie?

Omdat iedereen bijbehorende bijwerkingen en verschillende risico's heeft, is het belangrijk dat de keuze samen met een professional wordt gemaakt. Het wordt aanbevolen om met de specialist te praten over de verschillende methoden en, afhankelijk van persoonlijke smaak, de wensen om niet op korte of middellange termijn zwanger te worden en de medische geschiedenis van elke patiënt, kies de beste optie.

Onthoud ten slotte dat geen van deze methoden bescherming biedt tegen seksueel overdraagbare aandoeningen.

Hoofdstuk 128 . Vrouwelijke onvruchtbaarheid

Onvruchtbaarheid is een medische uitdrukking die wordt gebruikt wanneer een vrouw niet zwanger wordt of zwanger wordt na een jaar van frequente geslachtsgemeenschap. Naar schatting treft dit probleem 15 procent van de paren. Met de juiste behandeling slagen de meeste van hen er echter in om baby's te krijgen.

In een derde van de tijd is onvruchtbaarheid te wijten aan vrouwelijke factoren. Nog een derde komt overeen met mannelijke factoren, terwijl de rest een combinatie van beide is of de exacte oorzaak onbekend is. Aan de kant van de vrouw kan deze aandoening te wijten zijn aan fysieke en hormonale problemen, of gerelateerd zijn aan hun levensstijl of omgevingsvariabelen.

Voor meer informatie over dit onderwerp hebben we Dr. Mario Vega Carbó geraadpleegd, een specialist in endocrinologie , die de leiding heeft over het Vega & Vado-kantoor.

Dokter Mario,

1. Wat zijn de belangrijkste oorzaken van onvruchtbaarheid bij vrouwen?

In de meeste gevallen zijn dit problemen met ovulatie, hetzij omdat het niet regelmatig is, hetzij omdat het

509

niet direct optreedt. Dit kan te wijten zijn aan verschillende factoren, zoals het polycysteus ovariumsyndroom, waardoor de eierstokken niet regelmatig een eicel vrijgeven of ongezond zijn , en primaire ovariële insufficiëntie wanneer ze stoppen met normaal functioneren vóór de leeftijd van 40. Andere oorzaken zijn overmatige prolactineproductie, een vaginale obstructie, schade aan de eileiders, infecties, bekkenontsteking en seksueel overdraagbare aandoeningen.

Ook genitale tuberculose, endometriose, goedaardige poliepen of tumoren, aangeboren afwijkingen van de baarmoeder, vaginisme en cervicale stenose. In veel gevallen is onvruchtbaarheid te wijten aan de consumptie van bepaalde medicijnen. In anderen kan de reden niet worden verklaard.

2. Welke andere ziekten kunnen onvruchtbaarheid veroorzaken?

Diabetes Mellitus, lever- of schildklierproblemen, coeliakie, nier- of bijnieraandoeningen, Kallman-syndroom, hypothalamische disfunctie, hyperprolactinemie en hypopituïtarisme, onder andere, kunnen onvruchtbaarheid veroorzaken of helpen. Aan de andere kant is er ook een psychologische factor, gerelateerd aan emoties, sensaties en gevoelens die het reproductievermogen kunnen beïnvloeden.

3. Wat zijn de belangrijkste symptomen van vrouwelijke onvruchtbaarheid?

Naast het onvermogen om zwanger te worden of een zwangerschap te krijgen, zijn andere frequente symptomen menstruele afwijkingen. Het kan cycli hebben die te lang (35 dagen of meer) of kort (minder dan 21 dagen), onregelmatig of afwezig zijn. Aan de andere kant kan er ook pijn of ongemak zijn in het vaginale gebied.

4. Wie loopt meer risico om eraan te lijden?

Vrouwen ouder dan 35, rokers, mensen met overgewicht, mensen die last hebben van seksueel overdraagbare aandoeningen en degenen die meer alcohol drinken, hebben meer kans op onvruchtbaarheid.

5. Hoe wordt deze aandoening ontdekt?

Voor de symptomen ervan worden een analyse van de klinische geschiedenis en verschillende onderzoeken uitgevoerd om de oorzaken ervan te zoeken. Vruchtbaarheidstests kunnen genetische en ovulatietests omvatten, bloedtesten om hormoonspiegels te beheersen , hysterosalpingografie om afwijkingen in de baarmoederholte te detecteren, bekken-echografie en laparoscopie om naar de eileiders, eierstokken en baarmoeder te kijken.

6. Wat is de behandeling voor vrouwelijke onvruchtbaarheid?

De therapie hangt af van de oorzaak, de leeftijd van de patiënt en haar persoonlijke voorkeur. Dit kan medicijnen, chirurgie of het gebruik van technieken die helpen bij de conceptie omvatten. In veel gevallen kunnen ovulatiestoornissen worden opgelost met het gebruik van bepaalde geneesmiddelen, zoals clomifeencitraat, gonadotropine, metformine, letrozol

511

of bomocriptine. Op zijn beurt kan een operatie afwijkingen corrigeren of verwijderen.

Binnen geassisteerde reproductie kan kunstmatige inseminatie of in vitro fertilisatie worden uitgevoerd. Als de oorzaak een andere ziekte of een psychologisch of emotioneel probleem is, moeten ze worden behandeld. Als het te wijten is aan de consumptie van een bepaald geneesmiddel, kan de arts dit vervangen door een ander.

7. Kan het gebruik van vruchtbaarheidsmedicijnen andere gevolgen hebben?

Het gebruik ervan kan het risico op meerlingzwangerschappen verhogen en ovarieel hyperstimulatiesyndroom veroorzaken, wat ontstekingen en pijn in de eierstokken veroorzaakt. Aan de andere kant, hoewel de mogelijkheden beperkt zijn, kan langdurig gebruik ook de kansen op het ontwikkelen van eierstoktumoren in de toekomst vergroten.

8. Met welke andere aanbevelingen kan rekening worden gehouden?

Om de vruchtbaarheid te verbeteren, is het raadzaam om gezond te eten, dagelijks te sporten, een voldoende lichaamsgewicht te behouden, goed te slapen, niet te roken en alcoholgebruik te vermijden. Vermijd ook stress en beperk cafeïne. Aan de andere kant is het onvermogen om zwanger te raken vaak te wijten aan psychische en emotionele problemen en kan dit leiden tot depressie. Daarom wordt indien nodig psychologische ondersteuning aanbevolen.

512

Hoofdstuk 129 . Vruchtbaarheid: ovulatie-inductoren

De meeste gevallen van vrouwelijke onvruchtbaarheid zijn te wijten aan problemen met ovulatie, hetzij omdat het niet regelmatig is of omdat het niet direct optreedt. Dit kan te wijten zijn aan verschillende factoren, zoals polycysteus ovariumsyndroom, primaire ovariële insufficiëntie, overmatige prolactineproductie, vaginale obstructie, schade aan de eileiders, infecties, bekkenontsteking of seksueel overdraagbare aandoeningen.

Het kan ook een gevolg zijn van genitale tuberculose, endometriose, goedaardige poliepen of tumoren, aangeboren afwijkingen van de baarmoeder, vaginisme, cervicale stenose, eetstoornissen of de consumptie van bepaalde medicijnen.

In veel gevallen kunnen ovulatiestoornissen worden opgelost met het gebruik van bepaalde geneesmiddelen, zoals clomifeencitraat, gonadotropine, metformine, cabergoline of bromocriptine.

Om over dit onderwerp te praten, interviewen we Mario Vega Carbó, een endocrinoloog met meer dan 20 jaar ervaring.

Dokter Mario,

513

1. Aan welke patiënten worden ovulatie-inductoren voorgeschreven?

Deze medicijnen worden gebruikt om vrouwen te behandelen die niet regelmatig ovuleren. Over het algemeen hebben patiënten met onregelmatige menstruatiecycli of met amenorroe meestal ovulatoire disfunctie.

Voordat u deze medicijnen begint te gebruiken, is het echter handig om een diagnostische evaluatie uit te voeren om de oorzaken van deze aandoening te bepalen.

2. Hoe werken deze medicijnen?

Deze medicijnen stimuleren de eierstokken om de groei van een of meerdere volwassen follikels per cyclus te produceren, met als doel dat minstens een ervan wordt bevrucht en zwanger wordt.

3. Wat is het meest gebruikte medicijn om ovulatie te veroorzaken?

De meest gebruikte is clomifeencitraat, dat op dezelfde manier werkt als oestrogeen, een vrouwelijk hormoon dat ervoor zorgt dat de eierstokken eieren produceren en vrijkomen. Dit geneesmiddel wordt geleverd als tablet en wordt meestal gedurende 5 dagen eenmaal per dag ingenomen, beginnend op de derde dag na de menstruatie. De standaarddosis is 50 tot 100 milligram per dag.

Clomifeencitraat is in het algemeen geïndiceerd voor patiënten met polycysteuze ovarium of met steriliteit van onbekende oorsprong. Bovendien wordt het ook

514

gebruikt om menstruele afwijkingen, fibrocystische borsten en aanhoudende moedermelkproductie te behandelen.

4. Welke bijwerkingen kan clomifeencitraat hebben?

Dit geneesmiddel kan een hogere incidentie van meerlingzwangerschappen, opvliegers, dikke en droge cervicale slijmvliezen, wazig zien, hoofdpijn, misselijkheid, depressie, gevoelige borsten, stemmingswisselingen, vaginale bloedingen, ovariumcysten en bekkenongemakken veroorzaken.

Clomifeencitraat mag niet langer dan zes opeenvolgende menstruatiecycli worden gebruikt.

5. Wat zijn gonadotrophins en hoe werken ze?

Gonadotrofines zijn hormonen die van nature worden afgescheiden door de hypofyse, die verantwoordelijk zijn voor de folliculaire ontwikkeling en de rijping van de eicel. In geassisteerde reproductiebehandelingen worden ze gebruikt om de gecontroleerde groei van een of meerdere follikels te produceren.

Dit geneesmiddel wordt eenmaal daags toegediend via subcutane injecties. De behandeling begint meestal op de derde dag van de ovariële cyclus en duurt meestal tussen de 7 en 12 dagen, afhankelijk van elk geval. De normale startdosis ligt meestal tussen 75 en 150 eenheden per dag.

6. Welke bijwerkingen kunnen gonadotrophins veroorzaken?

Dit geneesmiddel kan milde opgezette buik, gevoelige borsten, stemmingswisselingen en huiduitslag in het injectiegebied veroorzaken. Bovendien kan het ovarieel hyperstimulatiesyndroom genereren, wat pijn en zwelling van de eierstokken veroorzaakt en een verhoogd risico op meerlingzwangerschappen.

7. Hoe kunnen bomocriptine en cabergoline ovulatie veroorzaken?

In veel gevallen ovuleren patiënten onregelmatig omdat de hypofyse teveel prolactine afscheidt. Hyperprolactinemie kan de afname van oestrogeen veroorzaken en galactorroe en onvruchtbaarheid veroorzaken.

Bromocriptine en cabergoline zijn twee geneesmiddelen die de hoeveelheid prolactine die door de hypofyse wordt afgegeven, verminderen. De eerste wordt elke dag oraal ingenomen, terwijl de tweede twee keer per week wordt ingenomen in de vorm van een of twee pillen. Bovendien kan bromocriptine ook vaginaal worden toegediend.

8. Welke bijwerkingen kunnen bomocriptine en cabergoline veroorzaken ?

Deze medicijnen kunnen misselijkheid, braken, verstopte neus, hoofdpijn, vermoeidheid, flauwvallen, duizeligheid, verlaagde bloeddruk en slaperigheid veroorzaken, naast andere bijwerkingen. Om ze te voorkomen, wordt de behandeling met lage doses meestal gestart en geleidelijk verhoogd.

9. Met welke andere aspecten moet bij het gebruik van deze geneesmiddelen rekening worden gehouden?

Voordat u met de behandeling begint, is het belangrijk om de arts te informeren over eventuele andere medicatie, vitamine of supplement die wordt gebruikt, zodat wordt beoordeeld of de combinatie schadelijk kan zijn.

U moet ook op de hoogte stellen als u lijdt aan allergieën of andere aandoeningen, zoals hypertensie of nier-, hart- of leverproblemen; of vaginaal bloedverlies.

Aan de andere kant is het tijdens de behandeling erg belangrijk om echografiecontroles uit te voeren om de folliculaire groei strikt te volgen, en om een overmatig aantal zich ontwikkelende follikels te diagnosticeren die het risico op meerdere zwangerschappen kunnen verhogen.

Ten slotte moeten deze medicijnen op een geschikte plaats worden bewaard, bij kamertemperatuur en buiten het bereik van kinderen.

Hoofdstuk 130 . Vrouwelijke androgene Alopecia

Alopecia bij vrouwen is het meest voorkomende type haarverlies bij vrouwen. Ook bekend als vrouwelijke kaalheid, veroorzaakt het het haar kort, zeer dun en zonder progressieve pigmentatie.

Het dunner worden van het haar vindt voornamelijk plaats in het bovenste deel van het hoofd, waardoor het verlies aan dichtheid optreedt en het uiterlijk van opgeruimde gebieden ontstaat. Hoewel het op elke leeftijd kan voorkomen, komt het vaker voor na de leeftijd van 50. De manifestatie ervan kan een laag zelfbeeld en depressie veroorzaken.

Voor meer informatie over dit onderwerp hebben we Dr. Mario Vega Carbó geraadpleegd, een specialist in endocrinologie die verantwoordelijk is voor het Vega & Vado-kantoor.

Dokter Mario,

1. Wat is de oorzaak van vrouwelijke androgene alopecia?

Deze aandoening kan worden veroorzaakt door de aanwezigheid van bepaalde mannelijke hormonen, zoals testosteron, androsteron en dihydrotestosteron (DHT) op verhoogde niveaus. Deze kunnen de haarzakjes uitputten, waardoor ze breekbaarder worden en minder haargroei.

Androgene vrouwelijke Alopecia kan ook te wijten zijn aan veroudering, genetische en erfelijke redenen, het gebruik van bepaalde medicijnen, stresssituaties, slechte voeding, oxidatie en micro-ontsteking, schildklieraandoeningen en overmatig gebruik van behandelingen en haarproducten. Het manifesteert zich meestal zodra de menopauze is bereikt.

2. Welke medicijnen kunnen deze medische aandoening veroorzaken?

Androgene vrouwelijke Alopecia kan worden veroorzaakt door geneesmiddelen om cholesterol te verlagen; om Parkinson, maagzweren, artritis, depressie en hypertensie te behandelen; en anticonvulsiva.

3. Wat zijn uw belangrijkste symptomen?

Bij vrouwen is het haar met name in het bovenste deel van het hoofd dunner en begint het met een verwijding door het centrale gebied. In tegenstelling tot mannen, ontwikkelt alopecia zich in zeer weinig gevallen tot kaalheid, maar veroorzaakt een verlies aan dichtheid.

4. Wat is de behandeling van vrouwelijke androgene alopecia?

Onder de medicijnen die worden gebruikt om deze aandoening te behandelen, zijn minoxidil, finasteride, spironolacton, cimetidine, anticonceptiepillen en ketoconazol.

Op hun beurt helpen de plantaardige medicijnen Serenoa repens en Pygeun africanum de activiteit van het enzym 5α-reductase te remmen, dat de doorgang van testosteron naar dihydrotestosteron vermindert, verantwoordelijk voor de miniaturisatie van haarzakjes.

Methylsulfonylmethane (MSM), dat antioxiderende en ontstekingsremmende effecten heeft, wordt ook gebruikt en is een essentiële bron van organische zwavel voor de levenscyclus van het haar. Indien nodig is het ook mogelijk om een haartransplantatie uit te voeren, wat meestal zeer goede resultaten oplevert. Om dit te doen, worden kleine porties haar verwijderd uit gebieden waar het dikker is en geplaatst in anderen die kaalheid hebben.

Een andere optie is de stimulatie van de hoofdhuid door kooldioxide toe te passen via subcutane injecties.

5. Welke andere aspecten worden in deze gevallen aanbevolen?

Om het probleem te verlichten, is het belangrijk om een gezond voedingspatroon en goede eetgewoonten aan te nemen. Gebruik ook vitaminesupplementen en antioxidanten, rust goed en oefen regelmatig. Daarnaast worden hoofdhuidmassages aanbevolen om de bloedsomloop te activeren en het gebruik van drogers, strijkijzers en kleurstoffen te vermijden.

Aan de andere kant is het belangrijk om stress te vermijden en problemen van depressie, angst, bloedarmoede en slapeloosheid snel te behandelen.

6. Welke andere complicaties kan vrouwelijke androgene alopecia veroorzaken?

Haaruitval kan het gevoel van eigenwaarde verlagen en depressie en angst veroorzaken, en kan ook invloed hebben op familie-, werk- en sociale relaties.

Uitbreidingen, het gebruik van pruiken, hoeden of sjaals of een verandering van kapsel kunnen de effecten ervan verbergen en het uiterlijk verbeteren.

Hoofdstuk 131 . Hyperandrogenisme, Hirsutisme en Acne

Hyperandrogenisme is een aandoening waarbij vrouwen een teveel aan androgenen produceren, de mannelijke geslachtshormonen. Dit is een vrij veel voorkomend probleem, dat tussen 5 en 10 procent van de vrouwen in de reproductieve leeftijd treft.

Het kan leiden tot de ontwikkeling van mannelijke kenmerken in het lichaam, zoals overdreven haargroei (hirsutisme), verminderde borstomvang, afwezigheid van menstruatie, seborroe en acne.

Voor meer informatie over dit onderwerp interviewen we Mario Vega Carbó, een specialist in klinische endocrinologie .

Dokter Mario,

1. Wat zijn de belangrijkste oorzaken van hyperandrogenisme?

Deze aandoening is meestal het gevolg van overmatige androgeenproductie van de eierstokken en bijnieren. Dit kan te wijten zijn aan aangeboren bijnierhyperplasie, tumoren, het syndroom van Cushing, polycysteus ovariumsyndroom of de consumptie van bepaalde medicijnen, zoals danazol, systemische corticosteroïden en fluoxetine, naast andere mogelijkheden.

2. Wat zijn uw belangrijkste symptomen?

Hyperandrogenisme kan ernstige acne, verminderde borstomvang, toegenomen lichaams- en gezichtshaar, afwezigheid van menstruatie, onvruchtbaarheid, stemverdikking, groei van de clitoris, verhoogde spiermassa, mannelijke kaalheid en vette huid

Aan de andere kant kan het zich bij pasgeborenen manifesteren in de vorm van dubbelzinnige geslachtsdelen, terwijl het bij meisjes optreedt met voortijdige verschijning van schaam- of okselhaar vóór de leeftijd van 9, acne, verhoogde lichaamsgeur en groeiversnelling.

3. Hoe wordt deze ziekte ontdekt?

Een lichamelijk onderzoek en verschillende tests worden meestal uitgevoerd om het niveau van bepaalde hormonen en andere stoffen in het bloed te meten, waaronder onder andere testosteron, prolactine, cholesterol, insuline, glucose en schildklierstimulantia.

Diagnostische beeldvormingstests kunnen ook nodig zijn om afwijkingen van de eierstokken, hypofyse en bijnieren te detecteren en een bekkenonderzoek om tumoren te zoeken.

4. Wat is de behandeling van hyperandrogenisme?

Therapie kan het gebruik van antiandrogenen omvatten, zoals cyproteronacetaat, spironolacton en flutamide. Als de oorzaak van deze aandoening een eierstok- of bijniertumor is, kunnen chirurgie, radiotherapie en andere behandelingen noodzakelijk zijn .

Aan de andere kant, als het wordt veroorzaakt door medicatie, kan de dosis worden verlaagd of gewijzigd in een vergelijkbare dosis die deze symptomen niet veroorzaakt.

Als de patiënt lijdt aan obesitas, probeert ze haar gewicht te normaliseren door een caloriearm dieet en fysieke activiteiten. Dit helpt de conditie en effectiviteit van medicijnen te verbeteren. In het geval van meisjes geboren met geslachtsdelen van mannelijk uiterlijk, kunnen reparatiechirurgie worden uitgevoerd om hun uiterlijk en functie te normaliseren.

5. Wat is Hirsutisme en wat veroorzaakt het?

Hirsutisme is een aandoening die ervoor zorgt dat vrouwen overmatig donker en dik haar op het gezicht, borst en rug groeien. Het wordt meestal veroorzaakt door een teveel aan androgenen, hoewel het ook kan worden veroorzaakt door erfelijke eigenschappen.

6. Hoe wordt het behandeld?

De hormonale anticonceptiva met oestrogeen en progestageen, en anti-androgeen drugs worden vaak gebruikt voor de behandeling van hirsutisme veroorzaakt door de productie van mannelijke hormonen.

Anderzijds kunnen actuele crèmes ook worden voorgeschreven om overmatig gezichtshaar op het gezicht te behandelen of lasertherapie te gebruiken om het permanent te verwijderen. In deze gevallen wordt ontharen met een pincet, was of chemicaliën of scheren niet aanbevolen.

7. Wat is acne en wat veroorzaakt het?

Acne is een huidaandoening die optreedt wanneer haarzakjes verstopt raken met vet en dode cellen, waardoor er mee-eters of puistjes verschijnen. Dit kan worden veroorzaakt door de overvloedige productie van vet, de obstructie van de haarzakjes, bacteriën of het teveel aan androgenen.

8. Hoe wordt het behandeld?

Therapie combineert meestal het gebruik van actuele en orale medicijnen. Er zijn verschillende medicijnen om de productie van vet of androgenen te beperken, de vernieuwing van huidcellen te versnellen, bacteriële infecties te bestrijden en ontstekingen te verminderen.

In ernstige gevallen kunnen laserbehandeling, chemische peeling, comedo-extractie en steroïde-injectie worden gebruikt.

9. Welke andere complicaties kan hyperandrogenisme veroorzaken?

Deze aandoening kan gepaard gaan met onvruchtbaarheid en problemen tijdens de zwangerschap. Op hun beurt hebben vrouwen met het polycysteus ovariumsyndroom een verhoogd risico op diabetes, hoog cholesterol en bloeddruk, baarmoederkanker en obesitas.

Om deze ongemakken te voorkomen, wordt hen aangeraden een gezonde levensstijl aan te nemen door het gewicht onder controle te houden, regelmatig te sporten en een passend dieet te volgen.

Aan de andere kant moeten vrouwen die medicatie gebruiken om hirsutisme te behandelen, niet zwanger worden vanwege het risico op aangeboren afwijkingen.

Ten slotte kunnen degenen die aan deze aandoening lijden, lijden aan een gebrek aan zelfrespect, schaamte en depressie als gevolg van ernstig hirsutisme en acne, dus het is raadzaam om de behandeling indien nodig te begeleiden met psychologische en gezinsondersteuning.

Hoofdstuk 132 . Clitoromegalie of clitorale hypertrofie

Clitoromegalie of clitorale hypertrofie is een aandoening waarbij dit orgaan een grotere dan normale grootte heeft, die op een kleine penis kan lijken.

De clitoris bevindt zich in de vagina en is zichtbaar vanaf de bovenkant van de vulva. Het is verantwoordelijk voor het verstrekken van seksueel plezier aan vrouwen en heeft geen reproductieve functies of gerelateerd aan de afscheiding van urine. De grootte van het zichtbare gedeelte kan variëren tussen 2 en 6 millimeter breed en 2 en 9 millimeter lang. Clitoromegalie verschijnt wanneer deze maatregelen worden overschreden.

Voor meer informatie over dit onderwerp hebben we de Cubaanse arts Mario Vega Carbó, een specialist in klinische endocrinologie , geïnterviewd .

Dokter Mario,

1. Wat veroorzaakt clitoromegalie?

Deze aandoening kan te wijten zijn aan aangeboren oorzaken, veroorzaakt door een overdreven toename van testosteronniveaus of andere hormonale stoornissen. Dit zorgt ervoor dat de externe

527

geslachtsorganen worden gemanuliniseerd, waardoor de clitoris langer wordt.

Een andere reden kan aangeboren bijnierhyperplasie zijn, een erfelijke aandoening die de productie van hormonen in de bijnieren beïnvloedt. Mensen met deze aandoening genereren meer androgenen, een hormoon dat vroege of ongepaste verschijning van mannelijke kenmerken veroorzaakt.

Clitoromegalie kan ook te wijten zijn aan maternale tumoren die androgenen afscheiden, de consumptie van anabole steroïden tijdens de zwangerschap en een traumatische zwelling van de geslachtsorganen tijdens de bevalling.

Aan de andere kant kan het ook verschijnen tijdens mannelijke hormoontherapie.

2. Welke aandoeningen kunnen clitoromegalie veroorzaken?

Deze aandoening kan pijnlijke geslachtsgemeenschap en emotionele stoornissen veroorzaken vanwege het uiterlijk, waardoor schaamte en complexen worden veroorzaakt door het uiterlijk van een kleine penis. Bovendien gaat de clitoromegalie in bijna alle gevallen gepaard met een hypertrofie van de dop, dat wil zeggen een vergroting van de huidplooi die de clitoris bedekt.

3. Hoe wordt deze aandoening behandeld?

Het kan chirurgisch worden behandeld om de grootte te verminderen. Tijdens het wordt het overtollige weefsel verwijderd en wordt de clitoris teruggezet in de juiste positie.

In gevallen waarbij er ook sprake is van hypertrofie van de dop, kan dit in dezelfde operatie worden gecorrigeerd. Meestal wordt deze operatie poliklinisch uitgevoerd met lokale anesthesie.

4. Welke gevolgen kan deze interventie hebben?

Na de operatie kan de patiënt ongemak of zwelling in het gebied hebben, die na enkele dagen verdwijnt. In geval van pijn kunnen ontstekingsremmende middelen en analgetica worden gebruikt die door de arts zijn aangegeven.

De persoon kan zijn activiteiten snel hervatten na 48 uur rust, maar moet minstens een maand wachten om seks te hebben. Deze bewerking heeft helemaal geen invloed op de erogene gevoeligheid van het orgel.

5. Hoe worden gevallen van aangeboren bijnierhyperplasie behandeld?

In deze gevallen probeert de gebruikte therapie de hormonale niveaus te normaliseren, door hydrocortison toe te passen om cortisol te vervangen, mijn neralocorticoïden om aldosteron en andere medicijnen te vervangen .

De doelstellingen zijn het handhaven van een evenwicht van vloeistoffen en zouten, bloedsuikerspiegel, het voorkomen van een bijniercrisis en zorgen voor fysieke groei en gebruikelijke seksuele ontwikkeling. Hiervoor is het essentieel om periodieke analyses te ondergaan om te zien of de gebruikte doses moeten worden aangepast.

In het geval van meisjes geboren met geslachtsdelen van mannelijk uiterlijk, kan reparatiechirurgie ook worden uitgevoerd om hun uiterlijk en functie te normaliseren. Het wordt meestal gedaan tussen de 2 en 6 maanden oud, en soms zijn nieuwe procedures vereist tijdens de puberteit of later.

Als vóór de geboorte hyperplasie wordt gedetecteerd, is het ook mogelijk om het effect van androgenen op vrouwelijke geslachtsorganen te voorkomen door prenatale behandeling met het synthetische hormoon dexamethason.

Hoofdstuk 133 . Symptomen en behandeling van polycysteus ovarium syndroom

Polycysteus ovarium syndroom (PCOS) is een veel voorkomende aandoening bij vrouwen in de reproductieve leeftijd, die een verhoogd niveau van hormonen in hun lichaam hebben. De belangrijkste symptomen zijn onregelmatige menstruatie, overmatige haargroei in zeldzame gebieden (bovenlip, bakkebaarden, kin, nek, borsttula's, borst, navel, lies, dijen en rug), ernstige acne en mannelijke kaalheid .

Bovendien veroorzaakt het meestal metabole stoornissen zoals hyperinsulinemie, insulineresistentie, hoge cholesterol- en triglycerideniveaus en obesitas; huidveranderingen, onvruchtbaarheid en een toename van het aantal cysten in de eierstokken. De exacte oorzaak van PCOS is onbekend, maar het kan een combinatie van intra-uteriene en extrauteriene genetische en omgevingsfactoren zijn.

Voor meer informatie over deze aandoening interviewen we Mario Vega Carbó, een endocrinoloog met meer dan 20 jaar ervaring.

Dokter Mario,

1. Wat veroorzaakt polycysteus ovariumsyndroom?

Over het algemeen wordt PCOS geassocieerd met veranderingen in de hormoonspiegels van oestrogeen en progesteron, die bijdragen aan de afgifte van de eicellen; en androgenen, een mannelijk hormoon dat in kleine hoeveelheden bij vrouwen wordt aangetroffen. Het is ook gerelateerd aan overtollige insuline.

In veel gevallen, wanneer deze aandoening optreedt, worden de eicellen niet vrijgegeven en blijven ze in de eierstokken, wat kan bijdragen aan steriliteit. De andere symptomen die verband houden met deze pathologie zijn te wijten aan het hoge niveau van mannelijke hormonen in het lichaam.

2. Wie hebben meer kans op PCOS?

Gewoonlijk wordt het syndroom vastgesteld bij vrouwen tussen de 20 en 30 jaar oud, hoewel het ook adolescente meisjes kan treffen. Symptomen beginnen meestal wanneer de menstruatie begint.

De tekenen zijn meestal ernstiger bij zwaarlijvige mensen. Aan de andere kant lopen de families van vrouwen die aan deze aandoening leden een groter risico om eraan te lijden.

3. Welke andere complicaties heb je voor de gezondheid?

De vrouwen met PCOS hebben meer kans op endometriumkanker, diabetes, onvruchtbaarheid, miskramen, NASH, slaapapneu, depressie, angst en eetstoornissen ontwikkelen.

4. Hoe wordt het polycysteus ovarium syndroom vastgesteld?

Ten eerste is het noodzakelijk om een analyse te maken van de medische geschiedenis van de patiënt en een reeks fysieke studies, inclusief de beoordeling van gewicht en body mass index, en de meting van de grootte van zijn buik.

Bovendien is het gebruikelijk om bekkenonderzoek uit te voeren om naar de eierstokken te kijken, en bloedtesten om hormoon- en glucoseniveaus te controleren. Ook testen van zwangerschap en schildklierfunctie. Met al deze informatie, plus het raadplegen van familiegeschiedenis, is het mogelijk om een nauwkeurige diagnose te stellen.

5. Wat is de behandeling?

PCOS-behandeling omvat meestal anticonceptiepillen en progesterontherapie om de menstruatie te regulariseren, metformine om diabetes te voorkomen, statines om een hoog cholesterolgehalte te reguleren, hormonen om de vruchtbaarheid te verhogen, spironolacton om androgenen te blokkeren en procedures om te verminderen en te elimineren overtollig haar, zoals elektrolyse en laser ontharing.

Over het algemeen wordt van de patiënt ook verwacht dat hij zijn gewicht normaliseert, door een caloriearm dieet en fysieke activiteiten. Dit helpt de conditie en effectiviteit van medicijnen te verbeteren.

6. Welke resultaten worden verwacht?

Met de juiste zorg verdwijnen PCOS-symptomen meestal. Bovendien kunnen vrouwen zwanger worden, hoewel er een verhoogd risico is op miskramen en zwangerschapsdiabetes.

Zodra de behandeling is voltooid, wordt patiënten geadviseerd om periodieke controles van gewicht, bloeddruk, glucosespiegels en lipiden uit te voeren.

Hoofdstuk 134 . Antiandrogens: Finasteride, Spironolactone en Flutamide

Antiandrogenen zijn een groep medicijnen die de biologische effecten van mannelijke geslachtshormonen en oestrogenen op lichaamsweefsels remmen. Ze worden gebruikt voor de behandeling van kanker of goedaardige prostaathyperplasie; acne en hirsutisme bij vrouwen; androgene alopecia; en ernstige seksuele aandoeningen, zoals hyperseksualiteit of parafilie bij mannen.

De toediening van deze medicijnen kan een afnemende ontwikkeling en een involutie van secundaire geslachtskenmerken bij mannen veroorzaken. Het kan ook de functie van de geslachtsorganen verminderen en het libido verminderen.

Een van de meest gebruikte antiandrogenen zijn Finasteride, Spironolactone en Flutamide.

Voor meer informatie over dit onderwerp hebben we de Cubaanse arts Mario Vega Carbó, een specialist in klinische endocrinologie, geïnterviewd .

Dokter Mario,

1. Wat is Finasteride en waarvoor wordt het gebruikt?

535

Finasteride is een anti-androgeen dat 5-alfa-reductase remt, een primair enzym bij de omzetting van testosteron in dihydrotestosteron in het prostaatepitheel. Dit geneesmiddel wordt gebruikt om een vergrote prostaat en sommige van de symptomen ervan te behandelen, zoals overmatig plassen of moeite met plassen. Het gebruik ervan kan de behoefte aan chirurgie verminderen. Bovendien wordt dit medicijn gebruikt om mannelijke androgene alopecia te behandelen.

2. Hoe wordt dit geneesmiddel gebruikt?

Finasteride wordt geleverd in tabletten die oraal worden ingenomen, meestal eenmaal per dag.

3. Welke bijwerkingen kan Finasteride veroorzaken?

Dit geneesmiddel kan impotentie, verminderd libido, verminderd ejaculatievolume, pijn in de testikels en gynaecomastie veroorzaken. Ook depressie en de toename van suïcidale ideeën.

4. Wat is spironolacton en waarvoor wordt het gebruikt?

Spironolacton is een synthetische steroïde die de effecten van aldosteron en androgenen vermindert. Dit geneesmiddel wordt gebruikt voor de behandeling van hyperaldosteronisme, een hormonale aandoening waarbij de bijnieren een overmatige hoeveelheid aldosteron in het bloed produceren. Het helpt de nieren onnodig water en natrium in de urine te verwijderen, maar vermindert het verlies van kalium uit het lichaam.

Bovendien wordt het ook gebruikt om hartfalen en hypertensie te behandelen, en bij patiënten met oedeem veroorzaakt door lever- of nierziekte. Spironolacton wordt gebruikt om deze aandoeningen te beheersen, maar geneest ze niet.

Aan de andere kant wordt het ook gebruikt in combinatie met andere medicijnen om vroegtijdige puberteit en hirsutisme te behandelen.

5. Hoe wordt dit geneesmiddel gebruikt?

Spironolacton wordt geleverd in tabletten en suspensie die oraal worden ingenomen, meestal een of twee keer per dag. Het is mogelijk dat u eerst met een lage dosis begint en deze vervolgens geleidelijk verhoogt.

6. Welke bijwerkingen kan Spironolactone veroorzaken?

Dit geneesmiddel kan braken, diarree, maagpijn, vergroting of pijn in de borsten, onregelmatige menstruatie, vaginale bloedingen, testiculaire atrofie, erectiestoornissen, verhoogde haargroei in het lichaam, slaperigheid, vermoeidheid, krampen en misselijkheid veroorzaken.

7. Wat is Flutamide en waarvoor wordt het gebruikt?

Flutamide is een niet-steroïde antiandrogen dat de activiteit van testosteron blokkeert. Het wordt gebruikt om bepaalde soorten prostaatkanker te behandelen door de vermenigvuldiging en verspreiding van kwaadaardige cellen te stoppen.

8. Hoe wordt dit geneesmiddel gebruikt?

Flutamide wordt geleverd in pillen die driemaal daags oraal worden ingenomen, elke 8 uur.

9. Welke bijwerkingen kan Flutamide veroorzaken?

Dit geneesmiddel kan ernstige leverschade veroorzaken. Bovendien kunnen zwellingen in de borst, diarree, misselijkheid, braken, verlies van eetlust, erectiestoornissen, verminderd libido, opvliegers en overmatig zweten, gynaecomastie en depressie onder de bijwerkingen zijn.

Aan de andere kant mogen zwangere vrouwen dit geneesmiddel niet gebruiken, omdat dit schade aan de foetus kan veroorzaken.

10. Wat moet u doen als u een dosis van deze medicijnen vergeet in te nemen?

U moet het innemen zodra u eraan denkt. Als het echter bijna tijd is voor de volgende dosis, is het beter om deze over te slaan en door te gaan met de normale dosering. In geen geval mag een dubbele dosis worden genomen om de vergeten dosis in te halen.

11. Met welke andere aspecten moet rekening worden gehouden bij het gebruik van deze antiandrogenen?

Voordat u met de behandeling begint, is het belangrijk om de arts te informeren over eventuele andere medicatie, vitamine of supplement die wordt gebruikt, zodat wordt beoordeeld of de combinatie schadelijk kan zijn.

U moet ook op de hoogte stellen als u lijdt aan allergieën of andere aandoeningen, zoals hypertensie of nier-, hart-, lever- of prostaatproblemen; als u zwanger bent of op korte termijn zwanger wilt worden, of als u borstvoeding geeft.

Ten slotte moeten deze medicijnen op een geschikte plaats worden bewaard, bij kamertemperatuur en buiten het bereik van kinderen.

Hoofdstuk 135 . Primaire ovariële insufficiëntie

Primaire ovariële insufficiëntie, ook bekend als vroegtijdig ovarieel falen, is een aandoening die optreedt wanneer de eierstokken niet meer normaal functioneren vóór de leeftijd van 40.

Wanneer de vier decennia van het leven voorbij zijn, worden vrouwen minder vruchtbaar en kunnen ze onregelmatige menstruaties beginnen te krijgen als ze de menopauze ingaan.

Wanneer ze echter aan deze aandoening lijden, begint dit vroeg te gebeuren, wanneer ze nog jong zijn, en zelfs tijdens de adolescentie.

Primaire ovariële insufficiëntie is niet hetzelfde als voortijdige menopauze, waarbij menstruaties stoppen vóór 40 jaar en de vrouw niet langer zwanger kan worden. In dit geval heeft de persoon nog steeds incidentele menstruatie en kan hij zelfs zwanger worden.

Voor meer informatie over dit probleem interviewen we de Cubaanse arts Mario Vega Carbó, een specialist in endocrinologie.

Dokter Mario,

1. Wat is de oorzaak van primaire ovariële insufficiëntie?

In de meeste gevallen is de exacte reden voor dit falen onbekend, maar er wordt aangenomen dat dit verband houdt met problemen in de follikels die onrijpe eieren bevatten. Deze houden op goed te functioneren, hetzij vanwege genetische ziekten (Turner-syndroom en Fragile X-chromosoomsyndroom) , chemotherapie of radiotherapiebehandelingen, metabole stoornissen of blootstelling aan sommige toxines.

Evenzo kunnen bepaalde medicijnen voor auto-immuunziekten of om afstoting van orgaantransplantaties te voorkomen ook gerelateerd zijn.

2. Wat zijn uw symptomen?

Het eerste teken van primaire ovariële insufficiëntie zijn onregelmatige of afwezige menstruatie. Bovendien kunnen vrouwen symptomen vertonen die vergelijkbaar zijn met die van de menopauze, zoals plotselinge opvliegers, nachtelijk zweten, prikkelbaarheid, gebrek aan concentratie, verminderd seksueel verlangen, pijn tijdens geslachtsgemeenschap, vaginale droogheid, slaapproblemen en onvruchtbaarheid.

3. Welke andere aandoeningen kunnen deze aandoening veroorzaken?

Als gevolg van hormonale veranderingen kunnen patiënten last hebben van angst, depressie, oogproblemen, verharding van de slagaders en hartaandoeningen, hypothyreoïdie en osteoporose.

4. Hoe wordt vroegtijdig ovarieel falen gediagnosticeerd?

541

Om deze aandoening te bevestigen, is het noodzakelijk om de medische geschiedenis van de patiënt te analyseren, te kijken of zij een familiegeschiedenis heeft met hetzelfde probleem en een lichamelijk onderzoek uit te voeren om andere ziekten uit te sluiten die de symptomen kunnen veroorzaken.

Aan de andere kant wordt meestal een bloedtest uitgevoerd om de hormoonspiegels te controleren, een bekken-echografie om de eierstokken en follikels te controleren en een chromosoomtest die bekend staat als een karyotype. Tijdens de diagnose moet zwangerschap ook worden uitgesloten.

5. Wat is de behandeling van primaire ovariële insufficiëntie?

Op dit moment is er geen behandeling om de normale werking van de eierstokken te herstellen. Wat zijn er therapieën om uw symptomen te verlichten. Een hormoonvervangende behandeling met oestrogeen en progesteron verbetert bijvoorbeeld de seksuele gezondheid en vermindert het risico op hartaandoeningen en osteoporose.

Over het algemeen wordt deze therapie aanbevolen tot de leeftijd van 50, omdat na die leeftijd het risico op borstkanker en beroerte kan toenemen.

Om de afname van botweefseldichtheid, calcium- en vitamine D-suppletie te behandelen, worden ook regelmatige fysieke activiteit en gewichtscontrole geadviseerd.

Als de patiënt kinderen wil krijgen, kan ze de optie van in-vitrofertilisatie met de eieren van een donor overwegen of adopteren. Een klein percentage vrouwen met dit probleem kan echter spontaan zwanger worden, als gevolg van intermitterende ovariële functie in de vroege stadia van de aandoening.

Aan de andere kant, na hormonale stimulatie, kunnen menselijke eicellen of embryo's van mensen met een risico op primair ovariumfalen worden gecryopreserveerd.

6. Met welke andere aspecten moet rekening worden gehouden in verband met primaire ovariële insufficiëntie?

In sommige gevallen kan het verlies van de eierstokfunctie en het onvermogen om zwanger te worden leiden tot depressie. Daarom wordt indien nodig psychologische ondersteuning aanbevolen.

Aan de andere kant, om de symptomen van deze aandoening te verminderen, is het ook raadzaam om verbeteringen in levensstijl aan te brengen. Dit omvat niet roken, het verwerven van gezonde eetpatronen, het oefenen van constante fysieke activiteit en het vermijden van alcohol en dranken die cafeïne bevatten.

Hoofdstuk 136.
Hormoonvervangingstherapie tijdens de menopauze

De menopauze is de periode van het leven van een vrouw waarin ze stopt met menstrueren. Het komt meestal van nature voor, meestal tussen 45 en 55, wanneer de eierstokken stoppen met de productie van oestrogeen en progesteron.

De tekenen en symptomen die tijdens deze fase optreden, staan bekend als het Climaterio-syndroom. De meest voorkomende zijn plotselinge opwarming van het lichaam (opvliegers), stemmingswisselingen, verminderde botmassadichtheid (osteoporose), verhoogd cardiovasculair risico en urogenitale aandoeningen.

Tijdens deze fase kunnen vrouwen ook moeite hebben met slapen en concentreren, nachtelijk zweten, pijn tijdens geslachtsgemeenschap, vaginale droogheid, haarverlies, toegenomen gezichtshaar en depressie.

Voor meer informatie over de behandeling van dit probleem, interviewen we Dr. Mario Vega Carbó, een specialist in endocrinologie met meer dan 20 jaar ervaring .

Dokter Mario,

1. Wat kan een vrouw doen tijdens de menopauze?

Tijdens de jaren vóór en na de menopauze stijgen en dalen de vrouwelijke hormonale niveaus meestal, wat allerlei aandoeningen veroorzaakt. Om deze symptomen te verlichten, is het mogelijk om een hormoonvervangende behandeling uit te voeren, waarbij oestrogenen en exogene progestagenen worden toegepast om natuurlijk voorkomende hormonen te vervangen.

Deze procedure helpt ook vrouwen te beschermen tegen osteoporose en voorkomt terugkerende urineweginfecties. Bovendien verbeteren oestrogenen de stemming van patiënten met depressieve symptomen.

2. Voor wie wordt deze behandeling aanbevolen?

Voor sommige vrouwen zijn de symptomen van de menopauze mild en verdwijnen ze vanzelf. Maar in anderen zijn de tekenen krachtiger en kunnen ze erg vervelend zijn. Voor die gevallen wordt een hormoonvervangende behandeling aanbevolen.

Het is echter belangrijk om duidelijk te maken dat deze procedure niet geschikt is voor mensen met vaginale bloedingsproblemen of die bepaalde soorten kanker, beroertes, hartaanvallen, bloedstolsels of leverziekten hebben gehad.

Daarom is het belangrijk voordat u met de therapie begint, de medische geschiedenis en familiegeschiedenis van de patiënt te bekijken, hun kenmerken en risicobeoordeling te overwegen.

3. Op welke leeftijd wordt deze behandeling aanbevolen?

Hormoonvervangingstherapie kan worden gestart binnen de eerste 10 jaar van de menopauze of bij vrouwen jonger dan 60 jaar die geen contra-indicaties hebben. Daarom is het raadzaam om een grondige voorafgaande analyse te maken en met de implementatie ervan te beginnen wanneer de beste therapeutische optie voor uw symptomen wordt overwogen, omdat het gebruik ervan voor een langere periode niet wordt geadviseerd.

4. Hoe is de toediening van deze hormonen?

Er zijn verschillende vormen van administratie. De meest voorkomende zijn orale pillen, maar er zijn ook huidpleisters, vaginale crèmes, gel en tabletten. Ze zijn allemaal even effectief.

De dosering is variabel volgens de gekozen toedieningsroute, het type oestrogeen en progesteron en de gebruikte therapeutische schema's. Het wordt aanbevolen om met lage doses te beginnen en deze te verhogen als de symptomen aanhouden.

5. In het algemeen, hoe lang duurt de behandeling met hormoonvervanging?

De duur varieert van patiënt tot patiënt, maar over het algemeen wordt geadviseerd om de combinatietherapie minder dan 3 jaar te handhaven en eenvoudige oestrogeentherapie ongeveer 7 jaar.

6. Welke andere initiatieven kunnen worden genomen om de symptomen van de menopauze te verlichten?

Zowel vóór, tijdens en na deze periode is het raadzaam om de levensstijl van de patiënt te verbeteren. Dit omvat niet roken, het verwerven van gezonde eetpatronen, het beoefenen van constante fysieke activiteit en het vermijden van alcohol en dranken die cafeïne bevatten.

Aan de andere kant is de laatste jaren het gebruik van het zogenaamde natuurgeneesmiddel, dat kruiden, homeopathie, acupunctuur en andere alternatieven gebruikt, toegenomen om symptomen in verband met de menopauze te verlichten.

Hoofdstuk 137 . Behandeling met oestrogeen en progesteron

Bij vrouwen genereren de eicellen voornamelijk oestrogeen en progesteron en een kleine hoeveelheid testosteron. Deze hormonen reguleren de menstruatiecyclus en zwangerschap, secundaire seksuele kenmerken en werken op andere organen en systemen van het lichaam.

Bij patiënten met hypogonadisme, een aandoening die optreedt wanneer de geslachtsklieren niet de juiste hoeveelheid van deze stoffen genereren, is hormonale substitutietherapie een van de beschikbare alternatieven.

Er zijn verschillende manieren om oestrogeen en progesteron toe te passen, zoals injecties, huidpleisters, vaginale crèmes, gel en tabletten, die allemaal even effectief zijn.

Voor meer informatie over dit onderwerp interviewen we Dr. Mario Vega Carbó, specialist in klinische endocrinologie .

Dokter Mario,

1. Welke aandoeningen veroorzaakt hypogonadisme bij vrouwen?

Deze medische aandoening kan de ontwikkeling van de borst en de lengte beïnvloeden en afwezigheid van menstruatiecycli, opvliegers, vaginale droogheid, stemmingswisselingen en onvruchtbaarheid veroorzaken. Zijn toestand is normaal tijdens de menopauze.

Aan de andere kant kan hypogonadisme ook mentale en emotionele veranderingen en abnormale geslachtsorganen veroorzaken.

2. In welke gevallen wordt oestrogeen en progesteron gebruikt?

Tijdens de jaren vóór en na de menopauze stijgen en dalen de vrouwelijke hormonale niveaus meestal, wat allerlei aandoeningen veroorzaakt. De meest voorkomende zijn plotselinge opwarming van het lichaam (opvliegers), stemmingswisselingen, verminderde botmassadichtheid (osteoporose), verhoogd cardiovasculair risico en urogenitale aandoeningen.

Tijdens deze fase kunnen vrouwen ook moeite hebben met slapen en concentreren, nachtelijk zweten, pijn tijdens geslachtsgemeenschap, vaginale droogheid, haarverlies, toegenomen gezichtshaar en depressie.

Om deze symptomen te verlichten, is het mogelijk om een hormoonvervangende behandeling uit te voeren om degenen die niet van nature voorkomen te vervangen.

Bij meisjes en adolescenten kan het gebruik ervan de groei stoppen en de snelheid van seksuele ontwikkeling beïnvloeden. Bij mensen met hypogonadisme kan therapie de puberteit normaal laten evolueren en verschijnen er secundaire seksuele kenmerken.

Bij mannen kan het een afname van het libido en de haargroei in het gezicht en het lichaam, een toename van het borstweefsel, een juiste vetverdeling en een lichte verandering in stemtonen veroorzaken.

Oestrogeen en progesteron worden ook gebruikt in vrouwelijke hormonale therapie voor gevallen van genderidentiteitsstoornis. Het gebruik ervan tijdens de zwangerschap kan de baby schaden.

3. Welke voordelen biedt de behandeling?

Hormoonvervangingstherapie kan de ontwikkeling van borsten, schaamhaar en andere seksuele kenmerken tijdens de adolescentie stimuleren.

Tijdens de pre- en post-menopauze vermindert oestrogeen het gevoel van warmte in het bovenlichaam en opvliegers, brandende en vaginale jeuk en moeite met plassen, en helpt het beschermen tegen osteoporose. Op zijn beurt vermindert progesteron het risico op baarmoederkanker en wordt het ook gebruikt om menstruatie te veroorzaken bij vrouwen in de vruchtbare leeftijd die normale menstruaties hebben gehad en dan is het gestopt.

4. Hoe is de toediening van deze hormonen?

Er zijn verschillende vormen van toediening, zoals injecties, huidpleisters, vaginale crèmes, gel en tabletten. Ze zijn allemaal even effectief.

De dosering is variabel volgens de gekozen toedieningsroute, het type oestrogeen en progesteron en de gebruikte therapeutische schema's. Het wordt aanbevolen om met lage doses te beginnen en deze te verhogen als de symptomen aanhouden.

5. In het algemeen, hoe lang duurt de behandeling met hormoonvervanging?

De duur varieert van patiënt tot patiënt, maar over het algemeen wordt geadviseerd om de combinatietherapie minder dan 3 jaar te handhaven en eenvoudige oestrogeentherapie ongeveer 7 jaar.

6. Welke bijwerkingen kan het gebruik van oestrogeen en progesteron hebben?

Hormoonvervangingstherapie kan het risico op hartaanvallen, beroertes, borst- en endometriumkanker en galblaasaandoeningen verhogen. Daarnaast kunnen bijwerkingen zijn hoofdpijn, braken, diarree, constipatie, veranderingen in eetlust en gewicht, nervositeit, acne, slaperigheid, zwelling van de handen en benen, donker worden van de huid, vaginale afscheiding, veranderingen in de menstruatie en moeite met het dragen van contactlenzen.

In ernstige gevallen kan hoofdpijn, spraakproblemen, volledig of gedeeltelijk verlies van het gezichtsvermogen, gevoelloosheid van de arm of het been, ophoesten van bloed, moeite met helder denken en knobbels of andere borstveranderingen optreden.

Progesteron kan ook stollingsafwijkingen veroorzaken en de bloedtoevoer naar de hersenen, het hart, de longen of de ogen afsnijden en ernstige problemen veroorzaken.

7. Met welke andere aspecten moet tijdens het gebruik rekening worden gehouden?

Voordat u met de behandeling begint, is het belangrijk om de arts te informeren over eventuele andere medicatie, vitamine of supplement die wordt gebruikt, zodat wordt beoordeeld of de combinatie schadelijk kan zijn.

U moet ook op de hoogte stellen als u leed of leed aan allergieën of andere aandoeningen, zoals hypertensie, borstknobbels, vaginale bloedingen, hartaanval, beroerte, stolsels, hoog cholesterol, diabetes of nierproblemen, in de galblaas of het hart. Als u zwanger bent, op korte termijn zwanger wilt worden of borstvoeding geeft.

Anderzijds wordt tijdens hormonale therapie aanbevolen om regelmatig borstonderzoeken uit te voeren. E Hese geneesmiddelen moet op een geschikte plaats bij kamertemperatuur en buiten het bereik van kinderen worden gehouden.

Deel IX TESTIKELS

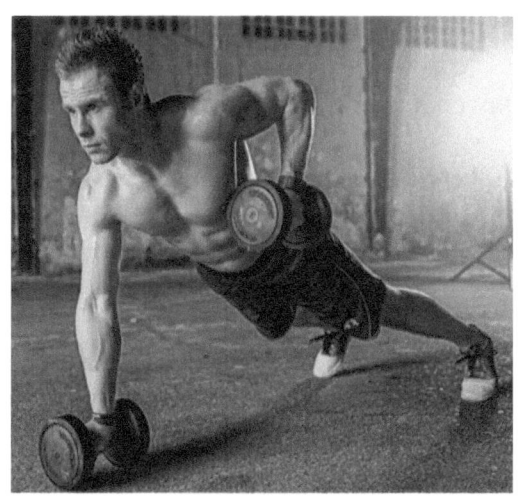

Hoofdstuk 138 . Geslachtsidentiteitsstoornis

Genderidentiteitsstoornis (GIT) is een aandoening waarbij een persoon met een specifiek biologisch geslacht zich identificeert met de kenmerken van het andere geslacht, het verlangen en de behoefte voelt om als zodanig te leven en zich te gedragen. Deze situatie kan zowel van mannelijk naar vrouwelijk als van vrouwelijk naar mannelijk voorkomen.

De TIG verwijst naar de identiteit en niet naar de seksuele oriëntatie, omdat de homoseksueel bijvoorbeeld zijn biologische toestand niet verwerpt, maar aantrekking voelt voor iemand van hetzelfde geslacht. Het belangrijkste symptoom van deze aandoening is het ongemak en het ongemak dat patiënten ondervinden wanneer ze zich in een lichaam bevinden waarmee ze zich niet op hun gemak voelen. Dit veroorzaakt groot emotioneel lijden door een andere rol in de samenleving te moeten spelen dan de gewenste.

Om te leren hoe endocrinologie hen kan helpen hun kwaliteit van leven te verbeteren, interviewen we Dr. Mario Vega Carbó, een endocrinoloog met meer dan 20 jaar ervaring .

Dokter Mario,

1. Is er een specifieke reden die een genderidentiteitsstoornis veroorzaakt?

Op dit moment is de oorzaak van TIG nog niet bekend. De uitgevoerde studies benadrukken dat de psychosociale omstandigheden niet doorslaggevend zouden zijn, de opvoeding en de omgeving waarin de persoon zich ontwikkelt, hierin geen doorslaggevende rol zouden spelen. N of er hormonale factoren die onderscheiden hen van mensen zonder deze aandoening.

2. Wat is de procedure die wordt gevolgd bij een patiënt met een genderidentiteitsstoornis?

Eerst evalueert een psychiater of een psycholoog de patiënt en stelt een diagnose om te zien of de symptomen die hij verwijst compatibel zijn met de GIT. Als dat zo is, wordt een seksuele herplaatsingstherapie uitgevoerd, waarbij door een reeks psychiatrische, medische en chirurgische behandelingen een geleidelijke overgang wordt bereikt van het geslacht waarmee de patiënt is geboren naar degene met wie hij zich identificeert.

3. Hoe komt endocrinologie in dit hele proces terecht?

Endocrinologie is de wetenschap die het endocriene systeem en de hormonen bestudeert die verantwoordelijk zijn voor het reguleren van ons lichaam. In het geval van een patiënt met TIG wordt een hormonale behandeling uitgevoerd volgens het geslacht waartoe u wilt behoren, waarbij de mannelijke of vrouwelijke hormonen in uw lichaam worden verlaagd of verhoogd. Dit helpt om de kwaliteit van leven van de persoon aanzienlijk te verbeteren, door een acceptatie van zichzelf te krijgen.

4. Welke effecten hebben dit soort behandelingen op patiënten?

In het geval van mensen met mannelijke biologische seks die zich vrouwelijk voelen, krijgen ze vrouwelijke hormonen (oestrogenen) die een afname van het libido en de groei van gezichts- en lichaamshaar veroorzaken, een toename van borstweefsel, een geschikte verdeling van de vet en een kleine wijziging in de toon van de stem.

In andere gevallen krijgen ze mannelijke hormonen (testosteron) dat de stopzetting van de menstruatie veroorzaken, verhoogde gezichtshaar en libido, de verschijning van acne, verhoogde spierontwikkeling en verdieping van de stem, en verminderde weefsel borst.

5. Hoe lang duurt het om merkbare effecten te hebben?

De behandeling begint zichtbare resultaten van 3 tot 6 maanden te hebben en moet voor het leven worden gehandhaafd, anders zullen de effecten verloren gaan.

De endocrinoloog is verantwoordelijk voor het verstrekken van de juiste hormonale dosis, om het succes ervan te verzekeren en het optreden van ongewenste gevolgen te voorkomen.

6. Op welke leeftijd is het raadzaam om een hormonale behandeling te starten bij patiënten met TIG?

Kinderen die zich niet geïdentificeerd voelen met hun eigen geslacht, moeten worden geëvalueerd en behandeld door een specialist in de geestelijke gezondheidszorg. Als deze toestand na verloop van tijd wordt gehandhaafd en de deskundige van mening is dat deze niet zal worden gewijzigd, kan na 16 jaar een hormonale behandeling worden gestart. Het is echter belangrijk om elk geval op een bepaalde manier te analyseren.

7. Is het met een hormonale behandeling mogelijk om een volledige lichaamsaanpassing te bereiken?

Hoewel veel veranderingen worden bereikt die het mogelijk maken op het gewenste geslacht te lijken, kunnen sommige fysieke kenmerken niet worden gewijzigd en zijn chirurgische ingrepen nodig om de overgang te voltooien. In gevallen van verplaatsing van man naar vrouw, worden de uitwendige geslachtsorganen verwijderd en wordt een kunstmatige vagina gemaakt en wordt de borstgrootte chirurgisch vergroot.

Dan anders, worden borstweefsel, baarmoeder, eierstokken en de vagina verwijderd en een kunstmatige penis en testikels die voldoen aan hun seksuele functie worden gemaakt.

Het is belangrijk om duidelijk te maken dat de autonomie en vrijheid van de patiënt om zijn eigen lichaam te beheren te allen tijde wordt gerespecteerd

557

en hij is het die beslist welk medisch of chirurgisch stadium hij wenst te bereiken.

8. Hoe tevreden is de patiënt met deze behandelingen?

Gewoonlijk hebben deze behandelingen, wanneer ze met voldoende psychologische ondersteuning worden uitgevoerd, zeer goede resultaten, met een tevredenheid van meer dan 90 % .

Integendeel, de percentages betreuren minder dan 3 % en zijn in de meeste gevallen te wijten aan het verlies van gezins- en sociale steun, persoonlijke instabiliteit of het optreden van traumatische gebeurtenissen.

Hoofdstuk 139 . Hormoontherapie bij masculinisatie

Hormoontherapie van masculinisatie is gerelateerd aan het gedrag dat moet worden gevolgd in aanwezigheid van een genderidentiteitsstoornis (GIT)
.

Om te weten hoe mannelijke hormoontherapie is, interviewen we Dr. Mario Vega Carbó, een endocrinoloog, met meer dan 20 jaar ervaring.

Dokter Mario,

1. Is er een specifieke reden die een genderidentiteitsstoornis veroorzaakt?

Op dit moment is de oorzaak van TIG nog niet bekend. De uitgevoerde studies benadrukken dat de psychosociale omstandigheden niet doorslaggevend zouden zijn en dat de opvoeding en de omgeving waarin de persoon zich ontwikkelt geen doorslaggevende rol zouden spelen in dit aspect.

Aan de andere kant zijn er geen hormonale factoren die hen onderscheiden van die zonder deze aandoening.

2. Wat is de procedure die wordt gevolgd bij een patiënt met een genderidentiteitsstoornis?

559

Eerst evalueert een psychiater of een psycholoog de patiënt en stelt een diagnose om te zien of de symptomen die hij verwijst compatibel zijn met de GIT.

Als dat zo is, wordt een seksuele herplaatsingstherapie uitgevoerd, waarbij door een reeks psychiatrische, medische en chirurgische behandelingen een geleidelijke overgang wordt bereikt van het geslacht waarmee de patiënt is geboren naar degene met wie hij zich identificeert.

3. Hoe komt endocrinologie in dit hele proces terecht?

Endocrinologie is de wetenschap die het endocriene systeem en de hormonen bestudeert die verantwoordelijk zijn voor het reguleren van ons lichaam.

Bij een patiënt met TIG wordt een hormonale behandeling uitgevoerd volgens het geslacht waartoe u wilt behoren, waarbij de mannelijke of vrouwelijke hormonen in uw lichaam worden verlaagd of verhoogd. Dit helpt om de kwaliteit van leven van de persoon aanzienlijk te verbeteren, door een acceptatie van zichzelf te krijgen.

4. Hoe is de behandeling van mannelijke hormonalisatie?

In het geval van mensen met vrouwelijke biologische seks die zich mannelijk voelen, krijgen ze mannelijke hormonen (testosteron) die de beëindiging van de menstruatie, verhoogd gezichtshaar en libido, het uiterlijk van acne, verhoogde spierontwikkeling veroorzaken en ernst in de stem en verminderd borstweefsel.

5. Hoe lang duurt het om merkbare effecten te hebben?

De behandeling begint zichtbare resultaten van 3 tot 6 maanden te hebben en moet voor het leven worden gehandhaafd, anders zullen de effecten verloren gaan.

De endocrinoloog is verantwoordelijk voor het verstrekken van de juiste hormonale dosis, om het succes ervan te verzekeren en het optreden van ongewenste gevolgen te voorkomen.

6. Op welke leeftijd is het raadzaam om bij deze patiënten met hormonale behandeling te beginnen?

Meisjes die zich niet geïdentificeerd voelen met hun eigen geslacht, moeten worden geëvalueerd en behandeld door een specialist in de geestelijke gezondheidszorg. Als deze toestand na verloop van tijd wordt gehandhaafd en de deskundige van mening is dat deze niet zal worden gewijzigd, kan na 16 jaar een hormonale behandeling worden gestart.

Als de therapie wordt gestart vóór de eerste veranderingen in de puberteit, kunnen secundaire vrouwelijke geslachtskenmerken, zoals borstontwikkeling, worden vermeden. Het is echter belangrijk om elk geval op een bepaalde manier te analyseren . Hormoontherapie wordt meestal niet gebruikt bij meisjes.

7. Wat zijn de risico's van therapie met masculinisatiehormoon?

Sommige van de complicaties zijn overproductie van rode bloedcellen, gewichtstoename, acne, mannelijke kaalheid, slaapapneu, analyse van hoge leverfunctie, abnormale hoeveelheid bloedlipiden, verergering van een reeds bestaande psychotische of manische aandoening en hypertensie.

Aan de andere kant neemt het risico op permanente steriliteit toe bij langdurig gebruik van hormonen, vooral wanneer de therapie wordt gestart vóór de puberteit.

8. Is het met een hormonale behandeling mogelijk om een volledige lichaamsaanpassing te bereiken?

Hoewel veel veranderingen worden bereikt die het mogelijk maken op het gewenste geslacht te lijken, kunnen sommige fysieke kenmerken niet worden gewijzigd en zijn chirurgische ingrepen nodig om de overgang te voltooien.

In geval van verplaatsing van vrouw naar man, worden borstweefsel, baarmoeder, eierstokken en vagina verwijderd en worden een kunstmatige penis en testikels gecreëerd die hun seksuele functie vervullen.

Het is belangrijk om duidelijk te maken dat de autonomie en vrijheid van de patiënt om zijn eigen lichaam te beheren te allen tijde wordt gerespecteerd en hij is het die beslist welk medisch of chirurgisch stadium hij wenst te bereiken.

Hoofdstuk 1 40 . De micropenis en de behandeling ervan

Micropene wordt gedefinieerd als een penis met een normale structuur, maar waarvan de grootte kleiner is dan het normale bereik voor een baby. Gewoonlijk varieert de lengte van dit orgaan bij een pasgeboren man tussen 2,8 en 4,2 centimeter, met een omtrek van 0,9 tot 1,3 centimeter.

Wanneer het een lengte heeft van minder dan 1,9 centimeter, wordt het beschouwd als een micropenis. Gewoonlijk is deze medische aandoening een gevolg van veranderingen in de hypothalamus-hypofyse-testiculaire as, die abnormale niveaus van hormonen veroorzaakt die deelnemen aan de ontwikkeling van de geslachtsorganen.

Voor meer informatie over deze aandoening hebben we Dr. Mario Vega Carbó geraadpleegd, een specialist in endocrinologie , die momenteel werkt bij het Vega & Vado-kantoor.

Dokter Mario,

1. Wat zijn de oorzaken van de micropenis?

Deze aandoening is te wijten aan een hormonale afwijking geproduceerd vanaf de twaalfde week van de zwangerschap. De meest voorkomende oorzaak is idiopathisch, gevolgd door hypogonadisme, iatrogeen, genitale misvormingen en polymorfe syndromen.

2. Hoe wordt deze toestand gedetecteerd?

Na een lichamelijk onderzoek, waarbij constant is dat de penis minder dan 1,9 centimeter is, moet een complete endocrinologische studie van de hypothalamus-hypofyse-testiculaire as worden uitgevoerd. In sommige gevallen kan deze medische aandoening gepaard gaan met een laag aantal zaadcellen, met als gevolg onvruchtbaarheid of een afname ervan.

Aan de andere kant is het ook belangrijk om de micropenis te onderscheiden van die situaties waarin het orgel normaal is, maar kleiner lijkt vanwege andere factoren. De begraven penis is bijvoorbeeld verborgen in suprapubisch vet, dat kan voorkomen bij zwaarlijvige kinderen of secundair aan ernstige phimosis.

Op dezelfde manier is de neergehaalde penis te wijten aan een verandering van de suspensieve ligament, terwijl in de penis met vliezen de scrotale huid zich uitstrekt naar de ventrale zijde van het orgaan, waardoor deze aan het scrotum wordt bevestigd.

3. Wat is de behandeling voor de micropenis?

De therapie hangt af van de leeftijd van de patiënt, zijn algemene gezondheidstoestand en medische geschiedenis, de ernst van de ziekte en de tolerantie voor medicijnen. Een van de opties is de hormonale behandeling met testosteron om de groei van de penis te stimuleren. Het wordt aanbevolen om het tijdens de eerste levensmaanden te starten, omdat in dit stadium er een groter vermogen en affiniteit is voor androgene receptoren, gevolgd door hogere doses aan het begin van de puberteit.

Aan de andere kant kunnen hypofysehormooninjecties helpen bij het produceren van sperma. Als deze behandeling niet bevredigend is, kan reconstructieve chirurgie worden uitgevoerd zodra u volwassen bent.

Hoofdstuk 141 . Gynaecomastie en borstvergroting bij mannen

Gynaecomastie is een aandoening waarbij het borstweefsel van de mens opzwelt, als gevolg van een vermindering van mannelijke hormonen (testosteron) of een toename van vrouwelijke hormonen (oestrogeen).

In sommige gevallen kan deze aandoening tijdens de puberteit optreden en spontaan verdwijnen. Het kan ook voorkomen bij baby's, ouderen of het gevolg zijn van de consumptie van bepaalde medicijnen of medicijnen. Deze medische aandoening kan een of beide borsten beïnvloeden, soms ongelijkmatig.

Gynaecomastie is meestal geen ernstig probleem, maar het kan het zelfvertrouwen van de patiënt beschadigen en hem ongemakkelijk en beschaamd maken.

Voor meer informatie over dit probleem interviewen we Dr. Mario Vega Carbó, specialist in klinische endocrinologie .

Dokter Mario ,

1. ¿ C je hoed zijn de belangrijkste symptomen van gynaecomastie?

De karakteristieke tekenen zijn ontsteking van het weefsel van de borstklieren en pijn bij aanraking, die mild of constant kan zijn. In sommige gevallen kunnen er ook afscheidingen zijn van de tepel van een of beide borsten.

2. Wat zijn de oorzaken?

Gynaecomastie wordt veroorzaakt door een afname van de hoeveelheid testosteron in vergelijking met de hoeveelheid oestrogeen in het lichaam. Dit kan een gevolg zijn van hormonale veranderingen of andere externe factoren.

Bij pasgeboren baby's is het meestal te wijten aan de effecten van het oestrogeen van de moeder en verdwijnen haar symptomen meestal twee tot drie weken na de geboorte.

In de puberteit komt het vrij vaak voor en verdwijnt het zonder behandeling. Bij volwassenen treft het 1 op de 4 mannen tussen 50 en 70 jaar oud, als gevolg van hormonale veranderingen die optreden tijdens het ouder worden.

Aan de andere kant, onder de medicijnen die deze aandoening kunnen veroorzaken, zijn de antiandrogenen die worden gebruikt voor het behandelen van vergrote prostaat, anabole steroïden en androgenen die worden gebruikt om de atletische prestaties te verbeteren, efavirenz, anxiolytica zoals diazepam, tricyclische antidepressiva, antibiotica en sommige remedies voor de zweer en het hart.

3. Welke ziekten kunnen het normale evenwicht van deze hormonen beïnvloeden?

Er zijn verschillende aandoeningen die gynaecomastie kunnen veroorzaken. Onder hen zijn hypogonadisme, waarbij het lichaam niet genoeg testosteron produceert; Klinefelter-syndroom, een genetische aandoening bij mannen met twee of meer X-chromosomen; sommige tumoren zoals die welke de testikels, bijnieren of hypofyse aantasten; hyperthyreoïdie; nier- of leverinsufficiëntie; cirrose; obesitas; Ondervoeding en uithongering.

4. Welke andere stoffen kunnen gynaecomastie veroorzaken?

Het drinken van alcohol en drugs zoals marihuana, heroïne, methadon en amfetamine kan ook deze aandoening veroorzaken. Een ome kruiden zoals lavendel, tea tree olie en dong quai gebruikt in shampoos, zeep en lotions hebben ook in verband gebracht met deze aandoening.

5. Hoe wordt deze aandoening vastgesteld?

Om uw symptomen te bevestigen, voert de arts meestal een lichamelijk onderzoek uit, waaronder een evaluatie van borstweefsel, buik, oksel en geslachtsorganen. Het kan worden vermeld bloedonderzoek, mammogrammen en andere tests om de oorzaak vast te stellen en om andere aandoeningen die hun dezelfde tekenen als vetweefsel in de borst, borstkanker of mastitis kunnen veroorzaken uit te sluiten.

Bovendien kunnen onderzoeken nodig zijn om te bepalen of de lever, nieren en schildklier goed werken.

6. Wat is de behandeling van gynaecomastie?

De behandeling hangt af van de oorzaak die het veroorzaakt. Als het een gevolg is van een reeds bestaande ziekte, zoals hypogonadisme of bepaalde tumoren, moeten deze aandoeningen worden behandeld met hun respectieve therapieën.

Als de aandoening te wijten is aan een medicijn, kan de professional die de therapie volgt, aanbevelen dat u stopt met het innemen of het vervangen door een ander. In zeer vervelende en beruchte gevallen is het mogelijk om een operatie uit te voeren om overtollig borstweefsel te verwijderen, hetzij door een liposuctie of een borstamputatie.

Anderzijds kunnen androgenen, anti-oestrogenen, aromataseremmers en danazol ook worden gebruikt om deze aandoening te behandelen. L die straling bij lage doses kunnen effectief voor sommige specifieke gevallen.

Hoe dan ook, in de meeste gevallen verdwijnt gynecomastie na verloop van tijd zonder iets te doen.

7. Met welke andere aspecten moet tijdens de behandeling rekening worden gehouden?

Gynaecomastie kan emotionele en psychische problemen veroorzaken. Het is een moeilijk te verbergen aandoening die het zelfrespect van de patiënt schaadt en, vooral tijdens de adolescentie, veel conflicten, sociaal isolement, angst, stress en depressie kan veroorzaken. Daarom wordt aanbevolen om de behandeling te begeleiden met psychologische en gezinsondersteuning.

8. Kan deze aandoening worden voorkomen?

In sommige gevallen ja en in andere nee. Om uw risico's te verminderen, wordt aanbevolen om een gezond leven en dieet te leiden, regelmatig te oefenen, geen alcohol of illegale drugs te consumeren en de medicijnen te controleren om te zien of Gynecomastia een van de bijwerkingen is.

Hoofdstuk 142 . Klinefelter-syndroom

Klinefelter-syndroom (SK) is een genetische aandoening die wordt veroorzaakt door mannen die twee of meer X-chromosomen in hun geslachtschromosomen hebben. De overgrote meerderheid van de getroffenen heeft kleine en stevige testikels, die hun verminderde functies hebben en minder testosteron produceren.

Andere veel voorkomende symptomen zijn onvruchtbaarheid, abnormale borstvergroting, kort haar, lange gestalte, verminderde penisgrootte en zeldzame lichaamsverhoudingen, zoals brede heupen en lange benen en armen in relatie tot de romp.

Tijdens de adolescentie kan er een afwezige, vertraagde of onvolledige puberteit zijn, hoewel de symptomen van persoon tot persoon verschillen. Deze medische aandoening komt voor bij 1 op de 500 tot 1.000 geboren baby's.

Voor meer informatie over dit onderwerp interviewen we Dr. Mario Vega Carbó, specialist in klinische endocrinologie .

Dokter Mario,

1. Wat zijn de oorzaken van het Klinefelter-syndroom?

De meeste mensen hebben 46 chromosomen, die hun genetische informatie bevatten. De twee geslachtschromosomen, bekend als X en Y, bepalen of ze mannelijk of vrouwelijk zullen zijn.

Mannen hebben meestal 1 X-chromosoom en een ander Y. Klinefelter-syndroom treedt op wanneer ze meer dan één X-chromosoom tussen geslachtschromosomen hebben, wat optreedt vanwege onbekende oorzaken die niet zijn geërfd.

2. Hoe is de SK ontdekt?

Over het algemeen wordt het Klinefelter-syndroom gediagnosticeerd op volwassen leeftijd, wanneer seksuele en onvruchtbaarheidsproblemen optreden, omdat er in de kindertijd meestal geen tekenen van verschillen zijn.

Om de aandoening te bevestigen, wordt een analyse van de chromosomen bekend als karyotype en hormonale tests van bloed, urine en sperma uitgevoerd.

3. Zijn er speciale kenmerken die kunnen worden waargenomen tijdens de kindertijd en adolescentie?

Kinderen met SK hebben meestal leerproblemen, vooral op het gebied van communicatie en verbale expressie.

In de adolescentie wordt dit gedrag geassocieerd met een toename van agressie en prikkelbaarheid, moeilijkheden voor socialisatie en een neiging tot gedrag en solitaire activiteiten.

4. Heeft een kind met het Klinefelter-syndroom een verstandelijke handicap?

Hoewel er geen mentale achterstand is, zoals ik al eerder zei, is het heel goed mogelijk dat je op sommige gebieden leerproblemen hebt, wat goed is om op tijd aan te pakken. Aan de andere kant hebben veel patiënten met SK verschillende talenten die belangrijk zijn om te zoeken en te ontwikkelen.

5. Wat is de behandeling van het Klinefelter-syndroom?

Over het algemeen wordt een hormonale behandeling met testosteron gebruikt om de groei van lichaamshaar, een ernstige stem, verhoogde lichaamsmassa, concentratie, zelfrespect, energie en seksuele drift te bevorderen. Dit kan ook de botdichtheid verbeteren en het risico op fracturen verminderen.

Samen met een endocrinoloog moet therapie ook de raadpleging van een fysiotherapeut, een specialist in reproductieve geneeskunde en psychologische of psychiatrische ondersteuning omvatten.

De meeste mannen met het Klinefelter-syndroom zullen onvruchtbaar blijven, maar de huidige geassisteerde reproductieprocedures laten sommigen toe kinderen te krijgen.

Aan de andere kant kunnen mensen met een vergrote borst het overtollige weefsel verwijderen door een operatie.

6. Welke andere complicaties kan deze aandoening veroorzaken?

Mensen met SK kunnen een vergrote tand hebben die bekend staat als taurodontisme, die wordt gekenmerkt door de langwerpige vorm van de pulpkamer. Ze hebben meer kans op hyperactiviteit en aandachtstekortstoornissen, borstkanker, angst, depressie, dyslexie, diabetes, hypothyreoïdie, leukemie, lupus, reumatoïde artritis, long- en hartaandoeningen, osteoporose en testiculaire tumoren.

7. Heeft de SK invloed op de genderidentiteit en seksuele voorkeuren van de patiënt?

De extra hoeveelheid X-chromosomen is niet gerelateerd aan seksuele identificatie, oriëntatie en voorkeuren, die worden bepaald door andere factoren.

Wat betreft het fysieke uiterlijk, naast de al genoemde tekenen die kunnen worden vermeden met de toediening van testosteron, is de lichaamsconformatie bijna identiek aan die van een niet-aangetaste man.

Hoofdstuk 143 . Kallmann-syndroom en het reukvermogen

Kallmann-syndroom is een zeldzame genetische aandoening die het normale functioneren van de hypothalamus en geslachtsklieren beïnvloedt . Het wordt gekenmerkt door een tekort aan het gonadotropine-releasing hormoon (GnRH) en verlies van reukvermogen.

Deze aandoening is een van de oorzaken van hypogonadisme, een ziekte die optreedt wanneer de geslachtsklieren niet de juiste hoeveelheid hormonen afscheiden, wat steriliteit en andere aandoeningen veroorzaakt. De symptomen van het Kallmann-syndroom variëren afhankelijk van de leeftijd.

Voor meer informatie over dit probleem interviewen we Dr. Mario Vega Carbó, specialist in klinische endocrinologie .

Dokter Mario,

1. Wat veroorzaakt het Kallmann-syndroom?

Deze aandoening heeft een genetische oorsprong, voornamelijk geassocieerd met de genen KAL1, FGFR1, FGF8, PROK2 en PROKR2. Patiënten hebben meestal mutaties in een of meer van deze genen, vanwege omgevings- en erfelijke factoren.

2. Wat zijn uw belangrijkste symptomen?

Het belangrijkste kenmerk van het Kallmann-syndroom is het gedeeltelijke of totale verlies van het reukvermogen. Wanneer het in de kindertijd voorkomt, vertonen kinderen meestal ook micropenis en de afwezigheid van een of twee testikels in de scrotumzak. Ondertussen is er in de adolescentie een onvolledige seksuele rijping en tekenen van hypogonadisme.

Op volwassen leeftijd kunnen er groeiproblemen bij mannen zijn ; lage bot- en spiermassa; slechte ontwikkeling van de geslachtsdelen, lichaamshaar en stem; onvruchtbaarheid; erectiestoornissen en verlies van seksueel verlangen. Bij vrouwen kan het de ontwikkeling van borsten en lengte beïnvloeden en afwezigheid van menstruatiecycli, opvliegers, vaginale droogheid, stemmingswisselingen en steriliteit veroorzaken. Andere minder frequente symptomen zijn gebitsproblemen, gespleten lip, gehoor- en nierproblemen en kleurenblindheid.

3. Hoe wordt deze ziekte ontdekt?

In het licht van de symptomen, wordt een lichamelijk onderzoek meestal gedaan op zoek naar veranderingen in seksuele ontwikkeling en tests om hormonale niveaus en reukvermogen te meten. Neuroimaging-onderzoeken kunnen ook nodig zijn om hersenstructuren en genetische tests te evalueren.

4. Wat is uw behandeling?

Over het algemeen wordt een hormonale substitutietherapie toegepast, met als doel de puberteit en vervolgens vruchtbaarheid te induceren. Bij mannen is de meest voorkomende toediening van testosteron, choriongonadotropine en follikelstimulerend hormoon om een volledige ontwikkeling van mannelijke seksuele kenmerken te bereiken en de spermaproductie te stimuleren.

Bij vrouwen worden oestrogenen, gonadotrofinen en progestagenen toegepast om de borstontwikkeling, schaamhaar en andere vrouwelijke seksuele kenmerken te stimuleren , naast de endometriumcyclus.

5. Hoe is de toediening van deze hormonen?

Er zijn verschillende vormen van administratie. De meest voorkomende zijn orale pillen, maar er zijn ook huidpleisters, crèmes, gels, injecties en tabletten. Ze zijn allemaal even effectief.

6. Wat kunt u van deze therapie verwachten?

Passende hormonale behandeling zal het begin van de puberteit, seksuele rijping veroorzaken en kan de vruchtbaarheid herstellen. Op dit moment is er echter geen therapie om geurverlies te behandelen.

7. Welke andere complicaties kan het Kallmann-syndroom veroorzaken?

Naast andere ongemakken kan deze aandoening een vertraging van de puberteit, steriliteit, lage botdichtheid en seksuele en emotionele problemen veroorzaken. Indien nodig wordt psychologische ondersteuning aanbevolen.

Hoofdstuk 144 . Oorzaken en belangrijkste symptomen van het Noonan-syndroom

Noonan-syndroom is een genetische aandoening die abnormale ontwikkeling in verschillende delen van het lichaam veroorzaakt. In veel gevallen kan het worden overgedragen van ouders op kinderen, hoewel het ook kan worden veroorzaakt door een spontane mutatie, zonder familiegeschiedenis. Deze toestand kan ongebruikelijke gelaatstrekken, een korte gestalte, hartproblemen en mogelijke vertragingen in de ontwikkeling veroorzaken.

Voor meer informatie over dit onderwerp, interviewen we Mario Vega Carbó, een specialist in endocrinologie , verantwoordelijk voor het Vega & Vado-kantoor in Managua, Nicaragua.

Dokter Mario,

1. Wat veroorzaakt het Noonan-syndroom?

Deze aandoening wordt veroorzaakt door een genetische mutatie. In het algemeen zorgen deze defecten ervoor dat bepaalde eiwitten hyperactief worden en het normale proces van groei en celdeling verstoren.

Mutaties kunnen worden geërfd of willekeurig worden gepresenteerd. De kinderen van een vader met het Noonan-syndroom hebben 50 procent kans om het te krijgen.

2. Wat zijn uw belangrijkste lichamelijke symptomen?

De symptomen verschillen van persoon tot persoon en kunnen mild of ernstig zijn. De meeste hebben verschillen in de vorm van het gezicht en het hoofd, die meer opvallen bij zuigelingen en jonge kinderen. Enkele karakteristieke kenmerken zijn wijd gescheiden blauwe of groene ogen, dikke oren en lage implantatie, een diepe groef tussen de neus en mond, kleine onderkaak, korte nek, hangende oogleden en scheve tanden. Bovendien kunnen ze een korte gestalte, verzonken borstbeen, afzonderlijke tepels, kleine penis en niet-ingedaalde testikels hebben.

3. Welke andere functies hebben ze meestal?

Degenen die lijden aan het Noonan-syndroom hebben meestal een vertraging in de puberteit, visie en gehoorstoornissen, blauwe plekken en overmatige bloedingen en langzame gewichtstoename.

Anderzijds kunnen ze hartafwijkingen, huidziekten, groei- en voedingsproblemen, leerproblemen en een lichte verstandelijke beperking hebben. Ook emotionele en gedragsstoornissen.

4. Hoe wordt het Nooman-syndroom gedetecteerd?

Gezien de symptomen wordt de klinische en familiegeschiedenis van de patiënt meestal geanalyseerd en wordt een lichamelijk onderzoek uitgevoerd om de diagnose te bevestigen.

Afhankelijk van het geval kunnen daarnaast een aantal bloedplaatjes, meting van hormonale niveaus, röntgenfoto's van de borst, echocardiogram, audiometrie en genetische tests worden uitgevoerd.

5. Wat is uw behandeling?

Nooman syndroom is niet te genezen, omdat er geen manier is om de veranderingen in genen te herstellen. Er kunnen echter verschillende therapieën worden gevolgd om uw symptomen te verlichten. Een behandeling met groeihormoon kan bijvoorbeeld een korte gestalte behandelen, terwijl sommige geneesmiddelen bloedingen en bloedingen kunnen verhelpen.

Aan de andere kant kunnen bepaalde medicijnen en operaties sommige hartproblemen oplossen en niet-ingedaalde testikels corrigeren. Het gebruik van een bril lost de meeste problemen met het gezichtsvermogen op en educatieve programma's kunnen een kind met leerproblemen helpen. Dezelfde logopedie en fysiotherapie.

6. Welke andere complicaties kan het Nooman-syndroom veroorzaken?

Deze aandoening kan een ophoping van vocht in lichaamsweefsels, vertragingen in de ontwikkeling, urineweginfecties, een verhoogd risico op leukemie en andere kankers, mannelijke onvruchtbaarheid en problemen met de structuur van het hart veroorzaken. Bovendien kunnen als gevolg van lichamelijke symptomen depressie, een laag zelfbeeld en sociale problemen optreden.

Hoofdstuk 145 . Erectiestoornissen

Erectiestoornissen is het frequente onvermogen dat een man een erectie moet krijgen of behouden om bevredigende seks te hebben. Dit kan op elke leeftijd voorkomen, maar het komt vaker voor na de leeftijd van 65.

In de meeste gevallen is het te wijten aan fysieke problemen, hoewel het ook te wijten kan zijn aan psychische of emotionele problemen , een combinatie van beide of een externe factor, zoals de inname van bepaalde medicijnen. Sommige mannen kunnen sporadisch ongemak hebben om een erectie te krijgen. Als dit continu gebeurt, wordt geadviseerd om een arts te raadplegen.

Naast seksueel ongemak kan erectiestoornissen een teken zijn van andere gezondheidsproblemen, zoals verstopte bloedvaten of een zenuwletsel.

Om over dit onderwerp te praten, interviewen we Dr. Mario Vega Carbó, een specialist in endocrinologie met meer dan 20 jaar klinische ervaring.

Dokter Mario,

1. Wat zijn de belangrijkste redenen voor erectiestoornissen?

Onder de fysieke oorzaken kan dit te wijten zijn aan ziekten zoals diabetes, hoge bloeddruk, hart- of schildklieraandoeningen, verstopte bloedvaten, lage testosteronspiegels, ruggenmergletsel, parkinson,

581

multiple sclerose, hoog cholesterol, obesitas of zenuwstelselaandoeningen.

Onder de psychologische zijn stress, angst, depressie, gebrek aan zelfvertrouwen, eerdere traumatische seksuele afleveringen, faalangst, slaapstoornissen, slechte communicatie en relatieproblemen.

Aan de andere kant kan erectiestoornissen ook optreden als gevolg van het gebruik van bepaalde medicijnen zoals antidepressiva of slaappillen, of overmatig alcohol- en drugsgebruik.

Lichamelijke oorzaken komen vaker voor bij oudere mannen en emotionele oorzaken bij jonge mensen.

2. Wat zijn uw symptomen?

De meest voorkomende tekenen zijn aanhoudende problemen om een erectie te krijgen of te behouden, of dat dit niet stevig genoeg is om een seksuele relatie te hebben. Er kan ook een gebrek zijn aan verlangen en minder interesse in seks.

3. Hoe worden de oorzaken van deze aandoening ontdekt?

Voor de tekenen ervan worden fysieke, bloed- en urinetests uitgevoerd om het hormonale niveau, cholesterol en glucose te meten en te zoeken naar aandoeningen zoals diabetes of hartproblemen.

Aan de andere kant kan een echografie van de penis nodig zijn om te zoeken naar circulatieproblemen en psychologische tests om mogelijke emotionele oorzaken te analyseren. Als de patiënt 's ochtends of 's nachts tijdens het slapen erecties heeft, is dit waarschijnlijk geen fysiek probleem.

4. Wat is uw behandeling?

De therapie hangt af van de oorzaak van het probleem. Als het een hormonaal verschil is, kan testosteron worden aangebracht via huidpleisters, gel of intramusculaire injecties. In het geval van diabetes, hartproblemen of andere chronische ziekten moeten deze worden beheerst.

Bepaalde medicijnen voor orale consumptie, zoals sildenafil (Viagra), avanafil, vardenafil en tadalafil zijn zeer effectief bij de behandeling van erectiestoornissen. Andere medicijnen die in de urethra worden geplaatst of in de penis worden geïnjecteerd (alprostadil) verbeteren de bloedstroom. Sommige patiënten geven de voorkeur aan het gebruik van een penispomp, een apparaat dat helpt bij de erectie.

Als deze behandelingen niet werken, kunnen chirurgisch implantaten in de penis worden geplaatst. Als het ongemak een medicijn is dat wordt ingenomen, kan het worden vervangen door een ander.

Vanuit emotioneel en psychologisch oogpunt wordt het aanbevolen om openlijk over het probleem met het paar te praten en, indien nodig, een therapeut te raadplegen die gespecialiseerd is in seksuele en relatieproblemen.

5. Kunnen Viagra en andere gerelateerde medicijnen ernstige bijwerkingen hebben?

Ja, deze medicijnen kunnen leiden tot spier- en hoofdpijn, verstopte neus, roodheid, visuele stoornissen en maagklachten, tot een hartaanval. Daarom worden ze niet aanbevolen voor patiënten met een ernstige hartziekte of die een beroerte of een recente hartaanval hebben gehad.

Het wordt ook niet aanbevolen voor mensen met ongecontroleerde diabetes of met een zeer lage of zeer hoge bloeddruk . Het is belangrijk dat ze door een arts worden voorgeschreven. Aan de andere kant, als het gebruik van deze medicijnen een erectie veroorzaakt die meer dan 4 uur duurt, moet er dringend hulp worden gezocht.

6. Met welke andere aanbevelingen kan rekening worden gehouden?

Voor een beter seksleven is het raadzaam om gezond te eten, dagelijks te sporten, een voldoende lichaamsgewicht te behouden, goed te slapen, niet te roken en alcohol- en drugsgebruik te vermijden. Vermijd ook stress en conflictsituaties, en leren om zelf te verbeteren - gevoel van eigenwaarde en te accepteren één 's lichaam als hij is. Als u diabetes heeft, is het belangrijk om uw bloedsuikerspiegel goed onder controle te houden.

Hoofdstuk 146 . Mannelijke onvruchtbaarheid

Mannelijke onvruchtbaarheid is een medische term die wordt gebruikt wanneer een man moeite heeft om een vrouw zwanger te maken, na een jaar van frequente geslachtsgemeenschap zonder bescherming. Dit kan verschillende oorzaken hebben, zoals lichamelijke of hormonale problemen, verwondingen, ziekten, omgevingsfactoren of een levensstijl.

Zodra de oorzaak is gevonden, kan deze worden behandeld met medicatie, chirurgie of het gebruik van kunstmatige voortplantingstechnieken.

Voor meer informatie over dit onderwerp hebben we Dr. Mario Vega Carbó geraadpleegd, een specialist in endocrinologie , die de leiding heeft over het Vega & Vado-kantoor.

Dokter Mario,

1. Wat zijn de belangrijkste oorzaken van mannelijke onvruchtbaarheid?

Er zijn veel redenen die dit kunnen veroorzaken. In de overgrote meerderheid van de gevallen ligt het probleem in de testikels, die verantwoordelijk zijn voor de productie van sperma en testosteron, het mannelijke geslachtshormoon.

Letsels, infecties, bestraling, chemotherapie, operaties of bepaalde genetische ziekten kunnen deze beschadigen en hun functioneren beïnvloeden. Warmte kan ook de spermaproductie aantasten, zoals het geval is bij varicoceles (vergrote aderen rond de testikels).

Onvruchtbaarheid kan ook te wijten zijn aan een obstructie van de zaadleider, buizen die sperma naar de penis leiden. Dit kan het gevolg zijn van een infectie, een vasectomie of cystische fibrose. Andere mogelijke oorzaken zijn hormonale tekorten, ejaculatieproblemen, niet-ingedaalde testikels, chronische ziekten, tumoren, obesitas, het gebruik van bepaalde medicijnen en drugsgebruik.

Bovendien kan overmatige blootstelling aan bepaalde milieu-elementen, zoals hitte, toxines en chemicaliën, ook de productie of functie van sperma verminderen.

2. Welke andere ziekten kunnen onvruchtbaarheid veroorzaken?

Sommige erfelijke aandoeningen, zoals het Klinefelter-syndroom, bij mannen die twee of meer X-chromosomen hebben, kunnen een abnormale ontwikkeling van de voortplantingsorganen veroorzaken. Coeliakie, cystische fibrose, Kallmann-syndroom en Kartagener-syndroom kunnen ook onvruchtbaarheid veroorzaken.

3. Wat zijn de belangrijkste symptomen van mannelijke onvruchtbaarheid?

Naast het onvermogen om zwanger te worden, omvatten andere frequente symptomen problemen

586

met ejaculatie, verminderd libido, erectiestoornissen, pijn of zwelling in het testikelgebied, onvermogen om geuren te voelen, abnormale borstgroei en verminderd lichaamshaar.

4. Wie loopt meer risico om eraan te lijden?

Mannen die tabak roken, mensen met overgewicht, mensen die seksueel overdraagbare infecties hebben gehad, mensen die overmatig alcohol drinken en mensen die illegale drugs gebruiken, hebben meer kans op onvruchtbaarheid. Ook degenen die last hebben van stress of depressie, degenen die zijn blootgesteld aan bepaalde gifstoffen, degenen die een trauma hebben gehad aan de testikels of bekkenchirurgie en degenen die bepaalde ziekten hebben.

5. Hoe wordt deze aandoening ontdekt?

Gezien de symptomen worden een analyse van de medische geschiedenis van de patiënt en verschillende onderzoeken uitgevoerd om de oorzaken ervan te zoeken. Tests kunnen fysieke en bloedtests omvatten om de hormoonspiegels te regelen; genetische, sperma en urinetests; echografie van het scrotum en transrectaal om vergrote aderen, tumoren of obstructies te detecteren; en testiculaire biopsie.

6. Wat is de behandeling voor mannelijke onvruchtbaarheid?

De therapie hangt af van de oorzaak. Dit kan medicijnen, chirurgie of het gebruik van technieken die helpen bij de conceptie omvatten. Chirurgie kan obstructies en varicoceles repareren en vasectomieën omkeren. Ondertussen, als er een hormonaal tekort is, kan de behandeling de spermaproductie verbeteren.

Antibiotica kunnen infecties in het voortplantingskanaal genezen en bepaalde medicijnen kunnen erectiestoornissen behandelen. Binnen geassisteerde reproductie kan kunstmatige inseminatie of in vitro fertilisatie worden uitgevoerd.

Als de oorzaak een andere ziekte of een psychologisch of emotioneel probleem is, moeten ze worden behandeld. Als het te wijten is aan de consumptie van een bepaald geneesmiddel, kan de arts dit vervangen door een ander.

7. Met welke andere aanbevelingen kan rekening worden gehouden?

Om de kansen op succes te vergroten, wordt aanbevolen om een gezonde levensstijl te leiden. Het is raadzaam om gezond te eten, dagelijks te sporten, een voldoende lichaamsgewicht te behouden, goed te slapen, niet te roken en alcoholgebruik te vermijden. Vermijd ook stress, blootstelling aan gifstoffen en situaties waarin de testikels langdurig aan hitte kunnen worden blootgesteld.

Aan de andere kant is mannelijke onvruchtbaarheid vaak te wijten aan psychische en emotionele problemen en kan leiden tot depressie. Daarom wordt indien nodig psychologische ondersteuning aanbevolen.

Hoofdstuk 147 . sperma -analyse

Het spermatogram is een analyse die wordt uitgevoerd om de kwantiteit en kwaliteit van het sperma en het sperma van een man te meten. Hiermee kunt u uw reproductievermogen controleren en afwijkingen vinden die de conceptie belemmeren.

Tijdens het onderzoek worden macroscopische en microscopische parameters van sperma geëvalueerd, waaronder ejaculaatvolume, kleur, viscositeit, pH en liquefactie. Het analyseert ook de manier waarop het sperma stolt en vervolgens vloeibaar wordt, de dikte, zuurgraad en de aanwezigheid van bindmiddelen en witte bloedcellen.

Evenzo wordt een spermatelling uitgevoerd en worden hun mobiliteit, vitaliteit en morfologie bestudeerd.

Voor meer informatie over dit onderwerp hebben we de Cubaanse arts Mario Vega Carbó, een specialist in klinische endocrinologie , geïnterviewd .

Dokter Mario,

1. Waarvoor dient een spermatogram?

Deze studie werd gedaan om een man te evalueren 's vruchtbaarheid en te bepalen of eventuele problemen bij de productie of de kwaliteit van het sperma is om problemen veroorzaken zwanger te worden. Hun resultaten zijn zeer nuttig om gepersonaliseerde behandelingen aan het paar aan te geven.

Aan de andere kant kan de test ook worden uitgevoerd na een vasectomie om te bevestigen dat er geen sperma in het sperma zit en dus het succes van de interventie te verzekeren. E sta test wordt uitgevoerd om vast te stellen Klinefelter-syndroom, een erfelijke aandoening door mannen die twee of meer X-chromosomen geleden

2. Wat is de voorbereiding op dit examen?

Vóór het onderzoek moet de patiënt elke seksuele activiteit vermijden die gedurende 3 dagen een ejaculatie genereert om de spermakwaliteit te waarborgen.

3. Hoe wordt de monsterafname gedaan?

De persoon moet masturberen en ejaculeren in een steriele pot of beker. Het wordt aanbevolen om het monster binnen een half uur door een specialist te laten onderzoeken, want hoe sneller het wordt geanalyseerd, hoe nauwkeuriger de resultaten zullen zijn.

Anderzijds is het raadzaam om, rekening houdend met de dagelijkse schommelingen in de spermakwaliteit, twee of drie monsters van verschillende dagen te evalueren om een betrouwbaardere diagnose te stellen.

4. Wat zijn de verwachte resultaten tijdens dit onderzoek?

Over het algemeen varieert het spermavolume binnen de normale waarden van 1,5 tot 5 milliliter per ejaculatie en moet het na 60 minuten volledig vloeibaar worden gemaakt.

Wat betreft sperma, moet het aantal per milliliter groter zijn dan 15 miljoen, ten minste 60 % moet in leven zijn en normale beweging hebben, en de morfologie moet groter zijn dan 4 procent. Ondertussen moet de pH-waarde groter zijn dan 7,1.

Een abnormaal resultaat betekent echter niet altijd dat de patiënt niet zwanger kan worden.

5. Wat kunnen de abnormale resultaten betekenen?

In deze gevallen, als het aantal zaadcellen te laag of te hoog is, kan dit betekenen dat de persoon minder vruchtbaar is. Aan de andere kant kan de zuurgraad en de aanwezigheid van witte bloedcellen het bestaan van een infectie markeren, terwijl een pH lager dan 7,1 kan wijzen op de afwezigheid van sperma of chronische ontstekingsprocessen.

Ondertussen, als het monster erg viskeus is, kan dit te wijten zijn aan prostaatdisfunctie. Als er meer dan 50 procent van het sperma aan andere cellen of deeltjes is gehecht, kan er een immuunprobleem zijn.

6. Welke aspecten kunnen de vruchtbaarheid van een man beïnvloeden?

Er zijn veel redenen die het kunnen beïnvloeden. In de overgrote meerderheid van de gevallen ligt het probleem in de testikels, die verantwoordelijk zijn voor de productie van sperma en testosteron, het mannelijke geslachtshormoon. Letsels, infecties, bestraling, chemotherapie, operaties of bepaalde genetische ziekten kunnen deze beschadigen en hun functioneren beïnvloeden.

Warmte kan ook de spermaproductie aantasten, zoals het geval is bij varicoceles (vergrote aderen rond de testikels). Onvruchtbaarheid kan ook te wijten zijn aan een obstructie van de zaadleider, buizen die sperma naar de penis leiden. Dit kan het gevolg zijn van een infectie, een vasectomie of cystische fibrose.

Andere mogelijke oorzaken zijn hormonale tekorten, ejaculatieproblemen, niet-ingedaalde testikels, chronische ziekten, tumoren, obesitas, het gebruik van bepaalde medicijnen en het gebruik van alcohol en drugs.

Bovendien kan overmatige blootstelling aan bepaalde milieu-elementen, zoals hitte, toxines en chemicaliën, ook de productie of functie van sperma verminderen.

Hoofdstuk 148 . Hypogonadisme en de geslachtsklieren

Hypogonadisme is een aandoening die optreedt wanneer de geslachtsklieren, bekend als geslachtsklieren, niet de juiste hoeveelheid hormonen afscheiden.

Bij mannen zijn deze klieren de testikels en produceren ze testosteron, die de ontwikkeling van seksuele organen, het onderhoud van botten en spieren, de productie van sperma en witte bloedcellen en het libido beïnvloedt. Bij vrouwen zijn het de eitjes, die voornamelijk oestrogeen en progesteron genereren, en een kleine hoeveelheid testosteron.

Deze hormonen reguleren de menstruatiecyclus en zwangerschap, secundaire seksuele kenmerken en werken op andere organen en systemen van het lichaam.

Hypogonadisme kan verschillende oorzaken hebben, aangeboren zijn of door de jaren heen verschijnen. Een van de belangrijkste gevolgen is steriliteit.

Voor meer informatie over deze aandoening interviewen we Mario V ega Carbó, een endocrinoloog met meer dan 20 jaar ervaring.

Dokter Mario,

1. Wat veroorzaakt hypogonadisme?

Deze toestand kan om verschillende redenen voorkomen. Aan de ene kant kan er een specifiek probleem zijn in de testikels en eierstokken waardoor ze niet goed kunnen functioneren. Het kan een gevolg zijn van ongemakken in het immuunsysteem, infecties, lever- en nierziekten, trauma en blootstelling aan chirurgie, bestraling of chemotherapie.

Er kunnen ook genetische en ontwikkelingsstoornissen zijn, zoals Turner, Kallman en Klinefelter-syndromen, of als gevolg van andere ziekten, zoals een probleem in de hypothalamus of hypofyse, anorexia nervosa, tumoren en trauma , evenals bepaalde medicijnen, voedingstekorten en Overmatig ijzer zijn andere triggers.

2. Wat zijn uw symptomen?

Bij vrouwen kan hypogonadisme de ontwikkeling van de borst en de lengte beïnvloeden en afwezigheid van menstruatiecycli, opvliegers, vaginale droogheid, stemmingswisselingen en onvruchtbaarheid veroorzaken. Zijn toestand is normaal tijdens de menopauze. Bij mannen veroorzaakt het ook groeiproblemen en heeft het invloed op de ontwikkeling van spieren, geslachtsdelen, lichaamshaar en stem. Bovendien kan het borstgroei, onvruchtbaarheid, erectiestoornissen en verlies van seksueel verlangen veroorzaken.

Aan de andere kant kan hypogonadisme ook mentale en emotionele veranderingen en abnormale geslachtsorganen veroorzaken.

3. Hoe wordt deze ziekte ontdekt?

594

In het licht van hun symptomen wordt meestal een lichamelijk onderzoek uitgevoerd; tests om hormoonspiegels en de functie van de hypofyse en schildklier te meten; bloed- en chromosoomanalyse; aantal zaadcellen en andere onderzoeken om uw diagnose te bevestigen.

4. Wat is uw behandeling?

In deze gevallen wordt meestal een hormoonvervangingstherapie toegepast om die te vervangen die niet van nature voorkomen.

Voor vrouwen worden oestrogenen en progesteron gebruikt, die de ontwikkeling van borst- en schaamhaar en andere seksuele kenmerken stimuleren. Deze hormonen helpen ook beschermen tegen osteoporose en sommige soorten kanker, voorkomen urineweginfecties en verbeteren het humeur. E n sommige gevallen worden gebruikt pillen of injecties om de eisprong te stimuleren.

Bij mannen wordt testosteron gebruikt om de groei van lichaamshaar, ernstige stem, verhoogde lichaamsmassa, concentratie, energie en seksuele drift te bevorderen. De s-injecties van de hypofyse hormoon kan n helpen produceren sperma

5. Hoe is de toediening van deze hormonen?

Er zijn verschillende vormen van administratie. De meest voorkomende zijn orale pillen, maar er zijn ook huidpleisters, crèmes, gels, injecties en tabletten. Ze zijn allemaal even effectief.

6. Welke andere complicaties kan deze ziekte veroorzaken?

Hypogonadisme kan het risico op osteoporose en hartaandoeningen verhogen. Bij sommige vrouwen kan langdurig gebruik van hormonale therapie de kans op borstkanker, bloedstolsels en hartkwalen vergroten.

7. Welke andere aanbevelingen worden voor deze gevallen gegeven?

Een goede lichamelijke conditie, met een normaal lichaamsgewicht en gezonde eetgewoonten kunnen helpen bij het voorkomen van sommige gevallen van hypogonadisme.

Hoofdstuk 149 . Andropauze of "mannelijke menopauze"

Andropauze wordt de daling van het hormonale niveau bij mannen genoemd die optreedt bij veroudering. Hoewel ze niet helemaal op elkaar lijken, worden ze meestal geassocieerd met de vrouwelijke menopauze omdat ze vergelijkbare symptomen hebben. E ste stoornis begint te manifesteren na 40 jaar, maar de borden zijn niet zoals gedefinieerd als in het geval van vrouwen.

Alle mannen hebben vanaf 30-jarige leeftijd een afname van testosteronniveaus. Als ze veel dalen, verschijnt Andropause. Naast fysieke factoren beïnvloeden ook psychologische, sociale en emotionele aspecten het uiterlijk.

Voor meer informatie over dit onderwerp interviewen we Mario Vega Carbó, een endocrinoloog met meer dan 20 jaar ervaring.

Dokter Mario,

1. Wat is testosteron en wat is de functie ervan?

Testosteron is een hormoon dat in de testikels wordt geproduceerd en dat vele fysieke, biochemische en mentale functies van de mens beïnvloedt. Het is fundamenteel in de ontwikkeling en groei, en bij het bereiken van de volwassenheid is het verantwoordelijk voor het behoud van sterke botten en spieren, verlangen en seksuele capaciteit, en het

597

produceren van rode bloedcellen en zaadcellen, onder andere taken.

2. Wat zijn de symptomen van Andropause?

De belangrijkste tekenen zijn progressieve vermoeidheid, verminderd seksueel verlangen en veranderingen in ejaculatie. Ook minder kracht en fysiek uithoudingsvermogen, meer droog haar en huid, koude handen en voeten, en geheugenverlies en concentratie.

Aan de andere kant worden het gezichtsvermogen, de testiculaire grootte en de hoeveelheid sperma verminderd; en verhoogt zweten, spierzwakte en lichaamsvet. Er kunnen erectiestoornissen zijn en een neiging tot humeurigheid, tekenen van depressie, langdurige hoofdpijn en verhoogde angst, prikkelbaarheid en slapeloosheid.

3. Kunnen sommige ziekten uw risico's verhogen?

Ja, mensen met het metabool syndroom, diabetes mellitus, cardiovasculaire aandoeningen of hoge bloeddruk hebben meer kans op andropauze.

4. Wat is uw behandeling?

Bij het ouder worden is het normaal dat deze symptomen geleidelijk optreden. Als de testosteronniveaus erg laag zijn en de afname plotseling optreedt, kan een hormoonvervangende behandeling worden uitgevoerd en oraal worden toegediend, in gel of via intramusculaire injecties.

5. Welke voordelen biedt deze therapie?

Met de behandeling met testosteron kan de patiënt een toename van verlangen en seksuele activiteit bereiken, een toename van erectie en zich energieker voelen. Dit kan ook de spiermassa vergroten en de botdichtheid en algemene stemming verbeteren.

6. Wat is het gevaar van zelfmedicatie met hoge doses testosteron?

Verhoogde testosteronniveaus kunnen een toename van de prostaat, rode bloedcellen en cholesterol veroorzaken. Het gebruik ervan draagt ook bij aan slaapapneu en de vorming van bloedstolsels in de aderen. Aan de andere kant verhoogt het de risico's van prostaatkanker, hartaanval en beroerte.

Daarom is het belangrijk om een arts te raadplegen om te zien of hormonale behandeling voldoende en echt noodzakelijk is.

7. Met welke andere aanbevelingen kunnen degenen die aan Andropause lijden rekening houden?

Om uw symptomen te verbeteren wordt geadviseerd om een gezond leven te leiden. Dit omvat een uitgebalanceerd dieet, dagelijks sporten, een voldoende lichaamsgewicht behouden, goed slapen, niet roken en het vermijden van de consumptie van cafeïne, alcohol en drugs.

Vermijd ook stress en zoek in geval van depressie therapeutische hulp en bespreek het probleem met het paar en met vrienden van dezelfde leeftijd.

Hoofdstuk 150 .
Testosteronbehandeling

Bij mannen zijn de testikels verantwoordelijk voor het uitscheiden van testosteron, een hormoon dat de ontwikkeling van geslachtsorganen beïnvloedt, het onderhoud van botten en spieren, de productie van sperma en witte bloedcellen en libido.

Bij patiënten met hypogonadisme, een aandoening die optreedt wanneer de geslachtsklieren niet de juiste hoeveelheid van deze stof genereren, is hormonale substitutietherapie een van de beschikbare alternatieven.

Er zijn verschillende manieren om testosteron toe te passen. De meest voorkomende via orale pillen, maar kan ook worden geleverd door crèmes, gels, injecties en tabletten, die allemaal even effectief zijn.

Voor meer informatie over dit onderwerp interviewen we Dr. Mario Vega Carbó, specialist in klinische endocrinologie .

Dokter Mario,

1. In welke gevallen wordt testosterontherapie gebruikt?

Deze behandeling wordt over het algemeen gebruikt bij volwassen mannen met lage niveaus van het hormoon veroorzaakt door aandoeningen in de testikels, hypofyse of hypothalamus.

Bij kinderen en adolescenten kan het gebruik ervan de botgroei stoppen en vroege puberteit veroorzaken. Bij mensen met hypogonadisme kan de puberteit normaal evolueren en verschijnen er secundaire seksuele karakters.

Bij vrouwen kan het een ernstige stem, haargroei op ongebruikelijke plaatsen, genitale vergroting, verminderde borstomvang, mannelijk patroon haarverlies en onregelmatige menstruatiecycli veroorzaken. Het gebruik ervan tijdens zwangerschap of borstvoeding kan de baby schaden.

2. Welke voordelen biedt behandeling met testosteron?

Afhankelijk van waar het voor wordt gebruikt, kan het de haargroei bevorderen en de lichaamsmassa, concentratie, energie en libido vergroten. Het kan ook de botdichtheid, erecties en de algemene stemming verbeteren.

3. Hoe wordt dit geneesmiddel gebruikt?

Testosteron via pillen wordt meestal twee keer per dag bij de maaltijd ingenomen. De actuele gelpresentatie wordt eenmaal per dag in de ochtend aangebracht en moet naar verwachting drogen. Het mag niet in de penis of het scrotum worden geplaatst of in delen van de huid met zweren, snijwonden of irritatie. Je moet ook contact met de ogen vermijden.

Ondertussen worden subcutane injecties elke 10 of 20 dagen toegediend, terwijl intramusculaire injecties elke 3 maanden worden geplaatst.

4. Wat moet er gedaan worden als u een dosis van dit geneesmiddel vergeet in te nemen?

U moet het innemen zodra u eraan denkt. Als het echter bijna tijd is voor de volgende dosis, is het beter om deze over te slaan en door te gaan met de normale dosering. In geen geval mag een dubbele dosis worden genomen om de vergeten dosis in te halen.

5. Welke bijwerkingen kan testosterongebruik hebben?

Verhoogde testosteronniveaus kunnen een toename van de prostaat, rode bloedcellen en cholesterol veroorzaken. Het gebruik ervan draagt ook bij aan slaapapneu en de vorming van bloedstolsels in de aderen. Aan de andere kant verhoogt het het risico op een hartaanval en beroerte.

Andere mogelijke bijwerkingen zijn beroerte, leverziekte, brandend maagzuur, diarree, gas, hoofdpijn, borstvergroting, kortademigheid, verminderd aantal zaadcellen, epileptische aanvallen en veranderingen in de geestelijke gezondheid, zoals depressie, agressief gedrag of vijandig en hallucinaties.

Daarom is het belangrijk om een arts te raadplegen om te zien of hormonale behandeling voldoende en echt noodzakelijk is. Zo ja, moet testosteron precies worden ingenomen zoals voorgeschreven door de arts.

6. Met welke andere aspecten moet tijdens het gebruik rekening worden gehouden?

Voordat u met de behandeling begint, is het belangrijk om de arts te informeren over eventuele andere medicatie, vitamine of supplement die wordt gebruikt, zodat wordt beoordeeld of de combinatie schadelijk kan zijn. U moet op de hoogte stellen als u lijdt aan allergieën of andere aandoeningen, zoals hypertensie of nier-, hart- of prostaatproblemen.

Anderzijds kunnen actuele testosteronproducten schadelijke effecten veroorzaken voor mensen die de huid aanraken in het gebied waar de gel of oplossing is aangebracht.

Op zijn beurt kan de injectie ernstige ademhalingsproblemen en allergische reacties veroorzaken tijdens of onmiddellijk na het aanbrengen.

Ten slotte moeten deze medicijnen op een geschikte plaats worden bewaard, bij kamertemperatuur en buiten het bereik van kinderen.

Hoofdstuk 151 . Anabole steroïden en hun gevaren

Anabole steroïden zijn mannelijke geslachtshormonen of synthetische stoffen die erop zijn gebaseerd en die voor verschillende doeleinden worden gebruikt.

Binnen de geneeskunde worden ze gebruikt voor de behandeling van hormonale problemen, late puberteit en verlies van spiermassa als gevolg van verschillende ziekten. In sport en atletiek worden ze gebruikt om de prestaties te verbeteren. Het gebruik ervan is echter illegaal en kan ernstige gezondheidsproblemen veroorzaken.

Onder andere schadelijke effecten kunnen anabole steroïden cardiovasculaire problemen en de ontwikkeling van lever- of testiculaire tumoren veroorzaken.

Om over dit onderwerp te praten, interviewden we Dr. Mario Vega Carbó, een specialist in endocrinologie , verantwoordelijk voor het Vega & Vado Office.

Dokter Mario,

1. Waarom gebruiken sommige mensen anabole steroïden voor niet-medische doeleinden?

Deze stoffen breken de spierontwikkeling en verhogen de kracht. Ze verminderen ook schade aan spieren en helpen atleten sneller te herstellen na een zware trainingssessie. Een ome mensen als n van de gespierde verschijning die het verbruik van deze steroïden genereert.

2. Welke ongewenste effecten kan het gebruik ervan veroorzaken?

Anabole steroïden kunnen ernstige hartproblemen veroorzaken, waaronder een hartaanval en de ontwikkeling van lever- of testiculaire tumoren. Andere ongewenste effecten zijn intense acne, verhoogde bloeddruk, agressief en gewelddadig gedrag, abnormale cholesterolwaarden, psychiatrische stoornissen en drugsverslaving.

Bij vrouwen kan het ook een verdikking van de stem, groei van de clitoris en lichaamshaar, kaalheid en menstruatieproblemen veroorzaken. Bij mannen, onvruchtbaarheid, borstvergroting, vermindering van de testikels en vergroting van de prostaat. Bij adolescenten, groeiremming en risico op toekomstige gezondheidsproblemen.

3. Wat is Creatine en welke risico's heeft het?

Creatine is een natuurlijke lichaamssamenstelling die spieren helpt energie vrij te maken. Het wordt verkocht als voedingssupplement en wordt gebruikt om spiermassa en kracht te vergroten.

Het kan onder andere maag- en spierkrampen, gewichtstoename, waterretentie en uitdroging veroorzaken.

4. Wat is Androstenedione?

Het is een hormoon dat het lichaam omzet in testosteron en een vorm van oestrogeen. Het wordt gebruikt om spiermassa te vergroten en snel herstel na de training te bereiken, hoewel wetenschappelijke studies niet bevestigen dat het daarvoor effectief is.

Naast andere risico's kan deze stof het hart en de bloedvaten beschadigen. Bovendien kan het acne, verminderde spermaproductie, borstvergroting en verminderde testikelgrootte bij mannen en mannelijke kaalheid en stem bij vrouwen genereren.

5. Hoe is het mogelijk om te detecteren of een tiener anabole steroïden gebruikt?

Sommige tekenen zijn versnelde spiergroei, verhoogde agressie en acne en naaldvlekken op de billen of dijen. Ook de emotionele en psychologische veranderingen.

Bij mannen kan er een toename van de borsten en een krimp van de testikels zijn. Bij vrouwen, een afname van de borsten, verdikking van de stem en overmatige groei van lichaamshaar.

6. Hoe krijg je deze stoffen?

In de meeste landen is de verkoop ervan verboden voor sportgebruik. Dit is de reden waarom ze meestal illegaal worden verkregen en in veel gevallen worden ze gemaakt in clandestiene laboratoria, wat hun risico's verder verhoogt.

Hoofdstuk 152 . Androgene mannelijke Alopecia

Androgene mannelijke Alopecia is het meest voorkomende type haarverlies bij mannen en is gerelateerd aan mannelijke geslachtshormonen en genen. Het wordt gekenmerkt door een patroon van haarimplantatielijnen die terugveren en dunner worden en haarverlies in de temporale, fronto-pariëtale en hoekpuntgebieden. Naar schatting treft het 45 % van de mannen en zijn de meest voorkomende oorzaken erfelijke factoren en leeftijd.

Voor meer informatie over dit onderwerp hebben we Dr. Mario Vega Carbó, specialist in klinische endocrinologie, geraadpleegd .

Dokter Mario,

1. Wat veroorzaakt mannelijke androgene alopecia?

Deze medische aandoening kan worden gegenereerd door verschillende factoren, waaronder genetische aanleg, leeftijd, hormonale veranderingen en chronische ziekten, zoals insulineresistentie en metabool syndroom. L os androgenen, vooral dihydrotestosteron, een zeer belangrijke rol bij de oorzaak van dit type kaalheid papier.

607

Aan de andere kant kan het worden veroorzaakt door het gebruik van bepaalde medicijnen, zoals die worden gebruikt om kanker, artritis, depressie, hartproblemen, jicht en hypertensie te behandelen; radiotherapie; stress situaties; slecht dieet en overmatig gebruik van behandelingen en haarproducten.

2. Hoe komt deze toestand voor?

Androgene mannelijke Alopecia kan op veel manieren verschijnen, afhankelijk van de reden die het veroorzaakt. Het kan plotseling of geleidelijk ontstaan en alleen de hoofdhuid of het hele lichaam aantasten. In enkele gevallen is het tijdelijk, terwijl het in de meeste gevallen permanent is.

Het typische patroon van mannelijke kaalheid begint in de haarimplantatielijn, die zich geleidelijk terugtrekt en een "M" vormt. Dan wordt het haar dunner en drijft in een hoefijzer rond de zijkanten van het hoofd.

Wanneer haarverlies optreedt in pleisters, is er roodheid, peeling, pus of pijn, dit kan door andere oorzaken worden veroorzaakt. In deze gevallen wordt het aanbevolen om huidbiopsie, bloedonderzoek of andere procedures uit te voeren om andere aandoeningen te detecteren.

3. Wat is de behandeling van mannelijke androgene alopecia?

Onder de medicijnen die worden gebruikt om deze aandoening te behandelen, zijn minoxidil in 5% lotion en 5% schuim en finasteride, in doses van 1 milligram per dag.

In een paar gevallen heeft dit laatste bijwerkingen zoals verminderd libido, verminderd sperma, erectiestoornissen, staar en soft iris-syndroom.

D plantaardige schurken Serenoa repens en Pygeun africanum helpen de activiteit van het enzym 5α-reductase te remmen, dat de doorgang van testosteron naar dihydrotestosteron vermindert, verantwoordelijk voor de miniaturisatie van haarzakjes.

Anderzijds zijn andere actuele en systemische antioxidanten ook effectief en veilig om haarverlies tegen te gaan.

Het is mogelijk om een haartransplantatie uit te voeren, wat meestal zeer goede resultaten geeft. Om dit te doen, worden kleine porties haar verwijderd uit gebieden waar het dikker is en geplaatst in anderen die kaalheid hebben. Een andere optie is lichttherapie met lage intensiteit.

Als de persoon comfortabel is met zijn uiterlijk, is behandeling niet nodig.

4. Welke andere aspecten worden in deze gevallen aanbevolen?

Haaruitval kan het gevoel van eigenwaarde verlagen en depressie veroorzaken . Hair extensions, het gebruik van toupetjes, hoeden of bandana's of een verandering van kapsel kunnen de effecten ervan verbergen en het uiterlijk verbeteren .

S en aan te bevelen massage van de hoofdhuid om de bloedsomloop te stimuleren, stress te voorkomen en omgaan met problemen van depressie, angst, bloedarmoede en slapeloosheid snel, om mogelijke triggers van alopecia androgenetica te vermijden.

Deel X. ENDOCRINOLOGIE IN DE KINDERGENEESKUNDE

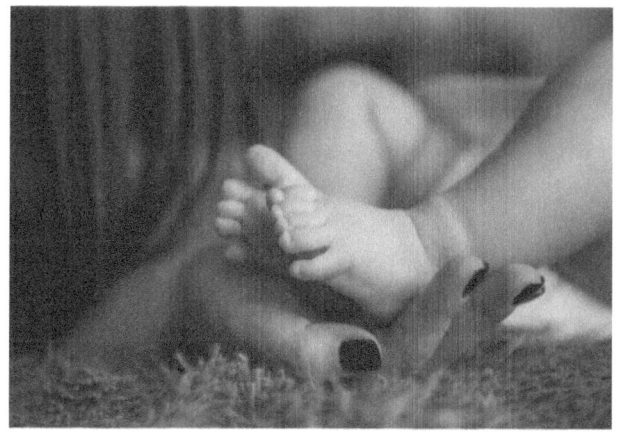

Hoofdstuk 153 . Pediatrische endocrinologie

Pediatrische endocrinologie is een medisch specialisme dat ziekten behandelt die verband houden met het endocriene systeem bij kinderen en adolescenten. Dit omvat de verzameling organen en weefsels van het lichaam die verantwoordelijk zijn voor hormonale secreties, stoffen die verschillende van de belangrijkste functies van het lichaam reguleren.

De wijzigingen in dit systeem kunnen problemen veroorzaken in groei en ontwikkeling, metabolisme, slaap en aspecten die verband houden met gedrag, naast andere ongemakken. Daarom is het belangrijk om op uw symptomen te letten, periodieke controles uit te voeren en een specialist te raadplegen voor eventuele afwijkingen.

Voor meer informatie over deze specialiteit interviewen we Mario Ve ga Carbó, een endocrinoloog met meer dan 20 jaar ervaring.

Dokter Mario,

1. Wat is de belangrijkste functie van pediatrische endocrinologie?

De belangrijkste functie is om het hormonale evenwicht in het lichaam van het kind te herstellen, in het geval dat het door een factor is veranderd. Hiervoor worden belangrijke klieren zoals de

612

schildklier, bijschildklier, pancreas, bijnieren, hypofyse, eierstokken en testikels, en de stoffen die ze genereren, gecontroleerd en behandeld.

2. Op welke abnormale symptomen moeten ouders van kinderen en adolescenten alert zijn?

Het is belangrijk om aandacht te besteden aan tekenen zoals obesitas en groeiproblemen, hetzij omdat het kind kort of erg lang is voor zijn leeftijd, hetzij in relatie tot de grootte van zijn ouders. Moeten alert abnormale puberteit, zoals de verschijning van schaamhaar en borstontwikkeling bij vrouwen en de testikels bij mannen voor de leeftijd van 9 of 13 te overwinnen zijn afwezigheid.

Andere symptomen die niet mogen worden gemist, zijn verlies of overdreven gewichtstoename, vermoeidheid, slaperigheid, slechte schoolprestaties, verdriet, nervositeit, polyurie, hartkloppingen en tremoren.

3. Hoe verloopt het eerste consult bij een pediatrische endocrinoloog?

Meestal worden eerst de medische geschiedenis en familiegeschiedenis van het kind geanalyseerd en vervolgens wordt hij ondervraagd over mogelijk ongemak. Vervolgens wordt een antropometrische evaluatie uitgevoerd waarbij de grootte, het gewicht, de omtrek van het hoofd en andere lichaamsaandelen en een lichamelijk onderzoek worden gemeten.

In het geval van het detecteren van afwijkingen, worden andere studies en tests gevraagd en, op basis van hun resultaten, wordt een diagnose gesteld en wordt vervolgens een behandeling uitgevoerd.

4. Wat zijn de belangrijkste oorzaken van consultatie van kinderen en adolescenten?

De meest voorkomende zijn gerelateerd aan groeiproblemen en obesitas, een steeds vaker voorkomende aandoening in de kindertijd. Een zwaarlijvig kind is waarschijnlijk ook in het volwassen leven.

Bovendien is deze aandoening gerelateerd aan het metabool syndroom, een reeks aandoeningen die gezamenlijk voorkomen en hoge bloeddruk, hoge bloedsuikerspiegel, overtollig lichaamsvet rond de taille en abnormale cholesterol- en triglycerideniveaus omvatten. Dit verhoogt het risico op hart- of nierziekten, een beroerte of diabetes.

5. Welke andere ziekten behandelt een pediatrische endocrinoloog?

Naast obesitas en korte gestalte, zijn andere veel voorkomende aandoeningen diabetes, hypoglykemie, hypothyreoïdie, hyperthyreoïdie, rachitis, hypocalciëmie, hypoparathyreoïdie, hyperparathyreoïdie, hirsutisme, polycysteuze ovarium, aangeboren bijnierhyperplasie, hypofysesyndroom, syndroom van de puberteit, puberteit syndroom van Turner en andere hormonale veranderingen als gevolg van tumoren in de endocriene klieren.

6. Welke andere aspecten zijn belangrijk in de pediatrische endocrinologie?

In deze fase van het leven zijn preventie en educatie van fundamenteel belang, omdat de gewoonten die tijdens de kindertijd zijn opgedaan vaak levenslang worden gehandhaafd . Gezonde praktijken die in de kindertijd worden geïnitieerd en verworven, verminderen het risico op osteoporose, overgewicht, obesitas en andere aandoeningen op volwassen leeftijd.

Hoofdstuk 154 . Diagnose en verzorging van aangeboren bijnierhyperplasie

Congenitale bijnierhyperplasie (HAC) is een erfelijke aandoening die de productie van hormonen in de bijnieren beïnvloedt, die zich in het bovenste deel van de nieren bevinden. Deze hormonen, zoals cortisol en aldosteron, zijn essentieel voor het leven, waardoor normale groei en regulering van het metabolisme, naast andere essentiële functies, mogelijk zijn.

Cortisol past energieniveaus, bloeddruk, bloedglucoseconcentraties, het immuunsysteem en de stressrespons aan, terwijl aldosteron helpt de juiste hoeveelheid natrium in het lichaam te houden door de eliminatie ervan te reguleren door urine, zweetklieren en darm. L ensen met HAC ook het genereren van meer androgeen, een hormoon dat vroeg of ongepaste verschijning van mannelijke kenmerken veroorzaakt.

Voor meer informatie over deze aandoening, raadplegen we Dr. Mario Vega Carbó, een specialist in endocrinologie, verantwoordelijk voor het Vega & Vado Office.

Dokter Mario,

1. Wat zijn de oorzaken van aangeboren bijnierhyperplasie?

Mensen met HAC missen een van de enzymen die door de bijnieren worden gebruikt om, in de meeste gevallen, 21-hydroxylase te produceren. Het is een erfelijke aandoening waarbij beide ouders meestal HAC hebben of drager zijn van de genetische mutatie die het veroorzaakt.

2. Wat zijn de symptomen van een persoon met aangeboren bijnierhyperplasie?

Symptomen kunnen variëren, afhankelijk van het type HAC dat de patiënt heeft en de leeftijd waarop het wordt gedetecteerd. In de kindertijd, als de aandoening mild is, is het mogelijk dat de persoon geen tekenen heeft en pas in de adolescentie wordt gediagnosticeerd.

In ernstigere gevallen hebben meisjes meestal abnormale geslachtsdelen bij de geboorte, terwijl bij jongens de symptomen na 2 of 3 weken optreden en slechte voeding, braken, uitdroging, abnormale natrium- en kaliumspiegels en een veranderd hartritme omvatten.

3. Hoe wordt het gedetecteerd in de adolescentie?

Vrouwen met milde aandoeningen hebben meestal normale voortplantingsorganen en kunnen tijdens de adolescentie onregelmatige of niet-bestaande menstruaties, overmatig lichaamshaar, ernstige acne en clitorale vergroting ervaren. Mannen daarentegen kunnen last hebben van vroegrijpe puberteit en hebben een dikke stem, vroege haargroei op het lichaam en goed ontwikkelde spieren.

In beide gevallen zullen ze lang zijn als kinderen, maar lager dan normaal als volwassenen.

4. Wat is de belangrijkste complicatie die deze aandoening kan veroorzaken?

Mensen met ernstige HAC lopen het risico op een bijniercrisis, als gevolg van zeer lage cortisolspiegels in het bloed. Dit veroorzaakt diarree, braken, uitdroging en een daling van suiker in het lichaam die onmiddellijke aandacht vereisen.

5. Wat is de behandeling van aangeboren bijnierhyperplasie?

De gebruikte therapie probeert de hormonale niveaus te normaliseren, door hydrocortison toe te passen om cortisol te vervangen, mijn neralocorticoïden om aldosteron en andere medicijnen te vervangen .

De doelstellingen zijn het handhaven van een evenwicht van vloeistoffen en zouten, bloedsuikerspiegel, het voorkomen van een bijniercrisis en zorgen voor fysieke groei en gebruikelijke seksuele ontwikkeling. Hiervoor is het essentieel om periodieke analyses te ondergaan om te zien of de gebruikte doses moeten worden aangepast.

In het geval van meisjes geboren met geslachtsdelen van mannelijk uiterlijk, kunnen reparatiechirurgie worden uitgevoerd om hun uiterlijk en functie te normaliseren. Het wordt meestal gedaan tussen de 2 en 6 maanden oud, en soms zijn nieuwe procedures vereist tijdens de puberteit of later.

Als HAC vóór de geboorte wordt gedetecteerd, is het ook mogelijk om het effect van androgenen op vrouwelijke geslachtsorganen te voorkomen door prenatale behandeling met het synthetische hormoon dexamethason.

6. Hoe voer je deze hormonen uit?

Er zijn verschillende toedieningsvormen, dit kan via tabletten of via intramusculaire of intraveneuze injectie.

7. Kunnen ze bijwerkingen veroorzaken?

Behandeling veroorzaakt meestal geen ongewenste effecten, zoals obesitas of zwakke botten, omdat de gebruikte dosis is om hormonen te vervangen die het lichaam niet op natuurlijke wijze produceert.

Als de hoeveelheid steroïden echter hoog is en langdurig hoog blijft, kan dit een verminderde groeisnelheid en overmatige gewichtstoename veroorzaken.

8. Wat zijn de verwachte resultaten van de behandeling?

Met de juiste therapie kunnen mensen met HAC meestal een normaal leven leiden, hoewel ze altijd medicijnen moeten krijgen. De meerderheid zal geen speciale of andere risico's inhouden voor die van de algemene bevolking. In situaties van ernstige ziekte of stress moeten ze mogelijk hogere doses van de medicijnen nemen.

Hoofdstuk 155 . Dubbelzinnige geslachtsdelen

De term dubbelzinnige geslachtsorganen verwijst naar het feit dat de uitwendige geslachtsorganen van een pasgeborene niet het typische uiterlijk van een jongen of een meisje hebben.

Het is een zeldzame aangeboren aandoening, wat betekent dat artsen niet onmiddellijk het geslacht van de baby kunnen bepalen. In deze gevallen kunnen de geslachtsorganen onvolledig zijn ontwikkeld of zowel vrouwelijke als mannelijke kenmerken hebben. Het kan ook gebeuren dat de externe geslachtsorganen niet samenvallen met de interne of met het genetische geslacht van de baby.

Om meer te weten te komen over dit onderwerp, interviewen we Mario Vega Carbó, een specialist in endocrinologie met meer dan 20 jaar ervaring.

Dokter Mario,

1. Waarom worden dubbelzinnige geslachtsdelen gegenereerd?

Het eerste dat moet worden opgemerkt, is dat het genetische geslacht van een persoon op hetzelfde moment van conceptie wordt vastgesteld. Als het sperma van de vader een X-chromosoom bevat, zal de baby vrouwelijk zijn en als het een Y-chromosoom heeft, zal het mannelijk zijn.

Anderzijds ontwikkelen de mannelijke en vrouwelijke voortplantingsorganen zich uit hetzelfde weefsel in de foetus en hun bepaling hangt af van de chromosomen en de aanwezigheid of afwezigheid van mannelijke hormonen. Wanneer dit proces wordt gewijzigd of onderbroken door bepaalde omstandigheden, zoals hormonale afwijkingen of de mutatie van bepaalde genen, kunnen dubbelzinnige geslachtsorganen verschijnen.

2. Welke eigenschappen kunnen deze geslachtsdelen hebben?

In het geval van mensen van vrouwelijk genetisch geslacht, kan de vergrote clitoris het uiterlijk hebben van een kleine penis, kan de urethrale opening zich slecht bevinden en kunnen de vaginale lippen gesloten zijn en eruit zien als een scrotum met niet-ingedaalde testikels.

Ondertussen kunnen mensen van mannelijke genetische seks een kleine penis hebben die eruitziet als een vergrote clitoris; de urethrale opening kan zich slecht bevinden; het scrotum kan klein en gescheiden zijn, lijkt op vaginale lippen; en de testikels zijn meestal niet gedaald.

3. Wat zijn de oorzaken van dubbelzinnige geslachtsdelen?

Dit kan onder andere een gevolg zijn van hermafroditisme, waarbij het kind delen van mannelijke en vrouwelijke geslachtsdelen kan hebben,

621

of pseudohermaphroditisme, waarbij enkele fysieke kenmerken van het andere geslacht verschijnen.

Het kan ook worden veroorzaakt door een aangeboren bijnierhyperplasie, een erfelijke aandoening die de productie van hormonen in de bijnieren beïnvloedt. Andere redenen zijn chromosomale afwijkingen, zoals Klinefelter en Turner-syndromen, gebrek aan productie van bepaalde hormonen of consumptie van bepaalde medicijnen tijdens de zwangerschap.

In zeer zeldzame gevallen kan de moeder ook een tumor hebben die mannelijke hormonen genereert en dubbelzinnige geslachtsorganen veroorzaakt.

4. Wie loopt meer risico om aan deze aandoening te lijden?

Omdat veel oorzaken van de dubbelzinnige geslachtsorganen een erfelijke genetische oorsprong hebben, is het belangrijk om speciale aandacht te schenken aan familiegeschiedenis. Onder de factoren waarmee rekening moet worden gehouden, zijn onverklaarde sterfgevallen in de vroege kinderjaren, onvruchtbaarheid, gebrek aan menstruatie, genitale problemen, abnormale lichamelijke ontwikkeling tijdens de puberteit en aangeboren bijnierhyperplasie.

5. Hoe worden dubbelzinnige geslachtsdelen gedetecteerd?

Het medische personeel dat de bevalling uitvoert, diagnosticeert deze aandoening meestal op het moment van geboorte. Tegen hun fysieke tekenen kunnen genetische tests bepalen of een baby genetisch mannelijk of vrouwelijk is.

In meer gecompliceerde gevallen kunnen een chromosomale analyse en andere tests zoals endoscopie, abdominale radiografie en echografie van het bekken worden uitgevoerd om de aanwezigheid van interne genitale structuren en het functioneren van de voortplantingsorganen te bepalen. Een laparoscopie of een biopsie van de geslachtsklieren kan ook nodig zijn.

6. Hoe wordt het definitieve geslacht van een baby met dubbelzinnige geslachtsdelen bepaald?

De beslissing wordt genomen zodra alle bovengenoemde examens en tests zijn voltooid. Rekening houdend met de oorzaak van deze aandoening, het genetische geslacht, de anatomie en de mogelijke seksuele en reproductieve toekomst van de baby, beveelt het medische team de ouders het geslacht aan en moeten ze beslissen of ze het als een man of als een vrouw opvoeden.

Dit is een moeilijke beslissing, waarvan de sociale en psychologische impact op lange termijn onvoorspelbaar is. Naarmate het kind groeit, kan hij een andere beslissing nemen over zijn seksuele identiteit.

7. Wat is de behandeling van dubbelzinnige geslachtsdelen?

Zodra het geslacht van de baby is gekozen, kan de therapie beginnen, die zal proberen toekomstige seksuele activiteit, vruchtbaarheid en stabiele identiteit te behouden. Chirurgie kan het esthetische uiterlijk en de functie van de geslachtsorganen normaliseren. Artsen kunnen voorstellen om sommige patiënten tijdens de kindertijd te bedienen . In andere gevallen kunnen de ouders de interventie uitstellen totdat het kind oud genoeg is om te helpen beslissen.

Aan de andere kant kan hormonale therapie tijdens de puberteit onevenwichtigheden in dat aspect oplossen.

8. Welke andere complicaties kan deze aandoening veroorzaken?

In veel gevallen kunnen dubbelzinnige geslachtsdelen onvruchtbaarheid, seksuele en psychische problemen en grotere risico's op bepaalde soorten kanker veroorzaken. Aan de andere kant kunnen sommige reparatieoperaties onvolmaakte esthetische en functionele resultaten hebben.

9. Met welke andere aspecten moet tijdens deze aandoening rekening worden gehouden?

Gezien de complexiteit van de situatie, wordt te allen tijde therapeutische ondersteuning aanbevolen voor de ouders en voor het kind. Ook de periodieke medische controles om de evolutie te volgen.

Hoofdstuk 156 . Cryptorchidisme of niet-ingedaalde zaadbal

Cryptorchidisme is een ontwikkelingsstoornis waarbij één of beide testikels niet vóór de geboorte in het scrotum komen. Deze aandoening is zeldzaam en treft ongeveer 3 % van de mannen. Het cijfer stijgt echter tot bijna 30 procent bij premature baby's.

In de meeste gevallen beweegt de niet-ingedaalde zaadbal spontaan naar zijn juiste positie, binnen de eerste 4 maanden van het leven. Wanneer dit niet gebeurt, kan het door een operatie worden verplaatst.

Voor meer informatie over deze aandoening interviewen we Mario Ve ga Carbó, een endocrinoloog met meer dan 20 jaar ervaring.

Dokter Mario,

1. Wat veroorzaakt cryptorchidisme?

De oorzaken die het veroorzaken zijn niet precies bekend, maar er wordt geschat dat het te wijten is aan een combinatie van genetische, omgevings- en gezondheidsfactoren van de moeder, die hormonen en zenuwactiviteit beïnvloeden die de ontwikkeling van de testikels beïnvloeden .

2. Wie loopt er meer risico?

Premature baby's, met een laag geboortegewicht, met een familiegeschiedenis van cryptorchidisme of andere genitale ontwikkelingsproblemen, of met het syndroom van Down hebben een hoger risico om eraan te lijden.

Ook de kinderen van moeders die alcohol of rook gebruiken tijdens de zwangerschap of van ouders die werden blootgesteld aan pesticiden.

3. Kan de niet-ingedaalde zaadbal voorkomen tijdens de kindertijd of pre-adolescentie?

Bij kinderen die bij de geboorte geen cryptorchidisme hadden, wanneer hun symptomen later verschijnen, kan dit te wijten zijn aan een intrekbare zaadbal, die van links naar rechts tussen het scrotum en de lies kan bewegen. De intrekbare testikel vereist geen behandeling.

4. Hoe wordt cryptorchidisme vastgesteld?

Deze aandoening wordt meestal gedetecteerd op een lichamelijk onderzoek na de geboorte. In gevallen waarin de arts de testikels niet in het scrotum kan vinden, kunnen beeldvormingstests worden uitgevoerd om te bepalen of ze niet aanwezig zijn of niet zijn afgedaald.

5. Waarom is behandeling noodzakelijk?

In deze gevallen, omdat ze zich hoger in het lichaam bevinden, worden de niet-ingedaalde testikels blootgesteld aan een hogere temperatuur dan normaal. Dit zou hun ontwikkeling en hun vermogen om in de toekomst sperma te maken kunnen remmen, wat steriliteit kan veroorzaken. Bovendien zijn er meer risico's op het ontwikkelen van tumoren en kanker, letsel en het ontwikkelen van liesbreuken.

6. Wat is de behandeling?

Deze aandoening wordt meestal gecorrigeerd met een operatie waarbij de zaadbal in het scrotum wordt verplaatst. In gevallen waarbij de baby een liesbreuk heeft die wordt geassocieerd met cryptorchidisme, wordt deze ook behandeld tijdens de interventie. Het wordt aanbevolen om de operatie uit te voeren tussen de 6 en 12 maanden van het leven, omdat een vroege behandeling het risico op toekomstige complicaties vermindert.

Een andere optie is om hormoontherapie uit te voeren om de zaadbal te verplaatsen, hoewel deze minder effectief is dan een operatie.

7. Welke complicaties kan cryptorchidisme veroorzaken?

Zoals ik al zei, kan deze aandoening testiculaire schade, steriliteit en verhoogde risico's op kanker veroorzaken. Na de operatie hebben patiënten met slechts één ingedaalde zaadbal meestal een bijna normale vruchtbaarheid. In gevallen waarin cryptorchidisme beide testikels beïnvloedt, zijn de risico's van lage spermacijfers, sperma van slechte kwaliteit en steriliteit veel groter.

Hoofdstuk 157 . Diagnose en behandeling van aangeboren hypothyreoïdie

Congenitale hypothyreoïdie (HC) is een aandoening waarbij de schildklier afwezig is of niet goed functioneert. Deze aandoening komt voor bij 1 op de 2500 geboren baby's, is meestal permanent en vereist een levenslange behandeling.

Schildklierhormoon is essentieel voor de ontwikkeling en groei van de hersenen, dus als de patiënt niet op tijd wordt behandeld, kan hij lijden aan intellectuele handicaps en een volwassen vertraging. Met tijdige en adequate therapie kunnen ze echter een normaal leven leiden.

Om over dit onderwerp te praten, hebben we Dr. Mario Vega Carbó geïnterviewd, een specialist in endocrinologie die verantwoordelijk is voor het Vega & Vado-kantoor in Managua, Nicaragua.

Dokter Mario,

1. Wat zijn de oorzaken van aangeboren hypothyreoïdie?

HC komt meestal voor wanneer de schildklier zich niet goed ontwikkelt, hetzij omdat hij afwezig is, omdat hij te klein is of omdat hij zich in een ongeschikt deel van de nek bevindt. In sommige

628

gevallen is de klier ontwikkeld, maar produceert deze niet gemakkelijk hormonen of vangt het signaal van de hypofyse niet op.

Aan de andere kant kan deze aandoening ook te wijten zijn aan een tekort aan jodium of medicijnen die de moeder tijdens de zwangerschap heeft ingenomen . Zijn toestand is meestal niet erfelijk.

2. Wat zijn de belangrijkste symptomen van HC?

In de eerste weken van het leven is het niet gemakkelijk om het zonder studies te detecteren. In ernstige gevallen kan de baby echter een gezwollen gezicht, slecht dieet, overmatige slaap, zwak huilen, constipatie, grote tong en een gele verkleuring van de huid hebben.

Vanwege de moeilijkheidsgraad van de diagnose bij pasgeborenen, worden tests meestal uitgevoerd om de ziekte te ontdekken. Deze test staat bekend als neonatale screening en wordt uitgevoerd in medische centra in de meeste Spaanstalige landen.

3. Wat is de functie van de schildklier?

Deze klier is verantwoordelijk voor het produceren en verzenden van schildklierhormonen naar het bloed, die deelnemen aan de regulatie van het metabolisme, dat wil zeggen de snelheid waarmee het lichaam voedsel gebruikt om de energie te produceren die nodig is om zijn dagelijkse functies uit te voeren.

Dat er normale niveaus van dit hormoon in het lichaam zijn, is essentieel voor normale groei en

629

ontwikkeling in de kindertijd en voor het functioneren van de hersenen gedurende het hele leven.

4. Wat is de behandeling van aangeboren hypothyreoïdie?

HC wordt behandeld met Levothyroxine, een pil die schildklierhormoon bevat. In het geval van baby's moet het worden verpletterd en toegediend gemengd met water of moedermelk met behulp van een druppelaar of spuit.

De toegediende dosis is afhankelijk van de grootte van het lichaam en de mate van rijping en moet regelmatig worden aangepast op basis van de testresultaten. Met dit medicijn en periodieke controles zal de patiënt een normale groei en hersenontwikkeling hebben. In de meeste gevallen moet Levothyroxine levenslang worden ingenomen.

5. Wat gebeurt er als een grotere dan voldoende dosis wordt gegeven?

Bij inname meer dan noodzakelijk, kan de patiënt een versnelde pols, gewichtsverlies, vermoeidheid en hyperactiviteit hebben. Daarom zijn periodieke controles essentieel voor een correcte toediening, omdat het in de juiste dosis geen bijwerkingen heeft.

6. Kan levothyroxine samen met andere medicijnen worden toegepast?

Ja, er is geen beperking voor de toepassing van vaccins bij kinderen of problemen met het innemen van andere medicijnen.

7. Wat kan er gebeuren als HC niet op tijd wordt behandeld?

Hersen- en zenuwstelselontwikkeling zijn erg belangrijk tijdens de eerste levensmaanden. Daarom kan de HC, indien niet behandeld, onherstelbare schade veroorzaken, zoals ernstige intellectuele handicaps en groeiproblemen.

8. Is een patiënt met aangeboren hypothyreoïdie meer vatbaar voor andere ziekten?

Over het algemeen nee. De meerderheid zal geen speciale of verschillende risico's voor de rest van de bevolking inhouden.

Hoofdstuk 158 . Kinderen met groeiproblemen

Het is gebruikelijk dat ouders de lengte van hun kinderen vergelijken met die van vrienden of klasgenoten van dezelfde leeftijd. Wanneer ze merken dat de grootte verschilt van het gemiddelde, hebben ze de neiging zich zorgen te maken en gaan ze naar de arts om te bevestigen als er een groeiprobleem is. Slechts 20 procent van de kinderen die naar de kinderarts gaan voor een korte gestalte, lijden echter aan een soort ziekte.

In de meeste gevallen ontwikkelen ze zich normaal en de verschillen zijn te wijten aan erfelijke problemen of een voorbijgaande puberale vertraging. De huidige groei is afhankelijk van de combinatie van een aantal factoren, waaronder een goede gezondheid, goede voeding en normale genetische kenmerken.

Ontwikkelingsproblemen kunnen het gevolg zijn van chromosomale afwijkingen, hormonale of systemische ziekten, ondervoeding, aangeboren aandoeningen of stoornissen in de botten en kraakbeen.

Voor meer informatie over dit onderwerp interviewen we Mario Vega Carbó, een specialist in endocrinologie, met meer dan 20 jaar ervaring.

Dokter Mario,

1. Wat is het belang van het periodiek beheersen van de grootte van kinderen?

Groei is een zeer gevoelige indicator om de algemene gezondheidstoestand van een kind te beoordelen, en elke afwijking van normale parameters is een alarm.

Daarom is het belangrijk om het gewicht, de lengte en de ontwikkelingssnelheid regelmatig te evalueren om mogelijke ziekten te voorkomen. Bij het vinden van een afwijking is het essentieel om de oorzaak te zoeken en op te lossen.

2. Hoe definieer je of een kind groeiproblemen heeft?

Voordat hij een diagnose stelt, voert de arts een reeks onderzoeken uit waarin hij de grootte, het gewicht en de omtrek van het hoofd van het kind meet; en analyseert hun lichaamsverhoudingen, hun algemene gezondheidstoestand en de lengte van de ouders. U kunt ook testen van de hormonale functie uitvoeren; chromosomale, urine- en bloedtesten; en een bloedbeeld.

3. Wat is de behandeling voor deze gevallen?

Het type therapie dat wordt geïmplementeerd, is afhankelijk van de oorzaken die het groeiprobleem veroorzaken. Bijvoorbeeld, in gevallen waarin dit een gevolg is van gastro-intestinale, cardiovasculaire of nierziekten, een glutenintolerantie of een hormonale tekort, wordt de vastgestelde pathologie behandeld om de normale ontwikkeling van de patiënt te bevorderen.

4. Wat is de belangrijkste reden voor een korte gestalte in de kindertijd en puberteit?

Een van de meest voorkomende oorzaken is te wijten aan wat bekend staat als constitutionele groeivertraging, waar sprake is van een langzamere rijping, geërfd van een of beide ouders.

In deze gevallen is er meestal een geschiedenis van familieleden die relatief kort in de kindertijd waren, later met de puberteit begonnen en meer tijd nodig hadden om te groeien, maar uiteindelijk als volwassenen een normale grootte bereikten.

5. Wat zijn de oorzaken van een tekort aan groeihormoon?

De insufficiëntie ervan kan te wijten zijn aan schade aan de hypofyse of de hypothalamus, hetzij als gevolg van een tumor, erfelijke aandoeningen, klappen naar de schedel of een ontsteking of infectie in de hersenen. In sommige gevallen is het niet mogelijk om de exacte oorzaak te achterhalen.

6. Wanneer wordt het aanbevolen om een hormonale behandeling te gebruiken?

Deze therapie is geïndiceerd voor gevallen van een tekort aan groeihormoon, nierinsufficiëntie of het syndroom van Turner (een genetische aandoening die sommige vrouwen hebben , veroorzaakt door de afwezigheid of abnormaliteit van het X-chromosoom).

Ook voor kinderen die klein zijn geboren en niet het normale ontwikkelingsniveau of kinderen met een korte gestalte herstellen zonder reden om uit te leggen.

7. Hoe worden deze hormonen toegepast?

Het groeihormoon wordt aangebracht door middel van injecties, meestal 's nachts eenmaal per dag, hetzij aan de voorkant van de dij, de achterkant van de armen, de buik of de billen. Deze behandeling is langdurig en duurt vaak meerdere jaren, waarbij periodieke controles nodig zijn om de dosis aan te passen om de effectiviteit ervan te waarborgen.

Hetzelfde moet worden gevolgd totdat de patiënt de volwassen botleeftijd bereikt, op welk moment het bot niet meer kan groeien . In sommige gevallen, wanneer er een hormoontekort is, gaat de therapie het hele leven door.

8. Wat is het verwachte effect?

Hoe eerder de behandeling wordt gestart, des te groter de kans dat de patiënt een volwassene bereikt die bijna normaal is. Met hormonale therapie groeien kinderen over het algemeen ongeveer tien centimeter in het eerste jaar en ongeveer 7,5 centimeter in de volgende twee. Daarna neemt de snelheid geleidelijk af.

Groeihormoon wordt al vele jaren met groot succes gebruikt. Een van de bekendste gevallen is die van de Argentijnse voetballer Lionel Messi.

9. Kan deze therapie bijwerkingen veroorzaken?

Hormonale behandeling is veilig en heeft geen ernstige bijwerkingen. In sommige gevallen kan er huidirritatie, hoofdpijn, vochtretentie, gewrichts- en spierpijn en veranderingen in de heupbeenderen zijn.

10. Wat is het geval bij kinderen die meer dan normaal groeihormoon produceren?

Te veel groeihormoon kan gigantisme veroorzaken, in welk geval de botten en het lichaam te veel groeien. Dit is meestal te wijten aan een niet-carcinogene tumor in de hypofyse, die moet worden behandeld met radiotherapie of verwijderd door een operatie.

Bij volwassenen kan deze aandoening acromegalie veroorzaken, waardoor de handen, voeten en het gezicht groter worden dan normaal.

Hoofdstuk 159 . Vroegtijdige puberteit

Puberteit is de periode van het leven waarin de seksuele en fysieke kenmerken van een persoon zich ontwikkelen en het vermogen om zich voort te planten wordt bereikt. Het wordt vroegrijpe puberteit genoemd wanneer deze veranderingen eerder dan normaal plaatsvinden.

Dit wordt verondersteld voor te komen wanneer het lichaam van een kind dat van een volwassene begint te worden vóór 8 jaar in het geval van vrouwen en 9 jaar in het geval van mannen. Soms is vroegrijpe puberteit gewoon een variant van normale groei. In andere gevallen kan het te wijten zijn aan infecties, hormonale of genetische aandoeningen, tumoren of hersenafwijkingen.

Om over dit onderwerp te praten, hebben we Dr. Mario Vega Carbó geïnterviewd, een specialist in endocrinologie die momenteel werkt als endocrinoloog in het Santa Fe Medical Center en het Vega & Vado Office.

Dokter Mario,

1. Wat zijn de belangrijkste tekenen van vroegrijpe puberteit?

Enkele van de veel voorkomende tekenen zijn het verschijnen van schaamhaar en oksels, snelle groei van lengte, acne en lichaamsgeur als volwassene. E n

637

het geval van meisjes kan een voorschot ontwikkeling van de borsten en vaginale bloeden, en bij mannen groei van de testikels en penis, spier verhoging, verdieping van de stem en gezichtshaar.

2. Waarom wordt vroegtijdige puberteit gegenereerd?

In sommige gevallen gebeurt het proces van lichaamsontwikkeling normaal, alleen eerder dan normaal. Dit wordt centrale vroegrijpe puberteit genoemd en heeft meestal geen duidelijke oorzaak of verborgen medisch probleem.

Zelden kan het te wijten zijn aan een tumor, een hersen- of ruggenmergletsel, blootstelling aan straling, ontsteking of ziekten zoals meningitis, McCune-Albright-syndroom, aangeboren bijnierhyperplasie of hypothyreoïdie.

Aan de andere kant, als de vroege ontwikkeling van het lichaam een gevolg is van voortijdige productie van geslachtshormonen, staat dit bekend als Perifere vroegrijpe puberteit. Het kan te wijten zijn aan problemen in de eierstokken, testikels, hypofyse of bijnieren.

Een andere oorzaak kan externe blootstelling aan geslachtshormonen zijn, zoals het gebruik van oestrogeen of testosteroncrèmes of zalven.

3. Hoe wordt deze toestand gedetecteerd?

Gezien de symptomen wordt de klinische en familiegeschiedenis van de patiënt meestal geanalyseerd en wordt een fysieke en bloedtest

638

uitgevoerd om de hormoonspiegels te controleren. P ou uitgevoerd een CT-scan of MRI van de hersenen of buik om tumoren te regeren, en X - stralen voor de botten groeien te snel.

4. Wat is uw behandeling?

De therapie hangt af van de oorzaak van vroegtijdige puberteit. Als het een gevolg is van een tumor, wordt deze operatief verwijderd. Als het te wijten is aan een vroege secretie van geslachtshormonen, kunnen medicijnen worden voorgeschreven om de ontwikkeling ervan te vertragen.

Als het een gevolg is van het gebruik van oestrogeen of testosteroncrèmes, moet het gebruik ervan worden vermeden.

5. Welke andere complicaties kan Precocious Puberty met zich meebrengen?

Kinderen met deze aandoening kunnen kort zijn als ze volwassenen bereiken. Dit komt omdat hun botten sneller rijpen dan normaal en hun groei vroeg stoppen. Vroege behandeling kan hen helpen langer te worden.

Aan de andere kant kan Precocious Puberty sociale en emotionele problemen bij het kind veroorzaken, door zich anders te voelen dan bij andere leeftijdsgenoten. Dit kan uw eigenwaarde beïnvloeden en depressierisico's verhogen. Indien nodig wordt aanbevolen om psychologische ondersteuning te zoeken.

639

Hoofdstuk 160 . Vertraagde puberteit

Het wordt vertraagde of vertraagde puberteit genoemd, wanneer het niet begint vóór de leeftijd van 13 bij meisjes en 14 bij jongens. Puberteit is de periode van het leven waarin de seksuele en fysieke kenmerken van een persoon zich ontwikkelen en het vermogen om zich voort te planten wordt bereikt.

In het geval van vertraagde puberteit kunnen deze veranderingen niet optreden of zeer langzaam vorderen. Dit komt vaker voor bij mannen dan bij vrouwen.

In de meeste gevallen ontwikkelt het kind zich later dan zijn leeftijdsgenoten, maar dan treedt seksuele rijping normaal op. In andere gevallen kan de vertraging te wijten zijn aan infecties, hormonale of genetische aandoeningen, tumoren, eetproblemen of andere ziekten.

Om over dit onderwerp te praten, hebben we Dr. Mario Vega Carbó geïnterviewd, een specialist in endocrinologie die verantwoordelijk is voor het Vega & Vado Office.

Dokter Mario,

1. Wat zijn de belangrijkste tekenen van een vertraagde puberteit?

Bij mannen zijn typische symptomen de afwezigheid van testiculaire groei op de leeftijd van 14, de penis is

640

klein en onrijp, er is weinig haargroei, het lichaam blijft dun en kort en de stem blijft scherp.

Bij vrouwen zijn de belangrijkste symptomen de afwezigheid van borstontwikkeling op 13 jaar en menstruatie op 16. Over het algemeen is er geen schaamhaar, de baarmoeder heeft zich niet ontwikkeld, de lengte is kort en de groei is langzaam.

2. Waarom treedt vertraagde puberteit op?

Soms is het gewoon een variant van normale groei, die kan worden geërfd. In andere gevallen kan het worden veroorzaakt door chronische aandoeningen, zoals diabetes, hypogonadisme, coeliakie, inflammatoire darmaandoeningen, nier- of leverstoornissen, auto-immuunziekten of genetische aandoeningen, bloedarmoede, cystische fibrose of tumoren in de hypofyse of hypothalamus.

Bij mannen kan het ook worden veroorzaakt door trauma, infecties of laesies in de testikels, of door hun afwezigheid. Bij vrouwen, een gevolg van eetstoornissen, zoals boulimia of anorexia, of extreme dunheid.

Ten slotte kan het ook voorkomen bij adolescenten die buitensporig sporten, of die radiotherapie of chemotherapie kregen bij behandelingen van kanker.

3. Hoe wordt deze toestand gedetecteerd?

Gezien de symptomen ervan wordt meestal de klinische en familiegeschiedenis van de patiënt bestudeerd en wordt een fysieke en bloedtest uitgevoerd om de hormoonspiegels en een chromosomale analyse te controleren. P ou voerde een CT scan of MRI van de hersenen of buik tumoren heersen, echografie van de geslachtsorganen en een X - ray op het niveau van het bot rijpheid te bepalen.

4. Wat is uw behandeling?

Therapie hangt af van de oorzaak van vertraagde puberteit. Als er een familiegeschiedenis is van volwassen uitstel, is behandeling vaak niet nodig en begint deze vanzelf. Indien nodig kunnen geslachtshormonen (testosteron of oestrogeen) worden toegepast om het proces te starten.

Als de vertraging een gevolg is van een tumor, wordt deze verwijderd door een operatie. Als het wordt veroorzaakt door een andere onderliggende ziekte, moet het worden behandeld.

5. Welke andere complicaties kan vertraagde puberteit veroorzaken?

Het lage niveau van hormonen kan erectieproblemen of vroege menopauze, onvruchtbaarheid en osteoporose veroorzaken. E ste aandoening kan leiden tot sociale en emotionele problemen bij kinderen, anders zijn door niet op dezelfde manier als hun collega's te ontwikkelen om te voelen , die hun zelf invloed kan zijn - gevoel van eigenwaarde en depressie verhogen risico's. Indien nodig, worden ze aanbevolen om psychologische ondersteuning te zoeken.

Hoofdstuk 161 . Turner syndroom zorg en behandelingen

Turner-syndroom (ST) is een genetische aandoening waaraan sommige vrouwen lijden, veroorzaakt door de afwezigheid of abnormaliteit van het X-chromosoom. Het is een frequente pathologie die 1 op 2500 mensen van het vrouwelijk geslacht treft, zonder hun veroorzaakt.

Naast andere symptomen hebben degenen die er last van hebben meestal een kortere dan normale lengte en ovariële insufficiëntie, met een gebrek aan secundaire seksuele kenmerken. Ze kunnen ook aanwezig zijn met aangeboren hartaandoeningen, nierafwijkingen, ziekten van het midden- en binnenoor en skeletveranderingen.

Vanuit fysiek oogpunt zijn andere zichtbare tekenen van het Turner-syndroom de lage implantatie van de oren, korte of gevleugelde nek, brede borst, smal gehemelte, kleine vingers en nagels, dikke handen en voeten, onderste onderkaak en hangende oogleden.

Voor meer informatie over deze aandoening hebben we dr. Mario Vega Carbó geraadpleegd, een specialist in endocrinologie, verantwoordelijk voor het Vega & Vado-kantoor.

Dokter Mario,

1. Hoe wordt het Turner-syndroom gedetecteerd?

ST kan in elke levensfase worden gediagnosticeerd, zelfs vóór de geboorte als een chromosomale analyse wordt uitgevoerd tijdens een prenataal onderzoek. Korte gestalte is de meest voorkomende manifestatie. In veel gevallen kunnen de afwijkingen die zijn afgeleid van het syndroom echter zeer subtiel worden en niet worden opgemerkt vóór de leeftijd van 11 jaar.

In het algemeen, als dit gebeurt, wordt de analyse laat uitgevoerd, wanneer de adolescent bijvoorbeeld de afwezigheid van menstruatie raadpleegt of een volwassen vrouw vanwege onvruchtbaarheid.

2. Welke andere symptomen hebben vrouwen naast ST naast de zichtbare lichamelijke symptomen?

Wanneer ze de adolescentie bereiken, kunnen ze seksueel infantilisme vertonen, geen borsten ontwikkelen en afwezigheid of zeer lichte menstruaties hebben. Lijd ook aan vaginale droogheid, pijn tijdens geslachtsgemeenschap en onvruchtbaarheid.

Over het algemeen hebben patiënten met TS normale intelligentie, hoewel ze in sommige gevallen enige verstandelijke beperking en leerachterstand kunnen vertonen.

3. Heeft de ST ook andere gevolgen voor de gezondheid?

Vrouwen met het syndroom van Turner zijn gevoeliger voor hart-, nier-, schildklier- en vruchtbaarheidsproblemen. Bovendien kunnen ze een bepaalde neurocognitieve ontwikkeling en hogere incidentie van auto-immuunziekten hebben.

Aan de andere kant zijn ze meer vatbaar voor gehoorverlies, hoge bloeddruk, diabetes, osteoporose, staar, strabismus, obesitas en depressie.

4. Wat is de behandeling van ST?

Groeihormoon kan een meisje met het Turner-syndroom helpen haar lengte te vergroten. Op hun beurt stimuleren oestrogeen en andere hormonen ook de ontwikkeling van borst- en schaamhaar en andere seksuele kenmerken.

Het gebruik ervan verbetert ook de fijne motoriek, verbaal en werkgeheugen, aandachtsspanne, visualisatie, zelfperceptie en geheugen. Kortom, bij deze patiënten is een hormoonvervangingstherapie essentieel om een gemakkelijke feminisering en sociale aanpassing te garanderen , de cognitieve functie te verbeteren en het metabool syndroom te vermijden dat is afgeleid van vroegtijdig ovariumfalen.

5. Kunnen vrouwen met TS kinderen krijgen en een normaal leven leiden?

Er zijn reproductietechnieken beschikbaar waarmee ze zwanger kunnen worden. In ieder geval moet zwangerschap worden besproken met de behandelend medisch specialist, vanwege de hoge incidentie van foetale misvormingen en gevallen van moedersterfte.

Door speciale geassisteerde vruchtbaarheidstechnieken en het gebruik van een gedoneerd ei is het echter al mogelijk om een zwangerschap in hun eigen baarmoeder te dragen.

Aan de andere kant kunnen vrouwen met het syndroom van Turner met de juiste bedieningselementen een volledig normaal leven leiden.

Hoofdstuk 162 . Hyperhidrose en overmatig zweten

Hyperhidrose is een aandoening waarbij een persoon overmatig zweet, zelfs wanneer de temperatuur laag is en hij geen fysieke activiteit uitvoert.

Transpiratie is de manier waarop het lichaam de lichaamstemperatuur reguleert. Hierdoor verwijderen we water, minerale zouten en gifstoffen. Zweet komt voornamelijk voor onder de armen, voeten en handpalmen. Wanneer het wordt gemengd met de bacteriën op het oppervlak van de huid, kan het een slechte geur genereren.

Mensen zweten meer wanneer het warm is, wanneer ze sporten, wanneer ze koorts hebben of als reactie op situaties die hen nerveus, boos, angstig, beschaamd of bang maken. Als u echter overmatig zweet, kan dit te wijten zijn aan een schildklier- of zenuwstelselaandoening, een verlaging van de bloedsuikerspiegel of een ander gezondheidsprobleem.

Voor meer informatie over dit onderwerp hebben we Dr. Mario Vega Carbó, een specialist in endocrinologie, geraadpleegd met meer dan 20 jaar ervaring .

Dokter Mario,

1. Wat is de oorzaak van deze aandoening?

Hyperhidrose is een overdreven zweten die optreedt zonder duidelijke reden. Wanneer het de handen, voeten en oksels beïnvloedt, staat het bekend als primaire hyperhidrose en in de meeste gevallen is de oorzaak onbekend, wat erfelijk lijkt te zijn. Als transpiratie een gevolg is van andere ziekten, wordt dit secundaire hyperhidrose genoemd en kan het door het hele lichaam voorkomen of alleen in een bepaald gebied.

2. Welke andere aandoeningen kunnen deze aandoening veroorzaken?

Acromegalie, angststoornissen, kanker, carcinoïdesyndroom, misbruik van bepaalde medicijnen en stoffen, alcoholgebruik, diabetes, schildklierproblemen, menopauze, ziekte van Parkinson, tuberculose, infecties en sommige long-, zenuw- of hartaandoeningen kunnen hyperhidrose veroorzaken.

3. Wat zijn uw belangrijkste symptomen?

Naast overmatig zweten, kan de patiënt een sterke lichaamsgeur, gewichts- of eetlustverlies, pijn op de borst, snelle en zeer intense hartslag, misselijkheid, kortademigheid, duizeligheid, huidinfecties en koorts hebben.

4. Hoe onderscheid je normaal zweten van overmatig zweten?

In het geval van hyperhidrose treedt overmatig zweet zelfs op bij gematigde temperaturen en zonder enige fysieke activiteit. De persoon heeft meestal transpiratiehalogenen onder de armen, vochtvlekken op de kleding en zweetdruppels lopen langs zijn gezicht en beïnvloeden zijn normale leven. De handen worden plakkerig, koud en nat, en de voeten en schoenen worden ook nat en ruiken vies. Voor degenen die aan deze aandoening lijden, gebeurt dit minstens één keer per week.

5. Hoe wordt deze ziekte gediagnosticeerd?

Om de tekenen van zichtbaar zweet te bevestigen, kunnen zetmeel- en jodiumtests of papieren tests worden uitgevoerd om de diagnose te bevestigen. Bloed- en urinetests en andere onderzoeken kunnen ook worden uitgevoerd om de werking van de schildklier te analyseren en te zoeken naar tumoren en andere aandoeningen die de oorzaak van dit probleem kunnen zijn.

6. Wat is de behandeling voor hyperhidrose?

Als er een bestaande aandoening is, moet die ziekte worden behandeld. L overmatige transpiratie kan worden geregeld met krachtige antitranspiratiemiddelen, waarbij de zweetklieren verstoppen. Deze producten moeten hoge doses aluminiumchloride bevatten, die op de getroffen gebieden worden aangebracht en de huid kunnen irriteren.

Bepaalde medicijnen die de stimulatie van de klieren voorkomen die transpiratie veroorzaken, kunnen ook worden voorgeschreven. Deze hebben meestal bijwerkingen, zoals droogheid, wazig zien, blaasproblemen en zijn niet voor alle mensen

649

geschikt. Sommige glycopyrrolaatcrèmes kunnen het zweten van gezicht en hoofd helpen beheersen.

Een andere beschikbare therapie staat bekend als Iontoforese, die elektriciteit gebruikt om de zweetklieren tijdelijk te deactiveren.

Van zijn kant worden Botox-injecties gebruikt voor de behandeling van de oksels, voeten en handen, waardoor de zenuwen worden geblokkeerd die transpiratie stimuleren.

In ernstige gevallen is het mogelijk om een operatie uit te voeren om de onderarmklieren te verwijderen, of een sympathectomie om de zenuwen die verantwoordelijk zijn voor overproductie van zweet los te koppelen.

7. Welke andere aanbevelingen worden voor deze gevallen gegeven?

Intense hyperhidrose kan verstoring van de normale activiteiten van de patiënt veroorzaken en emotionele stress, depressie, angst en sociale terugtrekking veroorzaken. Daarom kan het nodig zijn om de therapie te vergezellen met een psychologische behandeling.

Om anderen het gebruik van anti-transpiranten en baden regelmatig, adviseren wij ook het dragen van luchtige kleding gemaakt van natuurlijke materialen zoals katoen, wol en zijde, leer en schoenen, waardoor de huid ademen.
Het is belangrijk om de voeten te ventileren, de sokken regelmatig te vervangen, gekruid voedsel en blootstelling aan de zon en de consumptie van alcohol

en koffie te vermijden . Bovendien kunnen okselvlekken worden gebruikt die zweten absorberen en kleding beschermen.

Ten slotte is het raadzaam om ontspanningstechnieken te oefenen, zoals yoga of meditatie, die helpen de stress veroorzaakt door transpiratie te beheersen.

Hoofdstuk 163 . Type 1 diabetes of jeugddiabetes

Type 1 diabetes , ook bekend als jeugddiabetes, is een chronische aandoening waarbij de alvleesklier onvoldoende insuline produceert. Dit hormoon is verantwoordelijk voor het reguleren van suiker in het lichaam en het gebruik ervan als energiebron in spieren en andere weefsels.

Het ontbreken ervan veroorzaakt een teveel aan glucose in het bloed, wat ernstige problemen in het hart, ogen, nieren, zenuwen en voeten kan veroorzaken.

Type 1 diabetes verschijnt meestal tijdens de kindertijd, hoewel het ook kan voorkomen in de adolescentie en volwassenheid. Hoewel het niet geneest, kan het worden gecontroleerd met behandeling, een goed dieet, regelmatige lichaamsbeweging, gewichtsverlies en medicijnen.

Voor meer informatie over dit onderwerp interviewen we Mario Vega Carbó, een endocrinoloog, met meer dan 20 jaar ervaring.

Dokter Mario,

1. Wat veroorzaakt diabetes type 1?

De redenen die het veroorzaken zijn niet precies bekend. In de meeste gevallen valt het immuunsysteem ten onrechte de alvleesklier aan en vernietigt het de cellen die insuline produceren. De ziekte kan het gevolg zijn van blootstelling aan bepaalde virussen en genetische en omgevingsfactoren.

2. Wat zijn uw belangrijkste symptomen?

De belangrijkste tekenen zijn een toename van honger, dorst en de noodzaak om te plassen. Andere veel voorkomende symptomen zijn het permanente gevoel van vermoeidheid, gewichtsverlies zonder duidelijke reden, de aanwezigheid van zweren die tijd nodig hebben om te genezen, een droge huid, wazig zien, jeuk, tintelingen in de voeten, prikkelbaarheid en andere stemmingswisselingen.

3. Hoe wordt deze ziekte ontdekt?

Met het oog op de symptomen, wordt meestal een analyse van de medische geschiedenis van de patiënt, een lichamelijk onderzoek en bloedglucose-, hemoglobine- en lipideniveaus uitgevoerd. Het is ook mogelijk dat urine, osmolariteit, hartslag, bloeddruk en andere tests worden uitgevoerd om de diagnose te bevestigen.

4. Wat is de behandeling van type 1 diabetes?

De therapie omvat de toepassing van drie of meer dagelijkse injecties van insuline om een normale bloedsuikerspiegel te handhaven. Een andere optie is het gebruik van een insulinepomp, een apparaat ter grootte van een mobiele telefoon dat het hormoon 24 uur lang continu beheert. Om dit te doen, verbindt een buis het insulinereservoir met een katheter, die onder de huid van de buik wordt ingebracht.

E 1 patiënt moet leren om hun bloedsuikerspiegel meten en regelmatig te controleren. Op basis van deze resultaten wordt de behandeling aangepast aan de behoeften om een geschikt bereik te behouden.

Indien nodig, kunnen ook medicijnen worden voorgeschreven voor hoge bloeddruk en het verlagen van cholesterol en het gebruik van dagelijkse aspirine om het hart te beschermen .

Het is belangrijk dat de patiënt een gezonde levensstijl aanneemt. In die zin moet je je gewicht onder controle houden en een uitgebalanceerd dieet eten met minder calorieën, geraffineerde koolhydraten en verzadigde vetten en meer fruit, groenten en vezels. Doe ook regelmatig aan lichaamsbeweging en vermijd roken en alcoholgebruik. Deze behandeling moet gedurende het hele leven worden gevolgd.

5. Welke andere complicaties kan deze ziekte veroorzaken?

Mensen met type 1 diabetes hebben een hoger risico op bloedsomloop en hartaandoeningen; zenuwletsels; nier-, oog- en voetschade; huid- en mondinfecties; en complicaties tijdens de zwangerschap.

6. Met welke andere aspecten moeten deze patiënten rekening houden?

Mensen met type 1 diabetes wordt aanbevolen om hun glucosewaarden te meten voordat ze gaan autorijden of een machine bedienen. Ook dat ze een armband of speciale kaart dragen die hun toestand aangeeft, om anderen in noodsituaties op de hoogte te stellen.

Evenzo is het goed om familie, vrienden en collega's te waarschuwen en hen te vertellen hoe ze in een crisis moeten handelen. Tot slot kan het leven met diabetes erg stressvol zijn en depressie en angst veroorzaken. Daarom is het ook belangrijk om voor emotionele gezondheid te zorgen.

In die zin wordt hen geadviseerd om meditatie te beoefenen om de geest te bevrijden van zorgen, yoga te doen en andere ontspannende activiteiten. Indien nodig wordt ook psychologische en therapeutische ondersteuning aanbevolen.

Hoofdstuk 164 . Obesitas in de kindertijd

Obesitas is een chronische ziekte die wordt gekenmerkt door overmatige ophoping van vet in het lichaam, wat een duidelijke toename van het gezondheidsrisico oplevert. Deze aandoening komt steeds vaker voor bij kinderen en adolescenten en zorgt ervoor dat ze ziekten krijgen die voorheen als exclusief voor volwassenen werden beschouwd, zoals diabetes.

Overgewicht is gerelateerd aan het metabool syndroom, een reeks aandoeningen die samen voorkomen en hoge bloeddruk, hoge bloedsuikerspiegel, overtollig lichaamsvet rond de taille en abnormale cholesterol- en triglycerideniveaus omvatten. Preventie, educatie en het aanleren van gezonde leefgewoonten zijn essentieel voor de behandeling van obesitas bij kinderen.

Voor meer informatie over dit onderwerp interviewen we Dr. Mario Vega Carbó, een specialist in endocrinologie, met meer dan 20 jaar ervaring.

Dokter Mario,

1. Wat zijn de belangrijkste oorzaken van obesitas bij kinderen?

Deze aandoening kan verschillende oorzaken hebben, waaronder genetische, hormonale, nutritionele, sociale, culturele en erfelijke factoren. De belangrijkste oorzaak van obesitas in de kindertijd is echter gerelateerd aan levensstijl.

In de afgelopen decennia heeft de consumptie van voedingsmiddelen en dranken met veel calorieën, slechte lichamelijke activiteit en buitensporige tijd geïnvesteerd in mobiele telefoons, computers, televisies en videoconsoles bij kinderen en adolescenten een toename van deze toestand veroorzaakt.

Aan de andere kant zijn bepaalde ziekten, de consumptie van bepaalde medicijnen en emotionele stoornissen ook enkele van de mogelijke oorzaken van obesitas.

2. Wie heeft meer risico om aan deze ziekte te lijden?

Kinderen die geen dagelijkse lichaamsbeweging doen, die snel, bevroren of calorierijk voedsel eten en die snoep, frisdrank en andere suikerhoudende dranken consumeren, hebben een hoger risico op obesitas.

Hetzelfde geldt voor degenen die een zittend leven leiden, degenen die uit een gezin met mensen met overgewicht komen en degenen die lijden aan emotionele en psychische problemen.

3. Welke rol speelt het milieu in deze gevallen?
De omgeving van het kind is erg belangrijk. Het is essentieel dat u de mogelijkheid heeft om een gezond levensstijlmodel te volgen, met toegang tot voldoende voedsel en plaatsen met ruimtes om te recreëren en te oefenen. Een van de beste strategieën om obesitas bij

kinderen te verminderen, is het verbeteren van de gewoonten van de hele familiegroep.

In deze fase van het leven zijn preventie en educatie van fundamenteel belang, omdat de in de kindertijd opgedane praktijken vaak gedurende het leven worden gehandhaafd.

Lals gezonde gewoonten die beginnen in de kindertijd het risico van osteoporose, overgewicht, obesitas en andere aandoeningen te verminderen in de volwassenheid. Daarentegen is een zwaarlijvig kind waarschijnlijk ook wanneer hij opgroeit.

4. Hoe wordt obesitas gediagnosticeerd?

Gewoonlijk voert de arts een lichamelijk onderzoek van het kind uit en vergelijkt zijn waarden met de Body Mass Index (BMI) om te zien of zijn gewicht wordt overschreden op basis van zijn lengte en leeftijd. Het analyseert ook uw medische geschiedenis, uw familiegeschiedenis, uw eetgewoonten en uw niveau van lichamelijke activiteit.

Anderzijds kan een bloedtest nodig zijn om cholesterol, suiker, vitamine D en hormonale waarden te meten.

5. Wat is uw behandeling?

Therapie wijst in het algemeen op de aanpassing van gezonde levensstijlgewoonten. Het eerste wat het moet doen is dat het kind een uitgebalanceerd dieet volgt waarin frisdranken en junkfood zoals frites, hamburgers, worstjes, koekjes en ijs worden verminderd en de consumptie van fruit, groenten, peulvruchten, granen wordt verhoogd. Volkoren en gedroogde vruchten.

Het is ook belangrijk dat je dagelijkse fysieke activiteit uitvoert, waarvoor ouders hem moeten aanmoedigen om te spelen, rennen, zwemmen, fietsen en sporten in zijn vrije tijd. Als obesitas een gevolg is van een andere ziekte, moet het worden behandeld.

In ernstige gevallen kan een operatie een optie zijn voor adolescenten die niet afvallen met veranderingen in levensstijl. Gewoonlijk worden medicijnen voor gewichtsverlies niet aanbevolen voor kinderen.

6. Welke andere complicaties kan obesitas bij kinderen met zich meebrengen?

Kinderen met deze aandoening hebben meer kans op diabetes; hypertensie; abnormale cholesterol en triglyceriden; hart-, lever- en nierziekten; bot- en gewrichtsproblemen; Astma en slaapapneu.

Aan de andere kant genereert obesitas meestal ook een laag zelfbeeld, depressie en sociale en gedragsproblemen. Indien nodig wordt aanbevolen om psychologische ondersteuning te zoeken.

7. Met welke andere aspecten kan rekening worden gehouden om deze aandoening te verbeteren?

Om het succes van de behandeling te garanderen, is gezinsondersteuning belangrijk en is iedereen betrokken bij therapie en bij het aannemen van gezonde gewoonten.

Deel XI ENDOCRINOLOGIE IN DE VERLOSKUNDE

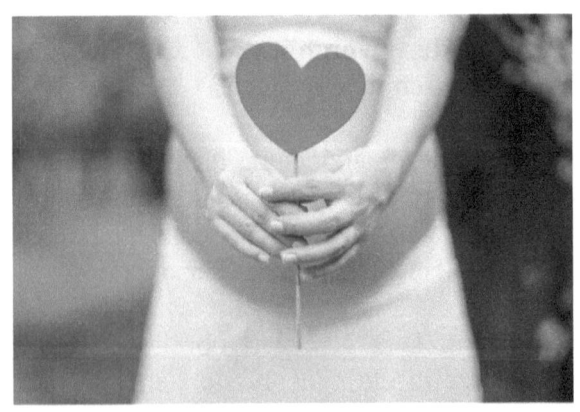

Hoofdstuk 165 . Voeding en zwangerschap

Zwangerschap vereist een reeks speciale zorg, waaronder de behoefte aan een gezond dieet. Alles wat de moeder eet heeft invloed op de baby en zijn normale ontwikkeling, omdat de voedingsstoffen die het nodig heeft via de placenta terechtkomen.

Een onvoldoende dieet verhoogt het risico op vroeggeboorte, laag geboortegewicht en aangeboren afwijkingen . Integendeel, een goede voeding is een van de fundamentele pijlers van het welzijn van zowel de moeder als de baby.

Voor meer informatie over dit onderwerp, interviewen we Dr. Mario Vega Carbó, een specialist in endocrinologie , verantwoordelijk voor het Vega & Vado Office.

Dokter Mario,

1. Waarom is voeding zo belangrijk tijdens de zwangerschap?

Een gezond en uitgebalanceerd dieet stelt het lichaam in staat om de voedingsstoffen te ontvangen die het nodig heeft om te functioneren en te groeien. Dit omvat eiwitten, koolhydraten, vetten, vitamines, mineralen en water . Tijdens de zwangerschap is voeding belangrijker dan ooit, omdat de behoefte aan voedingsstoffen toeneemt.

661

De tekorten aan calcium, ijzer, vitamine A of jodium kunnen zowel de moeder als de baby in gevaar brengen. Integendeel, gezond eten helpt het zich normaal te ontwikkelen.

2. Hoe verandert voeding tijdens de zwangerschap?

In dit stadium moet de vrouw meer foliumzuur, ijzer, calcium en vitamine D consumeren dan vóór de zwangerschap. Foliumzuur helpt bepaalde aangeboren afwijkingen te voorkomen ; ijzer is essentieel voor de groei en hersenontwikkeling van het kind; Calcium vermindert het risico op plotselinge hypertensie en is, samen met vitamine D, belangrijk voor de vorming van botten en tanden.

Aan de andere kant neemt tijdens de zwangerschap ook de behoefte aan eiwitten en water toe, dus het is essentieel om altijd goed gehydrateerd te blijven.

3. Hoeveel kilo moet er worden gewonnen tijdens de zwangerschap?

Dat hangt af van de gezondheid en conditie van de moeder voordat ze zwanger wordt. Als je een normaal gewicht had, wordt in het algemeen geschat dat je tussen de 11 en 14 kilo moet aankomen. Als ze erg dun was, zou ze meer moeten klimmen. Als je te zwaar was, zou je minder moeten klimmen.

Gewichtstoename moet geleidelijk plaatsvinden tijdens de zwangerschap.

4. Welke voedingsmiddelen worden aanbevolen tijdens de zwangerschap?

Goed eten tijdens de zwangerschap betekent niet alleen teveel eten. Het is belangrijk om aandacht te besteden aan wat je eet, altijd op zoek naar gezond voedsel.

Versterkt brood en volle granen zijn belangrijk om voldoende foliumzuur te krijgen. Ook spinazie, sla, sinaasappel, citroen, mango, tomaat, kiwi en peulvruchten, waarvan sommige ook vitamine C. Groenten en fruit bevatten verschillende essentiële vitamines en mineralen, naast vezels om de spijsvertering te bevorderen.

Ondertussen leveren vlees, vis, schaaldieren en eieren eiwitten, vitamine B en ijzer, terwijl melk en melkproducten calcium leveren.

Evenzo leveren vis, noten, zaden en avocado's gezonde vetten zoals Omega-3 . Aan de andere kant is het raadzaam om 3 liter water per dag te drinken.

5. Welke voedingsmiddelen moeten worden vermeden?

In dit stadium is het belangrijk om alcohol, vis met veel kwik, verwerkt vlees zoals worst en worst, melk en ongepasteuriseerde kazen, rauwe eieren en cafeïne te vermijden.

6. Worden voedingssupplementen aanbevolen?

In de meeste gevallen worden ze aanbevolen om ervoor te zorgen dat de voedingsbehoeften tijdens de zwangerschap goed worden vervuld. Deze supplementen vervangen echter geen gezond dieet, maar vullen het aan.

Hoofdstuk 166 . Obesitas en zwangerschap

Obesitas tijdens de zwangerschap kan de gezondheid van zowel de moeder als de baby ernstig beïnvloeden. Naast het verminderen van de vruchtbaarheid, verhoogt overmatige ophoping van vet in het lichaam het risico op hoge bloeddruk, zwangerschapsdiabetes en miskramen.

Aan de andere kant kunnen kinderen van zwaarlijvige moeders worden geboren met overgewicht, aangeboren afwijkingen en letsel oplopen tijdens de bevalling. Juiste voeding, lichaamsbeweging en regelmatige medische controles kunnen deze aandoeningen helpen voorkomen.

Voor meer informatie over dit onderwerp interviewen we Dr. Mario Vega Carbó, een specialist in endocrinologie, met meer dan 20 jaar ervaring.

Dokter Mario,

1. Wanneer wordt iemand beschouwd als zwaarlijvig?

Obesitas is een chronische ziekte die wordt gekenmerkt door overmatige ophoping van vet in het lichaam. Iemand wordt als zwaarlijvig beschouwd wanneer het vetpercentage hoger is dan 25 procent van het lichaamsgewicht bij mannen en 33 procent bij vrouwen.

Obesitas kan ook worden geclassificeerd volgens body mass index (BMI).

2. Hoe werkt obesitas invloed op de vruchtbaarheid?

Deze aandoening kan bijdragen aan het optreden van ovulatieproblemen, onregelmatige menstruatie en spontane abortussen. L zwaarlijvig vrouwen een lagere reactie op onvruchtbaarheidsbehandelingen zoals in vitro fertilisatie.

Aan de andere kant is polycysteus ovariumsyndroom ook gerelateerd aan overgewicht en steriliteit.

3. Welke invloed heeft deze aandoening op de zwangerschap?

Tijdens de zwangerschap verhoogt obesitas het risico op miskramen en geboorten van dode foetussen. M voorteken met deze aandoening hebben meer kans op zwangerschapsdiabetes, een aandoening waarbij de bloedsuikerspiegel hoog zijn en verhoogt de kans op het ontwikkelen van diabetes mellitus later.

Andere mogelijke complicaties zijn Preeclampsie, een soort hypertensie geassocieerd met zwangerschap die belangrijke organen zoals lever, nieren aantast en eiwitverlies veroorzaakt; hartstoornissen en slaapapneu.

Aan de andere kant maakt obesitas vaginale bevalling moeilijk en verhoogt de behoefte aan een C-sectie.

4. Hoe beïnvloedt obesitas de baby?

De kinderen van vrouwen met deze aandoening worden meestal geboren met meer lichaamsvet dan normaal, wat het risico op metabool syndroom en obesitas bij kinderen verhoogt.

Ze kunnen ook neurale buisdefecten hebben, waarbij de hersenen of wervelkolom zich niet goed vormt in de vroege stadia van ontwikkeling; hartproblemen of verwondingen tijdens de bevalling als gevolg van de grotere omvang.

5. Hoeveel kilo moet er worden gewonnen tijdens de zwangerschap?

Dat hangt af van de gezondheid en conditie van de moeder voordat ze zwanger wordt. In het geval van zwaarlijvige vrouwen ligt de aanbevolen gewichtstoename tussen 5 en 9 kilo.

6. Wat wordt aanbevolen aan een zwaarlijvige vrouw voordat ze zwanger wordt?

Over het algemeen wordt u geadviseerd om een preconceptiecontrole uit te voeren, zodat uw arts een speciale behandeling van gezond voedsel en specifieke lichaamsbeweging voor haar kan aanbevelen. Op die manier kun je afvallen voordat je zwanger wordt.

7. Wat wordt aanbevolen voor een zwaarlijvige vrouw tijdens de zwangerschap?

In deze gevallen is het belangrijk dat regelmatige controles worden uitgevoerd vanaf het begin van de zwangerschap. Onder andere studies kan de arts

666

aanbevelen om tests uit te voeren voor vroege detectie van zwangerschapsdiabetes en obstructieve slaapapneu.

Aan de andere kant zijn goede voeding, actief blijven en het verhogen van de juiste hoeveelheid gewicht belangrijke manieren om een gezonde zwangerschap te bevorderen.

In deze fase worden diëten afgeraden om af te vallen, omdat ze de voedingsstoffen kunnen verminderen die de baby nodig heeft om zich normaal te ontwikkelen. Daarom is het essentieel om met een voedingsdeskundige te praten om een geschikt maaltijdregime te volgen.

Op zijn beurt is het raadzaam om een routine van veilige fysieke oefeningen te volgen, zoals wandelen, zwemmen, stationair fietsen of yoga.

Hoofdstuk 167 . Diabetes en zwangerschap

Zwangerschap is een tijd in het leven waarin je vooral voorzichtig moet zijn met de bloedsuikerspiegel. Ongecontroleerde diabetes kan leiden tot ernstige gezondheidscomplicaties tijdens de zwangerschap en de bevalling, zowel voor de moeder als voor de baby.

Naast de conventionele ziekte is er een andere variant ervan die in dit stadium verschijnt, bekend als zwangerschapsdiabetes. Deze toestand begint wanneer het lichaam niet alle insuline kan produceren of gebruiken die het nodig heeft voor de zwangerschap.

Voor meer informatie over dit onderwerp interviewen we Mario V ega Carbó, een endocrinoloog, met meer dan 20 jaar ervaring.

Dokter Mario,

1. Wat is zwangerschapsdiabetes en wat is de oorzaak?

Het is een aandoening waarbij een vrouw die nog nooit diabetes heeft gehad, tijdens de zwangerschap een hoge bloedsuikerspiegel begint te krijgen.

Het is niet zeker wat de oorzaak is, maar het is bekend dat placentale hormonen, die bijdragen aan de ontwikkeling van de baby, ook de werking van insuline blokkeren, waardoor suiker zich gemakkelijker in het bloed ophoopt. Zwangerschapsdiabetes komt meestal voor in de laatste fase van de zwangerschap.

2. Wat zijn de symptomen van zwangerschapsdiabetes?

Het heeft meestal geen symptomen, maar wordt gedetecteerd tijdens prenatale controles.

3. Wie loopt er meer risico?

Vrouwen die zwangerschapsdiabetes hadden in een vorige zwangerschap; degenen die zijn bevallen van baby's van meer dan 4 kilo; mensen met hart- en vaatziekten, hypertensie of obesitas; Degenen die familieleden met diabetes hebben of ouder zijn dan 30 jaar, hebben meer kans om hieraan te lijden.

Ook die met aandoeningen geassocieerd met insulineresistentie, zoals Polycysteus Ovarium Syndroom of Acanthosis Nigricans.

4. Wat moet iemand met diabetes vóór de zwangerschap doen?

Als de persoon al diabetes heeft, is het belangrijk dat hij de ziekte onder controle houdt voordat hij zwanger wordt. Aan de andere kant moeten tijdens de zwangerschap regelmatige controles en een gezond eetplan, veilige fysieke activiteit en behandeling door een gespecialiseerde arts worden uitgevoerd. Het is mogelijk dat diabetesmedicijnen tijdens de zwangerschap veranderen.

669

5. Welke aandoeningen kan diabetes veroorzaken tijdens de zwangerschap?

Eerdere diabetes kan het risico op abortussen, aangeboren afwijkingen en pre-eclampsie verhogen, een soort hoge bloeddruk die de nieren beschadigt en eiwitverlies veroorzaakt

In het geval van zwangerschapsdiabetes, zoals het lijkt aan het einde van de zwangerschap, wanneer het lichaam van de baby zich al heeft gevormd, is de schade gering. In beide gevallen kan het kind echter te groot zijn (macrosomie) en een vergrote organen, schouderdystocie, hypoglykemie, ademhalingsproblemen en metabole complicaties hebben.

Bovendien lopen zeer grote baby's meer risico om vast te zitten in het geboortekanaal, geboorteblessures op te lopen of een C-sectie nodig te hebben. L tot diabetes kan leiden tot vroeggeboorte.

6. Wat is de behandeling van diabetes tijdens de zwangerschap?

Over het algemeen is het eerste wat wordt gedaan om een adequaat voedingsplan en een routine van veilige fysieke oefeningen te implementeren, zoals wandelen, zwemmen, stationair fietsen of yoga.

De verdeling van calorieën is erg belangrijk en je moet koolhydraten vermijden die een hoge glycemische index hebben en de consumptie van volle granen, fruit en groenten stimuleren. Het is raadzaam om het voedsel gedurende de dag te verspreiden.

670

Bovendien moet de patiënt leren om haar bloedsuikerspiegel te meten en permanente controles uit te voeren.

Indien nodig wordt insuline toegepast of worden medicijnen aanbevolen die de bloedsuikerspiegel helpen verlagen, zoals metformine en glibenclamide. Er is echter onvoldoende wetenschappelijk bewijs om de veiligheid van deze medicijnen tijdens de zwangerschap te ondersteunen.

7. Welke andere complicaties kan deze kwaal veroorzaken?

In geval van zwangerschapsdiabetes keert de bloedglucose meestal terug naar de normale waarden na de bevalling. Deze vrouwen lopen echter meer risico om diabetes mellitus te krijgen in de toekomst, dus moeten ze doorgaan met de zorg.

Dijdens de zwangerschap verhoogt gewoonlijk de productie van ketonen, zuren die aanwezig zijn in een bloed. In ernstige gevallen kan dit een opeenhoping van vocht in de hersenen, hartaanval en nierfalen veroorzaken, dus het moet worden gecontroleerd.

Ten slotte hebben baby's van moeders met zwangerschapsdiabetes later ook meer kans op obesitas en diabetes mellitus.

Hoofdstuk 168 . Terugkerende abortussen

Het wordt gedefinieerd als terugkerende abortus wanneer 3 of meer opeenvolgende miskramen optreden vóór 20 weken zwangerschap. Naar schatting lijdt tussen 1 en 3 % van de paren in de reproductieve leeftijd aan deze aandoening.

In de meeste gevallen zijn natuurlijke abortussen te wijten aan chromosomale problemen, waardoor de foetus zich niet normaal ontwikkelt. Ze kunnen ook een gevolg zijn van ongecontroleerde systemische ziekten, zoals diabetes of hypothyreoïdie.

Voor meer informatie over het onderwerp interviewen we Dr. Mario Vega Carbó, een specialist in endocrinologie, met meer dan 20 jaar ervaring.

Dokter Mario,

1. Wat veroorzaakt terugkerende abortussen?

In veel gevallen treden ze op zonder aanwijsbare oorzaak en dan lukt het echtpaar om normaal zwanger te worden zonder enige behandeling. In andere gevallen kunnen ze worden veroorzaakt door een aangeboren afwijking van de foetus of chromosomale problemen gerelateerd aan de genen van de vader of moeder, blootstelling aan bepaalde milieutoxines, ernstig letsel, infecties of structurele afwijkingen in de voortplantingsorganen.

Andere mogelijke oorzaken zijn overgewicht; diabetes, hypothyreoïdie, coeliakie of een ongecontroleerde chronische nierziekte; hormonale of immuunproblemen; roken; en het gebruik van drugs of alcohol.

2. Welke percentages spontane abortussen komen voor?

Naar schatting sterft ongeveer 50 procent van de bevruchte eieren spontaan, meestal voordat de vrouw ontdekt dat ze zwanger is . In het geval van degenen die worden herkend, ligt het percentage tussen 10 en 15 procent.

De meeste natuurlijke abortussen komen voor tijdens de eerste 12 weken van de zwangerschap.

3. Wie loopt meer risico ze te lijden?

Vrouwen ouder dan 35 jaar; degenen die eerdere miskramen leden; die met afwijkingen in de baarmoeder, chronische ongecontroleerde aandoeningen of overgewicht; en degenen die roken, alcohol drinken of drugs gebruiken, hebben meer kans om eraan te lijden.

4. Wat zijn uw belangrijkste symptomen?

Enkele van de meest voorkomende symptomen zijn pijn of krampen in de buik en bloedingen, waaronder bloedingen en lekkage van vocht of weefsel uit de vagina.

5. Hoe wordt het gedetecteerd?

Door een bekkenonderzoek kan ik zien of de baarmoederhals is verwijd of dunner geworden. Op zijn beurt kan een echografie de ontwikkeling van de baby en zijn hartslag verifiëren.

6. Wat is uw behandeling?

Na een miskraam wordt het weefsel dat de vagina verlaat meestal onderzocht om afwijkingen te onderzoeken. Het is ook belangrijk om te detecteren of overblijfselen van de placenta en het embryo nog in de baarmoeder achterblijven. Als ze niet op natuurlijke wijze uit het lichaam worden verwijderd, kan medische of chirurgische behandeling nodig zijn om ze te verwijderen.

Over het algemeen kunnen vrouwen na de spontane abortus weer zwanger worden tijdens de volgende menstruatiecyclus. Ze worden echter geadviseerd om samen met hun partners te evalueren of ze fysiek en emotioneel bereid zijn om het onder ogen te zien.

7. Welke andere complicaties kan deze aandoening veroorzaken?

In sommige gevallen kan wat bekend staat als septische abortus, een ernstige intra-uteriene infectie, optreden. Onder de gebruikelijke tekenen zijn koorts, koude rillingen, vaginale afscheiding met een slechte geur en peritonitis.

Aan de andere kant voelen sommige vrouwen na spontane abortus meestal verdriet, angst, schuld en depressie. Indien nodig wordt therapeutische ondersteuning aanbevolen.

8. Wat wordt geadviseerd in geval van terugkerende abortussen?

In het licht van twee of drie spontane abortussen op een rij, is het belangrijk om studies uit te voeren om te proberen de redenen te vinden die het veroorzaken, zoals chromosomale problemen of baarmoederafwijkingen.

Als ze een gevolg zijn van een systemische ziekte, moet deze worden gecontroleerd en behandeld voordat ze weer zwanger wordt. Aan de andere kant is het raadzaam om in deze gevallen elk type risicofactor te vermijden, zoals alcohol- en drugsgebruik, cafeïne, roken en blootstelling aan röntgenstralen.

In de meeste gevallen waar er geen duidelijke oorzaak is, komt spontane abortus niet meer voor en worden de volgende zwangerschappen gerealiseerd.

Hoofdstuk 169 . Hypothyreoïdie en zwangerschap

Hypothyreoïdie is een ziekte waarbij de schildklier niet voldoende schildklierhormoon produceert. Deze aandoening kan tijdens de zwangerschap optreden, dus het is belangrijk om alert te zijn op de symptomen, want als het niet wordt behandeld, kan dit onder andere infecties, hartproblemen, onvruchtbaarheid, spontane abortus, vroeggeboorte en baby's met aangeboren afwijkingen veroorzaken.

Schildklieraandoeningen komen vooral voor bij vrouwen in de reproductieve leeftijd. Omdat de tekenen vergelijkbaar zijn met die van andere pathologieën, kan hypothyreoïdie soms onopgemerkt blijven.

Om over dit onderwerp te praten, interviewden we Dr. Mario Vega Carbó, een specialist in endocrinologie, verantwoordelijk voor het Vega & Vado Office.

Dokter Mario,

1. Wat zijn de belangrijkste symptomen van hypothyreoïdie?

De meest voorkomende symptomen zijn constipatie, concentratiestoornissen, bleke droge huid, zwelling aan de voorkant van de keel, vermoeidheid, broos haar en nagels, onregelmatige menstruatie, verhoogde gevoeligheid voor kou, gewichtstoename, depressie, gewrichtspijn en spierzwakte.

Als het onbehandeld blijft, kan er in ernstigere gevallen een afname zijn van het smaak- en reukvermogen, heesheid, verdikking van de huid, langzame hartslag en zwelling van het gezicht, handen en voeten.

2. Hoe kan deze aandoening vóór en tijdens de zwangerschap van invloed zijn?

Vóór de zwangerschap kan hypothyreoïdie de oorzaak zijn van onvruchtbaarheid, omdat het de productie van ovules voorkomt, onregelmatigheden in de menstruatiecyclus veroorzaakt en de prolactinespiegels verhoogt.

Na de conceptie nemen de risico's van spontane abortus, voortijdige bevalling en re-eclampsie, een soort hoge bloeddruk die de nieren beschadigt en eiwitverlies veroorzaakt, toe

3. Hoe kan hypothyreoïdie de baby beïnvloeden?

In de eerste maanden van de zwangerschap is de baby afhankelijk van de moeder om schildklierhormonen te ontvangen. Deze spelen een zeer belangrijke rol in de normale ontwikkeling van de hersenen en de groei van de foetus. Daarom kan het ontbreken van deze hormonen geboorteafwijkingen veroorzaken en dat kinderen na verloop van tijd een lage intelligentie-index en andere leerproblemen hebben.

4. Hoe wordt hypothyreoïdie gedetecteerd?

Een lichamelijk onderzoek en verschillende onderzoeken worden meestal gedaan om schildklierhormoonspiegels, schildklierstimulerend hormoon, cholesterol en glucose en een antilichaamtest te meten. Andere gespecialiseerde tests van de klier kunnen ook nodig zijn.

5. Wat is uw behandeling tijdens de zwangerschap?

De therapie is vergelijkbaar met die bij niet-zwangere mensen en bestaat uit het vervangen van het schildklierhormoon in het lichaam door Levothyroxine. Dit orale medicijn herstelt voldoende niveaus en keert de tekenen en symptomen van de ziekte om.

Aan de andere kant zijn periodieke controles essentieel tijdens de behandeling, omdat dit medicijn bij de juiste dosis geen bijwerkingen heeft.

Op hun beurt nemen de vereisten van Levothyroxine in het algemeen tijdens de zwangerschap toe, soms met 25 of 50 procent.

6. Kunnen prenatale vitamines hypothyreoïdie beïnvloeden?

Ja, zowel prenatale vitamines als ijzersupplementen en bepaalde voedingsmiddelen interfereren met de absorptie van schildklierhormoon. Daarom wordt het aanbevolen om Levothyroxine op een lege maag in te nemen, een uur voor de maaltijd, en wacht dan een periode van twee uur om vitamines of supplementen in te nemen.

7. Zullen baby's van moeders met hypothyreoïdie ook met de ziekte worden geboren?

Deze aandoening is zeer zeldzaam bij baby's en kinderen. Als het genetisch wordt overgedragen, manifesteert het zich over het algemeen pas als de persoon volwassen is.

Hoofdstuk 1 70 . Hyperthyreoïdie en zwangerschap

Hyperthyreoïdie of overactieve schildklier, is een aandoening waarbij de schildklier te veel schildklierhormoon produceert. Wanneer het tijdens de zwangerschap optreedt, kan het voortijdige weeën en andere complicaties veroorzaken, dus het is belangrijk om het goed te behandelen.

Omdat de eerste symptomen kunnen worden verward met de fysiologische veranderingen die kenmerkend zijn voor conceptie, blijft het soms onopgemerkt of wordt de diagnose laat gesteld.

De meest voorkomende reden voor hyperthyreoïdie tijdens de zwangerschap is de ziekte van Graves, een aandoening waarbij het immuunsysteem antilichamen aanmaakt die de schildklier aanvallen en beschadigen.

Om over dit onderwerp te praten, interviewden we Dr. Mario Vega Carbó, een specialist in endocrinologie, verantwoordelijk voor het Vega & Vado Office.

Dokter Mario,

1. Wat zijn de belangrijkste symptomen van hyperthyreoïdie?

De meest voorkomende symptomen zijn angst, nervositeit, vermoeidheid, concentratieproblemen, diarree, dun en breekbaar haar, handtrillingen, warmte-intolerantie, verhoogde eetlust, zweten, hartkloppingen, slaapproblemen en gewichtsverlies.

Andere symptomen zijn abnormale zwelling of groei van de schildklier, hoge bloeddruk, oogirritatie, misselijkheid, braken, hete huid en roodheid, nagelveranderingen, depressie en huiduitslag.

2. Hoe beïnvloedt deze aandoening de vruchtbaarheid?

Hyperthyreoïdie kan uw menstruatie beïnvloeden, waardoor ze onregelmatig worden, niet erg overvloedig of direct aanwezig zijn. L als vrouwen met deze ziekte langer duren om te worden zwanger en hebben meer risico's, zodat het ideaal is dat het wordt gecontroleerd vóór de conceptie.

3. Hoe beïnvloedt hyperthyreoïdie de zwangerschap?

Als de ziekte niet correct wordt behandeld, kan dit de kans op een miskraam, vroeggeboorte, foetale tachycardie en baby's met een laag geboortegewicht vergroten. Bovendien kan het andere complicaties bij de moeder veroorzaken, zoals pre-eclampsie en, in ernstige gevallen, een schildklierstorm, waarbij de symptomen van hyperthyreoïdie acuut toenemen.

Dit laatste kan optreden als gevolg van een situatie van stress, infectie, chirurgie of arbeid en vereist onmiddellijke aandacht, omdat het hoge koorts, diarree, tachycardie, shock en dood kan veroorzaken.

4. Hoe wordt hyperthyreoïdie behandeld tijdens de zwangerschap?

681

De therapie hangt af van de oorzaak en de ernst van uw symptomen. Als de ziekte mild is, is geen behandeling nodig. Matige gevallen worden meestal behandeld met anti-schildkliermedicijnen, waarbij wordt gestreefd naar een zo laag mogelijke dosis om geen hypothyreoïdie bij de baby te veroorzaken.

Aan de andere kant kunnen bètablokkers helpen bij het verbeteren van hartritmestoornissen, tremoren en angst, hoewel ze een paar weken voor het einde van de zwangerschap moeten worden stopgezet.

Tijdens de conceptie wordt het gebruik van radioactief jodium of chirurgische behandeling niet aanbevolen. In alle gevallen is permanente monitoring van schildklierniveaus essentieel.

5. Kan therapie de baby beïnvloeden?

In strakke en gecontroleerde doses hebben anti-schildkliermedicijnen geen invloed op de baby, of ze doen dit op een tijdelijke manier die hun ontwikkeling niet beïnvloedt.

6. Hoe beïnvloedt hyperthyreoïdie een pasgeborene?

De moeder met hyperthyreoïdie tijdens de zwangerschap kan het op haar kind overdragen. De symptomen verdwijnen meestal echter binnen een paar maanden. Een baby met deze ziekte kan prikkelbaarheid, een snelle hartslag, vroegtijdige sluiting van de fontanellen, lage gewichtstoename, koorts, braken, diarree, struma en intracraniale hypertensie hebben.

Hoofdstuk 171 . Prolactinoom en zwangerschap

Een prolactinoom is een niet-kankerachtige (goedaardige) hypofyse-tumor die meestal een hoger niveau van bloedprolactine veroorzaakt. Dit hormoon is verantwoordelijk voor het stimuleren van de productie van moedermelk na de geboorte.

Deze tumoren komen vaker voor bij mensen jonger dan 40 jaar en komen vaker voor bij vrouwen, die galactorroe, gevoelige borsten, verminderde seksuele interesse, hoofdpijn, onvruchtbaarheid en veranderingen in de menstruatiecyclus en in de visie.

Tijdens de zwangerschap neemt de oestrogeenproductie toe. Dit kan een toename van prolactinoom en de bijbehorende symptomen veroorzaken.

Voor meer informatie over dit onderwerp hebben we de Cubaanse arts Mario Vega Carbó, een specialist in klinische endocrinologie, geïnterviewd .

Dokter Mario,

1. Wat is de behandeling van hyperprolactinemie?

Als de aandoening wordt veroorzaakt door een prolactinoom, verminderen bepaalde medicijnen zoals bromocriptine of cabergoline de productie van dit hormoon en helpen ze de tumor te verkleinen. Deze medicijnen kunnen echter onder andere misselijkheid, braken, neusverstopping, hoofdpijn en slaperigheid veroorzaken.

Deze kunnen afnemen als een lage dosis therapie wordt gestart en de pillen een nacht met voedsel worden ingenomen. In gevallen waarin de tumor moet worden verwijderd vanwege de progressieve groei, kan een operatie of bestraling worden uitgevoerd.

2. Kunnen vrouwen met prolactinoom zwanger worden?

Ja, medicijnen voor de behandeling van deze tumoren zijn zeer effectief bij het herstellen van de vruchtbaarheid. Het is echter belangrijk om de conceptie met medische zorg te plannen. In het geval van macroprolactinomen dient zwangerschap niet te worden toegestaan totdat strikte controle is op prolactinemie en tumorontwikkeling.

3. Hoe is de behandeling van prolactinomen tijdens de zwangerschap?

In gevallen waarbij de hypofysetumor minder dan 10 millimeter is, moet de medicamenteuze behandeling tijdens de zwangerschap worden gestaakt, omdat het risico op prolactinoomgroei minimaal is.

Als het ouder is, wordt aanbevolen de behandeling met bromocriptine voort te zetten, waarvan het gebruik niet gepaard gaat met foetale misvormingen of een verhoogde frequentie van abortussen of meerlingzwangerschappen.

Met cabergoline is er op dit moment geen bewijs dat het schadelijke effecten veroorzaakt, maar omdat er veel minder ervaring is met het gebruik ervan, is het raadzaam om in deze periode over te stappen op bromocriptine.

In geval van zeer grote tumoren adviseren sommige specialisten een operatie voorafgaand aan de zwangerschap.

4. Is het mogelijk om tijdens de zwangerschap excisieoperaties uit te voeren?

Ja, in gevallen waarin het gebruik van bromocriptine niet werkt en de tumor blijft groeien, is een transsphenoidale resectie mogelijk.

Studies die tot nu toe zijn uitgevoerd, wijzen niet op een significante toename van het risico voor de moeder en de foetus tijdens de operatie.

5. Wat gebeurt er met de hypofyse tijdens de zwangerschap?

Deze klier wordt groter tijdens de zwangerschap, maar het is normaal dat dit geen ongemak veroorzaakt. In de maanden na de bevalling is de hypofyse snel betrokken en keert deze terug naar zijn vorige grootte.

6. Met welke andere aspecten moet in deze gevallen rekening worden gehouden bij de behandeling van prolactinoom?

Vrouwen met een prolactine-uitscheidend macroadenoom moeten tijdens de zwangerschap een

685

strikte controle ondergaan, periodieke campimetrie uitvoeren om gezichtsveldveranderingen te beoordelen en elke vergroting van de tumor te bevestigen door middel van magnetische resonantiebeeldvorming.

Hoofdstuk 172 . Cushing-syndroom en zwangerschap

Het syndroom van Cushing is een aandoening die wordt veroorzaakt door langdurige blootstelling aan een teveel aan het hormoon cortisol, geproduceerd door de bijnieren. Naast andere aandoeningen veroorzaakt deze ziekte meestal steriliteit en onregelmatige of niet-bestaande menstruatie bij vrouwen, dus het is niet gebruikelijk om tijdens de zwangerschap op te treden.

Wanneer het echter gevaarlijk lijkt, verhoogt het het risico op sterfte, zowel voor de moeder als voor de baby, dus het is belangrijk om het op tijd te detecteren en goed te beheersen.

Voor meer informatie over dit onderwerp interviewen we Mario Vega Carbó, een specialist in endocrinologie met meer dan 20 jaar ervaring.

Dokter Mario,

1. Wat veroorzaakt het Cushing-syndroom?

De oorzaak van deze aandoening is meestal te wijten aan een goedaardige tumor in de hypofyse of chronisch gebruik van glucocorticoïden en andere medicijnen om ontstekingsziekten te behandelen , zoals astma en reumatoïde artritis . Een andere oorzaak zijn afwijkingen in de bijnieren.

2. Wat zijn uw belangrijkste symptomen?

De gebruikelijke tekenen van deze aandoening zijn obesitas in het midden- en bovenlichaam en het afgeronde en rode gezicht. Andere symptomen zijn dunne armen en benen, paarse strepen , dunne, fragiele huid, langzaam herstel van snijwonden en gemakkelijk blauwe plekken.

3. Hoe wordt deze medische aandoening ontdekt tijdens de zwangerschap?

De diagnose is soms moeilijk, omdat veel van de klinische kenmerken zoals hypertensie, zwangerschapsdiabetes en oedeem worden verward met de veranderingen in de zwangerschap.

In dat verband is het belangrijk om speciale aandacht te besteden aan dermatologische manifestaties, zoals dikke violette strepen, acne, hirsutisme, alopecia en slechte genezing, die verband houden met het syndroom van Cushing, maar niet zozeer met zwangerschap.

4. Hoe beïnvloedt deze ziekte de vruchtbaarheid?

Cushing-syndroom kan bij beide partners steriliteit veroorzaken. Bij vrouwen interfereren hoge cortisolspiegels met het functioneren van de eierstokken en kunnen de menstruatie worden onderbroken of onregelmatig worden. Daarom hebben patiënten met deze aandoening vaak moeite zwanger te raken.

5. Hoe beïnvloedt het Cushing-syndroom de zwangerschap?

Deze ziekte verhoogt gevaarlijk de risico's van zowel de moeder als de baby. In deze gevallen zijn er meer mogelijkheden voor spontane abortussen en vroeggeboorten.

Bovendien nemen de risico's van pre-eclampsie, zwangerschapsdiabetes, longoedeem, hartfalen en infecties met een langzamer wondgenezingsproces bij de moeder toe. Bij de baby kan er sprake zijn van intra-uteriene groeiachterstand en postnatale infectie.

6. Wat is de behandeling tijdens de zwangerschap ?

De therapie hangt af van wat de overtollige cortisol in het lichaam veroorzaakt. Als de reden een tumor is, wordt in milde gevallen aanbevolen om de verwijderingsoperatie na de bevalling uit te stellen. Indien nodig zal dit zo snel mogelijk worden uitgevoerd om de risico's te verminderen.

Als het syndroom wordt veroorzaakt door medicijnen, kan de dosis worden verlaagd of worden gewijzigd in een vergelijkbare dosis die deze symptomen niet veroorzaakt.

Er zijn verschillende medicijnen om de overmatige productie van cortisol te beheersen, wat veilig zou zijn voor zowel de moeder als de foetus.

7. Als de moeder tijdens de zwangerschap het Cushing-syndroom heeft, heeft de baby het dan ook?

689

Zeer zelden erven mensen de neiging om te lijden aan tumoren in hun endocriene klieren, die cortisolspiegels beïnvloeden en deze ziekte veroorzaken.

DEEL XII ENDOCRINOLOGIE IN DE GERIATRIE

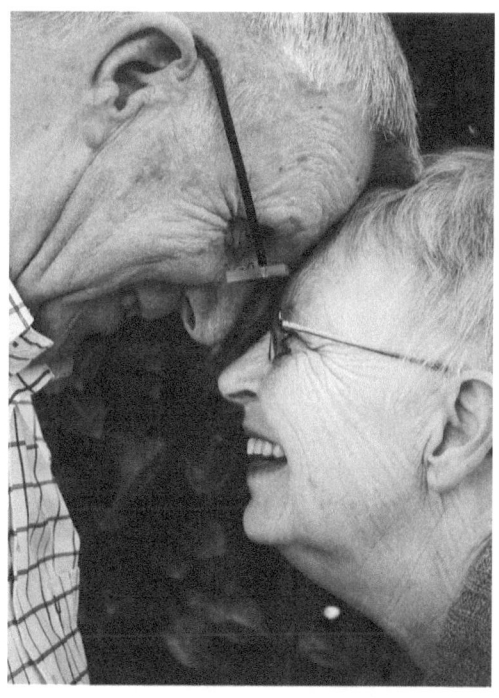

Hoofdstuk 173 . Endocrinopathieën bij ouderen

Veroudering is een geleidelijk, heterogeen en onomkeerbaar proces dat een afname van de capaciteiten van de verschillende organen en systemen van het lichaam inhoudt , en een algemene fysiologische achteruitgang. Het impliceert een reeks morfologische, functionele, biochemische en psychologische modificaties die ook de endocriene klieren en hun normale prestaties beïnvloeden.

In de loop van de jaren worden de organen minder gevoelig voor hormonen en de hoeveelheid geproduceerde stoffen kan variëren. Dit kan leiden tot het optreden van chronische ziekten, zoals diabetes, hypothyreoïdie, hyperthyreoïdie, hypogonadisme, sarcopenie en obesitas, die ernstige schade aan de gezondheid kunnen veroorzaken.

Voor meer informatie over dit onderwerp interviewen we Mario Ve ga Carbó, een endocrinoloog en meester in een bevredigende levensduur met meer dan 20 jaar ervaring.

Dokter Mario,

1. Welke natuurlijke veranderingen treden op bij veroudering?

Naarmate we ouder worden, zijn er verschillende progressieve veranderingen, waaronder de afname van de eiwitsynthese; het verlies van spiermassa en kracht, met de daaruit voortvloeiende afname van kracht; verminderde botdichtheid en progressieve sclerose van slagaders en bindweefsel.

Dit veroorzaakt grotere lichaamsbreekbaarheid, wat kan leiden tot immobiliteit, het ontstaan van ziekten en een toename van de algemene kwetsbaarheid.

2. Hoe verandert het endocriene systeem met de leeftijd?

Met het ouder worden lijden de endocriene klieren en hun hormonale productie aan belangrijke variaties. De hypofyse wordt bijvoorbeeld kleiner en vermindert de afgifte van groeihormoon en prolactine enigszins.

Wat de schildklier betreft, neemt het metabolisme in de loop van de jaren af, terwijl in de hypothalamus het anti-diuretisch hormoon de neiging heeft te stijgen, wat vatbaar is voor hyponatriëmie.

Met betrekking tot de alvleesklier is er een afname van de gevoeligheid voor de werking van insuline. Aan de andere kant verlagen de bijnieren de productie van aldosteron, cortisol en glucocorticoïden, wat resulteert in duizeligheid en verlies van het vermogen om stress te verdragen.

Ondertussen hebben parathyroïdhormoonspiegels de neiging om te stijgen, wat bijdraagt aan het verlies van botmassa en het risico op osteoporose verhoogt.

Ten slotte verminderen de geslachtsklieren de niveaus van oestrogeen en testosteron, waardoor de definitieve beëindiging van de menstruatie, onvruchtbaarheid en verminderde erectiele capaciteit bij mannen ontstaat.

3. Wat zijn de meest voorkomende endocriene aandoeningen op oudere leeftijd?

De meest voorkomende zijn die gerelateerd aan de alvleesklier en schildklier.

Naar schatting heeft meer dan 50 procent van de mensen boven de 80 een glucose-intolerantie. Naast de geleidelijke afname van de insulinesecretie, dragen de toename van de perifere weerstand door fysieke inactiviteit, de toename van buikvet en de afname van magere massa bij aan de verslechtering van uw metabolisme.

Aan de andere kant komt schildklierdisfunctie veel voor naarmate je ouder wordt. Bovendien krijgen veel ouderen onvoldoende calcium en hebben ze een vitamine D-tekort, wat resulteert in secundaire hyperparathyreoïdie geassocieerd met spierzwakte, wat het risico op vallen verhoogt.

4. Welke endocriene ziekten verdienen speciale aandacht bij oudere volwassenen?

Sommige aandoeningen om rekening mee te houden zijn onder andere diabetes, hypothyreoïdie, hyperthyreoïdie, hypogonadisme, schildklierkanker, obesitas, hyperparathyreoïdie, sarcopenie en osteoporose.

5. Welke andere aspecten interfereren met het optreden van chronische aandoeningen bij oudere volwassenen?

Naast de genetische en leeftijdsfactoren zijn er ook andere belangrijke externe aspecten om te overwegen, zoals voeding, gebrek aan lichamelijke activiteit, alcoholgebruik en roken, die het uiterlijk van pathologieën bevorderen.

Hoofdstuk 174 . Voeding bij oudere volwassenen

Goed eten en regelmatig sporten is belangrijk in alle levensfasen, maar het wordt op oudere leeftijd nog belangrijker om gezond en actief te blijven. Het eten van een gezond en uitgebalanceerd dieet is essentieel voor het lichaam om de voedingsstoffen te krijgen die het nodig heeft om te functioneren.

Bovendien helpt dit ook het gewicht onder controle te houden en ziekten te voorkomen, zoals osteoporose, hoge bloeddruk, hartproblemen, diabetes en sommige soorten kanker. De voedingsbehoeften zijn echter niet voor alle leeftijden hetzelfde.

Om te leren wat oudere mensen moeten consumeren, interviewen we Dr. Mario Vega Carbó, een specialist in klinische endocrinologie .

Dokter Mario,

1. Hoe veranderen voedingsbehoeften met de leeftijd?

Oudere volwassenen hebben minder calorieën nodig dan in voorgaande jaren, maar ze hebben veel voedingsstoffen nodig. Daarom moeten de voedingsmiddelen die ze consumeren rijk zijn aan vitamines, mineralen, eiwitten en vezels, met speciale nadruk op de variëteit. In dit stadium is het

696

bijvoorbeeld heel belangrijk om calcium en vitamine D te consumeren om te zorgen voor botten en vezels om maag- en darmproblemen te voorkomen.

Ook van ijzer, omdat het tekort veel voorkomt bij ouderen en bloedarmoede en andere aandoeningen veroorzaakt.

2. Welke soorten voedsel worden aanbevolen voor oudere volwassenen?

In het dieet wordt hen geadviseerd fruit en groenten op te nemen; volle granen zoals haver, brood en rijst; ondermelk en zuivelproducten; caloriearme kaas; vis, schaaldieren, mager vlees, gevogelte en eieren; en noten, bonen en zaden.

Aan de andere kant is het belangrijk dat ze voedsel consumeren met weinig verzadigd vet, transvet, cholesterol, zout (natrium) en toegevoegde suiker; en drink voldoende vloeistof.

3. Hoeveel gemiddelde calorieën moet een oudere volwassene per dag eten?

De hoeveelheid calorieën is afhankelijk van de leeftijd, het geslacht en het activiteitsniveau van de persoon. Voor een vrouw boven de 50 wordt geschat dat ze gemiddeld tussen de 1600 en 2000 calorieën per dag moet consumeren, terwijl dit bij een man varieert tussen de 2000 en 2,800. Hoe actiever je bent, hoe meer calorieën je nodig hebt.

4. Wat kan er gedaan worden met ouderen die moeite hebben met eten?

Als de patiënt problemen heeft met kauwen, is het belangrijk dat hij door een tandarts wordt onderzocht. Als u een kunstgebit heeft, past dit mogelijk niet goed of heeft u mogelijk tandvleesletsel.

Als je problemen hebt met slikken, kun je proberen veel vloeistof met voedsel te drinken. Ze kunnen ook purees, sappen, crèmes, gehakt en zacht voedsel in het algemeen worden aangeboden.

Als je je smaak en geur bent kwijtgeraakt, kun je kijken naar kleur en textuur aan de gerechten en extra kruiden, kruiden of citroensap gebruiken om meer smaak te geven .

Als je geen honger hebt, kun je proberen uit te oefenen om je eetlust op te wekken.

5. Welke drankjes worden aanbevolen voor oudere volwassenen?

Oudere mensen zijn gevoeliger voor uitdroging. Daarom is het belangrijk dat ze veel water en vruchtensappen drinken, bij voorkeur buiten maaltijden en in kleine hoeveelheden. Drink ook melk en yoghurt. Het is raadzaam om de consumptie van thee en koffie te vermijden, omdat ze de slaap veranderen en diuretisch zijn.

Als u alcohol drinkt, wordt slechts één glas rode wijn per dag aanbevolen als er geen medicijnen worden ingenomen.

6. Hoe beïnvloedt een slechte voeding ouderen?

Slecht dieet verzwakt het immuunsysteem, waardoor het risico op infecties toeneemt; veroorzaakt vertraagde wondgenezing; en genereert het verlies van spier- en botmassa, waardoor onder meer problemen met vallen en botbreuken toenemen.

7. Welke andere aanbevelingen zijn in dit stadium belangrijk?

Oudere volwassenen wordt geadviseerd langzaam te eten en goed te kauwen. Eet ook, indien mogelijk, minstens 5 keer per dag.

Daarnaast is het belangrijk dat ze actief blijven en gedurende de week minimaal 150 minuten sporten. De activiteit kan worden verdeeld in sessies van 10 minuten, meerdere keren per dag.

Hoofdstuk 175 . Sarcopenie en spierzwakte

De sarcopenie is een verlies van spiermassa en -kracht progressieve gegeneraliseerde die optreedt tijdens veroudering. Hoewel de zwakte en uitputting van fysieke kracht een normaal gevolg is van het verstrijken van de jaren, kan dit, wanneer het op een versnelde manier optreedt, het gevolg zijn van andere factoren.

Deze aandoening treft vooral fysiek inactieve mensen, hoewel het ook kan voorkomen bij ouderen die regelmatig sporten.

Sarcopenie kan onder andere de uitvoering van dagelijkse taken belemmeren, de snelheid van bewegingen verminderen en de kans op vallen en verwondingen vergroten.

Voor meer informatie over dit onderwerp interviewen we Mario Ve ga Carbó, een endocrinoloog en meester in een bevredigende levensduur met meer dan 20 jaar ervaring.

Dokter Mario,

1. Hoe wordt spiermassa door de jaren heen beïnvloed?

Spiermassa neemt geleidelijk af tussen 3 en 8 procent elk decennium na de leeftijd van 30, en het proces versnelt na 60. Dit resulteert in een progressief verlies van kracht dat natuurlijk is. E ste proces wordt vaak gepaard met andere fysieke veranderingen zoals toename vetweefsel, waardoor het risico op het ontwikkelen van hoge bloeddruk, diabetes, obesitas en hart- en vaatziekten verhoogt.

2. Wat veroorzaakt sarcopenie en wie beïnvloedt het?

De redenen die het veroorzaken zijn gevarieerd. Naast het ouder worden zelf, zijn andere mogelijke oorzaken beperkte of onevenwichtige voedselinname, een zittende levensstijl, gebrek aan lichaamsbeweging en overmatige rust. Het kan ook een gevolg zijn van genetische factoren, hormonale problemen, gewichtsverlies, andere ziekten of de consumptie van bepaalde medicijnen.

Naar schatting treft Sarcopenie 30 procent van degenen ouder dan 60 en 50 procent van degenen ouder dan 80.

3. Hoe wordt deze aandoening ontdekt?

Geconfronteerd met zijn symptomen, wordt spiermassa meestal gemeten met beoordelingen van gewicht, lengte en perimeters, en wordt een bio-impedanciometrie uitgevoerd, die de hoeveelheid water, vet en spieren in een persoon evalueert. Bovendien worden tests van kracht en fysieke prestaties uitgevoerd.

4. Wat is uw behandeling?

Gewoonlijk wijst de therapie op veranderingen in de levensstijl van de patiënt. Dit omvat goede voeding en geprogrammeerde weerstandsoefeningen.

Het aanbevolen dieet voor een persoon met Sarcopenie moet evenwichtig zijn, maar bevat ook een goede hoeveelheid eiwitten, waaronder zuivel, vlees, eieren en vis. Wat de oefening betreft, deze moet progressief en persoonlijk zijn en vooral de onderste ledematen versterken.

Anderzijds worden therapieën met testosteron, dehydroepiandrosteron en groeihormoon bestudeerd, hoewel hun resultaten nog steeds niet helemaal duidelijk zijn in korenbloemen en bepaalde ongewenste bijwerkingen kunnen veroorzaken.

5. Welke andere complicaties kan deze ziekte veroorzaken?

Mensen met Sarcopenie hebben vaak moeite met bewegen, opstaan uit een stoel, traplopen of lopen in een licht tempo, wat het risico op vallen en breuken verhoogt .

Complicaties als gevolg van een val vormen de zesde belangrijkste doodsoorzaak bij mensen ouder dan 65 jaar, dus er moet passende zorg worden genomen.

Aan de andere kant verhoogt deze aandoening meestal het risico van het lijden aan andere chronische ziekten, zoals osteoporose en diabetes.

Bovendien kan Sarcopenie invaliditeit, functionele onafhankelijkheid veroorzaken en de levenskwaliteit van een persoon diepgaand beïnvloeden, dus het is belangrijk om dit vroegtijdig te voorkomen en op te sporen.

6. Met welke andere aspecten moeten deze patiënten rekening houden?

Adequaat dieet en regelmatige fysieke activiteit, inclusief oefeningen om de spieren te versterken, zijn essentieel om sarcopenie te voorkomen, een goede conditie te behouden en actief te blijven. Dit geeft ouderen meer onafhankelijkheid en stelt hen in staat beter om te gaan met chronische ziekten, als ze hieraan lijden.

Integendeel, het gebrek aan fysieke activiteit zorgt ervoor dat de spiermassa blijft afnemen, waardoor de symptomen verergeren.

Hoofdstuk 176 . Osteoporose bij ouderen

Osteoporose is een ziekte die de botten verdunt en verzwakt, waardoor ze broos worden en gemakkelijk breken. Bij oudere volwassenen kan deze ziekte de kwaliteit van leven verminderen door de uitvoering van dagelijkse taken te belemmeren, de bewegingssnelheid te verlagen en de kans op vallen en verwondingen te vergroten.

Het kan ook een abnormale kromming van de wervelkolom, verlies van grootte en prominente buik veroorzaken, naast het genereren van acute en chronische pijn, ademnood, depressie en verminderd zelfrespect. Osteoporose tast vooral de botten van de heup, wervelkolom en pols aan.

Voor meer informatie over dit onderwerp hebben we Dr. Mario Vega Carbó, een specialist in endocrinologie en huisartsgeneeskunde, geraadpleegd bij het Vega & Vado Office.

Dokter Mario,

1. Wie loopt er meer risico op osteoporose?

Deze aandoening komt vaker voor bij oudere vrouwen die weinig lichamelijke activiteit doen, weinig zuivelproducten consumeren, roken en een familiegeschiedenis hebben die verband houdt met deze aandoening. Ook bij mensen die bepaalde medicijnen consumeren, zoals corticosteroïden, heparine, lithium of diuretica, en mensen die lijden aan nierfalen en inflammatoire, reumatische, lever- en endocriene aandoeningen.

2. Hoe wordt spiermassa geëvalueerd bij oudere volwassenen?

Het wordt geanalyseerd door klinische en fysieke onderzoeken, en met tests van onder andere loopsnelheid, balans, een stoel optillen en traplopen.

3. Welke aspecten verhogen het risico op fracturen?

De kansen nemen toe als er onvoldoende calcium en vitamine D worden geconsumeerd of als ze niet goed door het lichaam worden opgenomen. De risico's nemen ook toe naarmate de jaren verstrijken en met alcoholgebruik, roken, gebrek aan lichaamsbeweging en lichaamsgewicht, ondervoeding, bepaalde medicijnen zoals prednison en cortison en eetstoornissen.

4. Wat zijn de gevolgen van osteoporosefracturen?

Deze fracturen hebben een hoge prevalentie bij oudere volwassenen en verhogen het risico op overlijden door ziekte, veroorzaken verlies van onafhankelijkheid, verslechtering van de kwaliteit van leven en hoge kosten in middelen.

Bovendien verhoogt een fractuur als gevolg van osteoporose het risico van het volgende jaar, vooral van de heup.

5. Wat is het belang van vitamine D bij het voorkomen van osteoporose?

Vitamine D verbetert de spierfunctie en voorkomt het risico op verdere valpartijen en breuken.

6. Wat veroorzaakt uw tekort bij oudere volwassenen?

Bij ouderen kan dit worden veroorzaakt door pigmentatie en huidveroudering, want na 60 jaar afneemt tot 70 procent van de productie van vitamine D. T kan lso als gevolg van lage inname, malabsorptiesyndroom , coeliakie, chronische pancreatitis, gastrectomie, anticonvulsiva en glucocorticoïden.

7. Wat is de behandeling van osteoporose op oudere leeftijd?

Als eerste stap wordt aanbevolen om gezonde levensstijlgewoonten, zoals een uitgebalanceerd dieet dat rijk is aan calcium en dagelijkse lichaamsbeweging, te handhaven met controle om stoten en vallen te voorkomen. Bovendien wordt geadviseerd om tabak en overmatig alcoholgebruik te vermijden.

Aan de andere kant kunnen oudere volwassenen calcium- en vitamine D-supplementen en botversterkende medicijnen nodig hebben. Onder deze laatste zijn bisfosfonaten, oestrogeen en oestrogeenreceptormodulatoren, die botverlies voorkomen. Aan de andere kant stimuleert teriparatide de vorming van nieuw weefsel.

Als er een endocrien, lever of ander probleem is dat osteoporose veroorzaakt, moet dit ook worden behandeld.

8. Wat is het belang van het voorkomen van vallen bij ouderen?

Preventie is van levensbelang. Geschat wordt dat 35 % van de oudere volwassenen per jaar valt, wat leidt tot gevoelloosheid, fragiliteit, verlies van onafhankelijkheid en grotere kansen om in een asiel te belanden.

9. Welke factoren verhogen het valrisico?

Sommige factoren die de risico's verhogen zijn spierzwakte, een geschiedenis van vallen, loopstoornissen, instabiliteit, visuele of cognitieve problemen, depressie, het gebruik van bepaalde medicijnen en de leeftijd ouder dan 80 jaar.

10. Welke preventieve maatregelen kunnen worden getroffen om vallen te voorkomen?

In geval van risico is het belangrijk om beveiligingsaanpassingen thuis aan te brengen, mogelijke obstakels weg te nemen en de verlichting van de omgevingen te verbeteren; en draag geschikt schoeisel. Train ook veilig, eet gezond, vermijd tabak en alcohol, slaap goed en consumeer voldoende hoeveelheden vitamine D.

Anderzijds moeten polyfarmacie en het gebruik van psychotrope geneesmiddelen worden verminderd en moeten heupbeschermers worden gebruikt.

Hoofdstuk 177 . Obesitas bij oudere volwassenen

Obesitas is een groeiende aandoening die in alle leeftijden aanwezig is en ernstige gezondheidsproblemen veroorzaakt. Bij oudere volwassenen vermindert overtollig lichaamsvet de fysieke functie en kan ze zwakker en kwetsbaarder worden, naast het verhogen van het risico op ziekte en voortijdige sterfte.

Geschat wordt dat bij mensen met deze aandoening de levensverwachting tussen 8 en 13 jaar ligt, vergeleken met mensen met een normaal gewicht. In de meeste gevallen is obesitas op oudere leeftijd meer te wijten aan een afname van lichamelijke activiteit dan aan een toename van de hoeveelheid verbruikte calorieën.

Voor meer informatie over dit onderwerp interviewen we Dr. Mario Vega Carbó, een specialist in endocrinologie en huisartsgeneeskunde met meer dan 20 jaar ervaring.

Dokter Mario,

1. Hoe komt obesitas voor op oudere leeftijd?

Onder de zwaarlijvige ouderen zijn degenen die ook jong waren en overleefden, en anderzijds degenen die deze aandoening als volwassenen ontwikkelden. Op oudere leeftijd zijn er enkele veranderingen in metabolisme en lichaamssamenstelling die gewichtstoename bevorderen. Ouderen hebben bijvoorbeeld minder vermogen om vetten te oxideren en minder fysieke activiteit uit te voeren, wat de accumulatie van adipositas vergemakkelijkt.

Sedentaire levensstijl maakt oudere volwassenen kwetsbaarder voor deze pathologie.

2. Welke problemen veroorzaakt deze aandoening bij oudere volwassenen?

Obesitas veroorzaakt een toename van hart- en vaatziekten, met name hartaandoeningen en beroertes, en een verslechtering van de cognitieve functie. Het verhoogt ook het risico op ademhalingsproblemen; arteriële hypertensie; diabetes; musculoskeletale aandoeningen, met name artrose; en sommige soorten kanker, zoals borst- en darmkanker.

Aan de andere kant kan het osteoporose en een progressief verlies van spiermassa en kracht, veneuze, lymfatische en huidoedeem veroorzaken. De gevolgen van obesitas worden ernstiger naarmate de leeftijd toeneemt.

3. Hoe beïnvloedt het hen dagelijks?

Obesitas kan ervoor zorgen dat ze moeite hebben met bewegen en dagelijkse taken uitvoeren. Bovendien hebben ouderen de neiging om sneller moe te worden en kunnen ze kortademig worden.

Aan de andere kant kan deze aandoening sociaal isolement, een laag zelfbeeld en depressie veroorzaken.

4. Wat is de behandeling van obesitas bij ouderen?

709

De therapie bestaat voornamelijk uit een goed dieet en lichamelijke oefening. Het dieet moet rijk zijn aan vitamines, mineralen, eiwitten en vezels, met speciale nadruk op variëteit. Integendeel, verzadigde vetten, transvetten, cholesterol, zout en geraffineerde suikers moeten worden vermeden.

Wat oefening betreft, deze moet progressief zijn en veilig worden uitgevoerd. Het is belangrijk dat ze doordeweeks minstens 150 minuten actief zijn en het in meerdere minuten per dag kunnen verdelen in sessies van 10 minuten.

Aan de andere kant is het niet bewezen dat medicijnen voor de behandeling van obesitas, zoals orlistat en sibutramine, veilig zijn bij oudere volwassenen. Over bariatrische chirurgie wordt het niet aanbevolen bij mensen ouder dan 65 jaar.

5. Met welke andere aspecten moet bij oudere volwassenen rekening worden gehouden?

Bij ouderen kan overmatig gewichtsverlies gevaarlijk zijn en een verslechtering van de gezondheid veroorzaken , wanneer het lichaam niet de voedingsstoffen binnenkrijgt die het nodig heeft om te functioneren.

Slecht dieet verzwakt het immuunsysteem, waardoor het risico op infecties toeneemt; en genereert het verlies van spier- en botmassa, waardoor de kans op vallen en fracturen toeneemt. Daarom moet de afname van de hoeveelheid calorieën worden gedaan volgens een uitgebalanceerd dieet.

Hoofdstuk 178 . Diabetes bij oudere volwassenen

Naar schatting heeft tussen de 20 en 25 procent van de 65-plussers diabetes en het percentage zal naar verwachting de komende decennia toenemen. Deze chronische aandoening vermindert de mogelijkheid van een rustige veroudering, door de functionele capaciteit van de persoon te verminderen en het risico op hypertensie, coronaire hartziekten en beroerte te vergroten.

Anderzijds hebben deze patiënten ook meer kans om te lijden aan polyfarmacie, cognitieve stoornissen, depressie, urine-incontinentie en vallen.

Voor meer informatie over dit onderwerp interviewen we Mario Ve ga Carbó, een endocrinoloog en meester in een bevredigende levensduur met meer dan 20 jaar ervaring.

Dokter Mario,

1. Hoe verandert de diabetesbenadering bij oudere volwassenen?

In deze gevallen is de behandeling veel complexer, omdat deze de evaluatie vereist van fysieke, mentale, functionele, gezins-, sociale en welzijnsaspecten. Het is heel belangrijk om alert te zijn op complicaties die het bewegingsvermogen van de persoon, zoals visuele en onderste ledematen, kunnen beïnvloeden en cognitieve stoornissen kunnen versnellen.

2. Waarom lopen ouderen meer risico om aan deze ziekte te lijden?

Dit komt door een gecombineerd effect van verhoogde insulineresistentie en verminderde endocriene pancreasfunctie. De afname van de gevoeligheid voor insuline-actie is waarschijnlijk een gevolg van de toename van vetweefsel en de afname van spiermassa, die verband houden met een slechte voeding en lage lichamelijke activiteit van de leeftijd.

3. Hoe wordt diabetes gedetecteerd bij oudere volwassenen?

Patiënten kunnen een toename van honger, dorst en de noodzaak om te plassen vertonen; infecties; misselijkheid; onvoldoende genezing en hoofdpijn.

E n ouderen ziekte ook atypische voorkomen als urinaire incontinentie hyperglycemie en polyurie; en valt geassocieerd met neuropathie, cognitieve of gedragsveranderingen.

Daarom is het voor de diagnose noodzakelijk om een uitgebreide evaluatie te maken die de functionaliteit, fragiliteit en sarcopenie, depressie, cognitieve stoornissen, comorbiteiten, sociaal-economische ondersteuning, voedingsstatus, vasculaire complicaties, geschiedenis van hypoglykemie en neurosensorische veranderingen meet en analyseert.

4. Hoe beïnvloedt diabetes de typische problemen van ouderdom?

712

Complicaties geassocieerd met diabetes kunnen de verslechtering van mobiliteit versnellen, waardoor instabiliteit, loopstoornissen, vallen en fracturen ontstaan. Bovendien kunnen oudere volwassenen met deze ziekte meer risico lopen op polyfarmacie, spierzwakte, beroerte, motorische en sensorische neuropathie, slechte glykemische controle, hypoglykemie, orthostatische hypotensie en visuele stoornissen.

Aan de andere kant is diabetes gekoppeld aan veranderingen in de hersenschors van ouderen, waardoor het in staat is om grotere mentale en motorische traagheid en toenemende cognitieve stoornissen te genereren.

Het versnelt ook het proces van algemene veroudering, resulterend in het verschijnen van urine-incontinentie, sarcopenie en grotere kwetsbaarheid, die tegelijkertijd de manifestatie van diabetes stimuleren, waardoor een vicieuze cirkel wordt veroorzaakt.

5. Wat is de behandeling van diabetes bij oudere volwassenen?

Bij het evalueren van een therapie voor een oudere persoon moet rekening worden gehouden met bepaalde factoren, zoals hun cognitieve en zelfzorgvermogen, de aanwezigheid van andere ziekten, hun kwetsbaarheid voor hypoglykemie en hun levensverwachting.

In die gevallen waarin de oudere volwassene zijn cognitieve en functionele capaciteit intact houdt, met

713

een significante verwachte overleving, moet hij op dezelfde manier worden behandeld als een jong persoon.

Anders moet de therapie meer ontspannen zijn en gericht zijn op gezinszorg, met speciale nadruk op veiligheid en het vermijden van episodes van symptomatische hyperglykemie.

Ten slotte, bij mensen die aan het einde van hun leven zijn, moet de behandeling erop gericht zijn om de pijn te kalmeren, uitdroging en hypoglykemie te voorkomen.

Wat betreft het gebruik van medicijnen, is voorzichtigheid geboden bij geneesmiddelen die hypoglykemie, spijsverteringsintolerantie en gewichtsverlies veroorzaken, en het wordt geadviseerd om te kiezen voor eenvoudige toedieningsschema's, het vermijden van polyfarmacie en het evalueren van interacties.

6. Met welke andere aspecten moet tijdens de ziekte rekening worden gehouden?

Omdat overmatige voedselinname en een zittende levensstijl je risico's vergroten, moet je ook aan een speciaal dieet werken en een gezondere levensstijl aanpassen.

In die zin moet het dieet rijk zijn aan vitamines, mineralen, eiwitten en vezels, met speciale nadruk op de variëteit. Integendeel, verzadigde vetten, transvetten, cholesterol, zout en geraffineerde suikers moeten worden vermeden.

Wat oefening betreft, deze moet progressief zijn en veilig worden uitgevoerd. Lichamelijke activiteit is essentieel om spiermassa te behouden en kracht en balans te behouden. Bovendien draagt het bij aan de glykemische controle, verbetert het de mobiliteit en voorkomt het vallen.

Ten slotte moet het gebruik van voldoende vloeistoffen worden aangemoedigd om uitdroging te voorkomen.

Hoofdstuk 179 . Perifere neuropathie en gevoelloosheid van handen en voeten

Perifere neuropathie is een aandoening waarbij de perifere zenuwen, verantwoordelijk voor het verbinden van de hersenen en het ruggenmerg met de rest van het lichaam, niet goed werken.

Dit kan te wijten zijn aan schade aan een of meerdere zenuwen, hetzij om erfelijke redenen, uitrekken, druk of als gevolg van andere ziekten. Neuropathie komt vrij vaak voor en kan mild of ernstig zijn, afhankelijk van de omvang van het letsel.

Het veroorzaakt meestal gevoelloosheid, tintelingen, branderigheid of pijn, voornamelijk in de handen en voeten, hoewel het overal in het lichaam kan voorkomen.

Om meer te weten te komen over dit onderwerp, interviewen we Mario Vega Carbó, een specialist in endocrinologie en huisartsgeneeskunde met meer dan 20 jaar ervaring.

Dokter Mario,

1. Welke ziekten kunnen perifere neuropathie veroorzaken?

Perifere zenuwen zijn kwetsbaar en raken gemakkelijk gewond. De meest voorkomende oorzaak is diabetes, vanwege de hoge bloedsuikerspiegel die schade kan veroorzaken. Andere ziekten die het kunnen veroorzaken, zijn auto-immuunziekten, zoals Sjögren en Guillain-Barré-syndromen; infecties zoals HIV, herpes of hepatitis C; tekortkomingen van bepaalde vitamines; een bedwelming; tumoren; metabole, nier- of leverproblemen; en ruggenmergaandoeningen.

2. Hoe kunnen neurologische letsels anders voorkomen?

Zenuwen kunnen beschadigd raken bij een ongeval of bij het sporten. Ook vanwege overmatig alcoholgebruik, het gebruik van bepaalde medicijnen of blootstelling aan koude temperaturen of bepaalde toxines.

Andere veel voorkomende oorzaken zijn overmatige druk, zoals het geval is met carpaal tunnel syndroom en erfelijke neuropathieën.

3. Wat zijn de belangrijkste symptomen van deze aandoening?

De tekenen zijn afhankelijk van de beschadigde zenuw en de ernst van het letsel. De meest voorkomende zijn tintelingen en gevoelloosheid, verhoogde pijn of gevoelloosheid, verlies van het vermogen om temperatuurveranderingen te detecteren, gebrek aan coördinatie en evenwicht, zwakte, spasmen en spierkrampen, infectie en zweren in voeten en benen.

Aan de andere kant kan perifere neuropathie overmatig zweten, problemen met slikken en verteren van voedsel, brandend maagzuur, duizeligheid,

717

duizeligheid, flauwvallen en bloeddrukveranderingen veroorzaken.

Bovendien zijn er, net als bij elke vorm van chronische pijn, veelvuldige depressie, angst en bijbehorende slaapproblemen.

4. Hoe wordt het gediagnosticeerd?

Met het oog op hun symptomen zal de geschiedenis van de patiënt worden geanalyseerd en een reeks neurologische tests worden uitgevoerd om de mate van zenuwbeschadiging te bekijken. Dit kunnen bloed- en ruggenmergproeven zijn, elektromyografen om spieractiviteit te controleren en zenuwgeleidingsonderzoeken om te zien hoe signalen door het lichaam reizen. Het is ook mogelijk voor een zenuw- en huidbiopsie.

5. Wat is de behandeling?

Het eerste wat u moet doen, is de onderliggende oorzaak van de neurologische schade aanpakken en de symptomen verlichten. Als neuropathie bijvoorbeeld een gevolg is van diabetes, moet de bloedsuikerspiegel worden gecontroleerd. Als het te wijten is aan alcoholgebruik of het gebruik van bepaalde medicijnen, moeten ze worden vermeden. Als de oorzaak een infectie, een auto-immuunziekte of een hormonaal tekort is, moeten ze worden behandeld.

Als er druk op een bepaalde zenuw staat, kan een operatie nodig zijn om deze te verwijderen. Ondertussen is het voor spierzwakte mogelijk om bewegingen te verbeteren met fysiotherapie.

718

Aan de andere kant kan een transcutane elektrische zenuwstimulatie of een plasma-uitwisseling en intraveneuze immunoglobuline ook worden uitgevoerd om bepaalde infecties te verbeteren. Wat betreft pijn, als het mild is, kan het worden behandeld met pijnstillers, zoals niet-steroïde ontstekingsremmende medicijnen en met anticonvulsieve medicijnen. Bovendien zijn sommige antidepressiva ook effectief bij het verminderen van ongemak.

Als de pijn ernstig is, moet een specialist worden geraadpleegd. P ueden noodzakelijk zijn spalken voor de handen of voeten, een stok of een rolstoel. Tijdige therapie kan echter blijvende schade voorkomen. Over het algemeen onder controle van de oorzaak, verbeteren de verwondingen.

6. Wat kan er nog meer worden gedaan om de voorspelling te verbeteren?

Een gezond leven leiden, sporten, veel drinken en goed eten kan de effecten van neuropathie helpen verminderen. Het wordt ook aanbevolen om vitaminetekorten te corrigeren, alcohol te vermijden en te stoppen met roken, omdat sigaretten de symptomen erger kunnen maken.

Aan de andere kant voelen sommige patiënten ook verlichting bij het gebruik van alternatieve medicijnen, zoals acupunctuur en het gebruik van bepaalde kruiden.

Hoofdstuk 180 . Omkeerbare dementie

Dementie is een syndroom dat wordt gekenmerkt door cognitieve stoornissen die het geheugen, het denkvermogen, taal, sociale ontwikkeling en gedrag beïnvloeden. Af en toe kunnen uw symptomen worden opgelost met de juiste behandeling, waardoor het vorige intellectuele niveau wordt hersteld. In andere gevallen kan gedeeltelijke verbetering worden verkregen of kan de voortgang ervan worden gestopt.

Sommige potentieel omkeerbare aandoeningen zijn depressie, nadelige effecten van geneesmiddelen of alcohol, normale druk hydrocefalie, hersenletsels of tumoren, hypothyreoïdie en vitamine B12-tekort.

Ook die gevallen waarin de aandoening wordt veroorzaakt door bepaalde medicijnen en die met een metabole oorsprong gerelateerd aan de niveaus van suiker, calcium en natrium in het bloed.

Dementie komt meestal voor bij mensen ouder dan 60, dus de risico's nemen toe naarmate je ouder wordt.

Om over dit onderwerp te praten, interviewen we Mario Vega Carbó, een endocrinoloog en meester in een bevredigende levensduur met meer dan 20 jaar ervaring.

Dokter Mario,

1. In welke gevallen is dementie omkeerbaar en in welke gevallen niet?

Wanneer de veranderingen in de hersenen degeneratief en progressief zijn, kunnen ze over het algemeen niet worden teruggedraaid. Dit is het geval van aandoeningen zoals Alzheimer, vasculaire dementie en Lewy-lichamen, de ziekte van Huntington en de ziekte van Parkinson, onder anderen.

Integendeel, wanneer het een gevolg is van infecties en immuunstoornissen, metabole problemen en endocriene afwijkingen, voedingstekorten, reacties op medicijnen, subdurale hematomen, intoxicatie, hypoxie, hersentumoren, normale druk hydrocefalus of psychiatrische ziekten, kan het worden behandeld en genezen.

2. Hoe wordt dementie gedetecteerd?

Over het algemeen worden, om een diagnose te stellen, een volledig lichamelijk onderzoek en cognitieve en neuropsychologische tests uitgevoerd om onder andere geheugen, redeneren, taal, bewegingen, zintuigen en aandacht te evalueren.

Een CT-scan of MRI van de hersenen, bloed- en urinetests die fysieke problemen detecteren, en een psychiatrisch onderzoek kunnen ook nodig zijn.

3. Hoe kan deze aandoening worden voorkomen?

Er zijn enkele factoren die niet beheersbaar zijn, zoals veroudering en familiegeschiedenis. Het is echter mogelijk om dementie te helpen voorkomen door misbruik van alcohol en drugs te voorkomen, cardiovasculaire en endocriene ziekten te beheersen, niet te roken en depressie en slaapapneu te behandelen.

Ook goed eten, voldoende vitamine D nemen, de geest actief houden en regelmatig sporten.

4. Welk type medicijnen en medicijnen kunnen dementie veroorzaken?

Sommige medicijnen die verband houden met deze aandoening zijn benzodiazepinen, anticholinergica, tricyclische antidepressiva, neuroleptica, anti-epileptica, antirritmica, antihistaminica, steroïden en antiparkinson. L om polyfarmacie kan het risico van cognitieve stoornissen te verhogen.

5. In welke gevallen kan dementie te wijten zijn aan metabole en endocriene aandoeningen?

Ziekten zoals hypothyreoïdie, diabetes, hyponatriëmie, hypoglykemie, hypopituïtarisme en hyperparathyreoïdie kunnen neurologische manifestaties veroorzaken die verband houden met dementie.

Sommige mogelijke symptomen die verband houden met deze aandoeningen zijn desoriëntatie, apathie, depressie, langzaam denken, problemen bij het oplossen van situaties, geheugenproblemen, hallucinaties, katatonische toestanden en epileptische aanvallen.

6. Hoe wordt dementie behandeld?

De therapie hangt af van wat de oorzaak ervan is. Behandeling met antidepressiva kan uw symptomen verbeteren. In gevallen waarin dementie het gevolg is van een andere ziekte of aandoening, kunnen de symptomen onder controle zijn en verdwijnen of stoppen.

Hoofdstuk 181 . Hypothyreoïdie bij oudere volwassenen

Hypothyreoïdie is een aandoening waarbij de schildklier niet voldoende schildklierhormoon produceert. Geschat wordt dat tussen de 5 en 7 procent van de 65-plussers er last van heeft, iets vaker bij vrouwen.

De meest voorkomende oorzaak op oudere leeftijd is de ziekte van Hashimoto of auto-immuun thyroiditis. Het kan ook het gevolg zijn van eerdere klierchirurgie, radiotherapie en behandelingen met radioactief jodium.

De klinische manifestaties bij ouderen zijn meestal zeer gevarieerd en verschillen in sommige gevallen van die bij jongeren, wat de diagnose soms moeilijk maakt. Over het algemeen gaat hypothyreoïdie bij oudere volwassenen gepaard met depressie, de reden waarom dit gebeurt is niet helemaal duidelijk.

Om over dit onderwerp te praten, hebben we Dr. Mario Vega Carbó geïnterviewd, een specialist in endocrinologie en huisartsgeneeskunde, die werkt als endocrinoloog bij het Santa Fe Medical Center en het Vega & Vado Office.

Dokter Mario,

1. Wat zijn de meest voorkomende symptomen van hypothyreoïdie op oudere leeftijd?

De meest voorkomende symptomen bij ouderen zijn vermoeidheid en zwakte, hoewel een breed scala aan manifestaties kan optreden. Sommigen van hen zijn intolerantie voor hitte, pijn, misselijkheid, constipatie, slikproblemen, verminderd libido, loopstoornissen, seksuele disfunctie, haarverlies, gewrichtsstijfheid en ernstige stem.

Ook persoonlijkheidsveranderingen, geheugenverlies, prikkelbaarheid, psychose en depressie.

2. Waarin verschillen ze van die gepresenteerd door jongeren?

Ter vergelijking: ouderen krijgen minder gewicht, hebben minder spierkrampen, koude-intolerantie en paresthesie.

3. Hoe wordt deze ziekte ontdekt bij ouderen?

Omdat de verscheidenheid aan symptomen zo breed is, is de diagnose van hypothyreoïdie bij oudere volwassenen vaak ingewikkeld. Zwakte, vermoeidheid, constipatie, loopstoornissen, depressie en geheugenverlies worden vaak verward met andere ziekten.

4. Welke gevolgen kan hypothyreoïdie bij oudere volwassenen hebben?

725

Deze medische aandoening kan hartproblemen, perifere neuropathie, depressie en onvruchtbaarheid veroorzaken. Ook bij ouderen is Comme Mixedematous, een ernstige complicatie van hypothyreoïdie die het leven van de patiënt in gevaar brengt.

Het kan worden veroorzaakt door een stressvolle situatie, zoals sepsis, intoxicaties, medicijnen of extreme temperaturen, en de symptomen zijn intense intolerantie voor kou en slaperigheid, gevolgd door diepe lethargie en bewustzijnsverlies.

5. Hoe is de behandeling van hypothyreoïdie op oudere leeftijd?

Het gebruik van Levothyroxine wordt ook aanbevolen voor oudere volwassenen. De gebruikte doses zijn meestal lager dan bij jonge patiënten, vanwege minder degradatie.

Het is belangrijk om de voorgeschreven niveaus te reguleren en te controleren, omdat een overdosis hartaandoeningen, angst en osteoporose kan verergeren.

Hoofdstuk 182 . Hyperthyreoïdie bij oudere volwassenen

Hyperthyreoïdie is een aandoening waarbij de schildklier te veel schildklierhormoon produceert. Deze aandoening is zeldzaam bij ouderen en komt vaker voor bij vrouwen dan bij mannen.

De oorzaken die het op oudere leeftijd veroorzaken, zijn vergelijkbaar met die van jonge mensen, hoewel bij oudere volwassenen de toxische multinodulaire struma vaker voorkomt dan de ziekte van Graves. Bovendien is het in die leeftijdsgroep ook gebruikelijk gemotiveerd te worden door de inname van grote hoeveelheden synthetisch schildklierhormoon, wat het gevolg kan zijn van een fout in de toevoer, onvoldoende indicatie of verwarring bij de patiënt.

Andere mogelijke oorzaken van hyperthyreoïdie bij ouderen zijn ontsteking van de klier als gevolg van virale infecties, een overactief adenoom en overdreven jodiumconsumptie.

Om over dit onderwerp te praten, interviewen we Dr. Mario Vega Carbó, een specialist in endocrinologie en huisartsgeneeskunde, die de leiding heeft over het Vega & Vado Office.

Dokter Mario,

1. Wat zijn de meest voorkomende symptomen van hyperthyreoïdie bij oudere volwassenen?

Bij een groot deel van de ouderen zijn de tekenen van deze ziekte meestal vaag en minder nauwkeurig dan bij jongeren. Ze hebben lagere snelheden van vermoeidheid, zwakte, nervositeit, zweten, hitte-intolerantie, verhoogde eetlust en diarree.

Integendeel, mentale verwarring en cardiale manifestaties zoals aritmieën, congestief hartfalen en angina pectoris komen vaker voor bij oudere volwassenen.

2. Welke problemen heeft uw diagnose bij ouderen?

Omdat het de meest diffuse symptomen is, wordt de diagnose vaak verward met andere medische aandoeningen, zoals hartaandoeningen, dementie of gastro-intestinale problemen, of met de veranderingen van ouderdom.

3. Welke gevolgen kan hyperthyreoïdie op oudere volwassenen hebben?

Bij ouderen kan deze ziekte hartproblemen en osteoporose veroorzaken. E l overmaat schildklierhormoon genereert een lage TSH waardoor het gevaar atriale defibrillatie, heupfracturen en neuropsychiatrische problemen vergroot.

Aan de andere kant kan het ook een schildklierstorm veroorzaken , een acute toename van de symptomen van hyperthyreoïdie die het functioneren van de organen en het leven van de patiënt in gevaar brengt.

Het kan worden veroorzaakt door een situatie van stress, systemische infecties, chirurgie, inductie van anesthesie en sepsis en kan hoge koorts, delirium, hypotensie, diarree, tachycardie, shock en overlijden veroorzaken.

4. Hoe wordt deze aandoening bij ouderen behandeld?

De therapie hangt af van de oorzaak van hyperthyreoïdie, de ernst van de symptomen en de algemene gezondheidstoestand van de patiënt. Bij oudere volwassenen wordt de ziekte van Graves en toxische multinodulaire struma geadviseerd om ze te behandelen met radioactief jodium in plaats van antithyroïdica.

Aan de andere kant, als de struma compressie veroorzaakt, wordt een operatie aanbevolen. In de rest van de gevallen kan methimazol worden gebruikt in combinatie met bètablokkers, die helpen bij het verbeteren van hartritmestoornissen, tremoren en angst.

Hoofdstuk 183 . Schildklierkanker bij oudere volwassenen

Schildklierkanker is een aandoening waarvan de incidentie de laatste jaren bij ouderen is toegenomen. Geschat wordt dat 90 % van de vrouwen ouder dan 60 en 60 % van de mannen ouder dan 80 schildklierknobbeltjes hebben. Ondanks dat het vaker voorkomt bij vrouwen, is de kans op kanker groter bij mannen.

Binnen deze groep is de evolutie meestal traag en zijn de symptomen ongewoon, vaak verward met leeftijdsspecifieke veranderingen.

Voor meer informatie over dit onderwerp interviewen we Mario Vega Carbó, een specialist in endocrinologie met meer dan 20 jaar ervaring.

Dokter Mario,

1. Wat zijn de symptomen van schildklierkanker?

Uw symptomen kunnen variëren, afhankelijk van het type kanker. De meest voorkomende zijn knobbeltjes of zwelling in de nek, hoesten, slikproblemen, vergroting van de schildklier, stemveranderingen met verhoogde heesheid, keelpijn, ademhalingsproblemen en gezwollen lymfeklieren.

2. Wat zijn de meest voorkomende soorten schildklierkanker bij ouderen?

De meest voorkomende is papillair carcinoom. Hoewel het meestal goedaardig is, is het meestal agressiever bij oudere volwassenen. Aan de andere kant komt folliculair vaker voor bij ouderen en verhoogt het de kans op uitzaaiingen.

Anaplastisch is ondertussen een zeldzaam type kanker, maar de frequentie neemt toe na 60 jaar. Het is invasief en groeit erg snel.

Ten slotte komen spinale kanker en schildklierlymfoom minder vaak voor, maar de meeste verschijnen op oudere leeftijd.

3. Wat is uw behandeling?

Therapie hangt af van het type schildklierkanker. Vóór een papillair carcinoom wordt meestal een operatie uitgevoerd waarbij alle of bijna de hele klier wordt verwijderd. Vervolgens wordt de behandeling met radioactief jodium voortgezet om het risico op herhaling te verminderen en na de operatie moet synthetisch schildklierhormoon levenslang worden ingenomen.

Tegen folliculair carcinoom is radioactief jodium de therapie die wordt gekozen voor metastasen op afstand. Als de tumor zich niet goed concentreert, moet externe straling worden geëvalueerd.

In geval van anaplastisch carcinoom moeten naast radicale nekchirurgie radiotherapie en chemotherapie worden opgenomen. P ara medullair carcinoom chirurgie wordt aanbevolen, terwijl het voor de schildklier lymfoom uitwendige bestraling en chemotherapie wordt geadviseerd.

4. Welke andere complicaties kan deze ziekte veroorzaken?

Deze aandoening kan letsel aan het strottenhoofd, schade aan de stembanden en heesheid na een operatie, lage calciumspiegels als gevolg van onbedoelde verwijdering van de bijschildklieren en verspreiding van kanker naar andere delen van het lichaam veroorzaken.

Hoofdstuk 184 . Multiple Myeloma en zijn aandoeningen

Multiple Myeloma is een kanker in het bloed die begint in de plasmacellen van het beenmerg. Deze cellen maken deel uit van het immuunsysteem en zijn verantwoordelijk voor het afscheiden van grote hoeveelheden antilichamen om infecties en andere ziekten te bestrijden.

Wanneer deze aandoening wordt gegenereerd, groeien kankercellen snel en vormen ze tumoren in gebieden met stevige botten, waardoor ze verzwakken. Ze vervangen ook gezonde cellen en produceren abnormale eiwitten die verschillende soorten complicaties in het lichaam kunnen veroorzaken.

Voor meer informatie over dit onderwerp interviewen we Mario Vega Carbó, een specialist in endocrinologie en huisartsgeneeskunde met meer dan 20 jaar ervaring.

Dokter Mario,

1. Waarom komt multipel myeloom voor en wie beïnvloedt het?

De oorzaak van deze ziekte is onbekend, maar het is bekend dat behandeling met bestralingstherapie en blootstelling aan industriële of agrarische toxines het risico op lijden kan verhogen. Over het algemeen treft het volwassenen ouder dan 60 jaar en komt het vaker voor bij mannen. Degenen die een familiegeschiedenis met deze ziekte hebben, hebben ook meer aanleg om eraan te lijden.

2. Wat zijn de hoofdtekens?

Myeloomkankercellen, wanneer vermenigvuldigd, verplaatsen gezonde witte en rode bloedcellen. Hierdoor voelt de patiënt vermoeidheid en kortademigheid, heeft meer kans op infecties en heeft hij abnormale bloedingen.

De ziekte kan ook botpijn veroorzaken, vooral in de wervelkolom, heup en borst; misselijkheid; constipatie, verlies van eetlust; afvallen en overmatige dorst.

Aan de andere kant, wanneer botten verzwakt zijn, zijn er meer kansen op fracturen en gevoelloosheid in de benen.

3. Hoe wordt multipel myeloom gedetecteerd?

In het licht van de symptomen worden meestal een lichamelijk onderzoek en bloed- en urinetests uitgevoerd. Onder andere aspecten worden albumine-, calcium- en totale eiwitniveaus geanalyseerd en worden nierfunctietests uitgevoerd.

Anderzijds kunnen botröntgenstralen laten zien of er botproblemen zijn.

In het geval van het vermoeden van multipel myeloom zal een beenmergbiopsie worden uitgevoerd en, indien bevestigd, zullen verdere tests worden uitgevoerd om te bepalen of het is uitgezaaid.

4. Wat is uw behandeling?

De therapie hangt af van de mate van ziekteprogressie. In sommige gevallen ontwikkelt het zich langzaam en duurt het jaren om symptomen te vertonen. Als dit het geval is, is het niet nodig om een procedure te starten, maar gewoon om permanente controles uit te voeren.

Als er al tekenen zijn, zal de behandeling proberen de pijn te verlichten, de complicaties van de aandoening te beheersen en de voortgang ervan te vertragen. Bepaalde gerichte medicijnen bestrijden myelomacellen en hun acties en verbeteren het immuunsysteem. Aan de andere kant, om botongemakken te verminderen of de tumor te verminderen, kunnen radiotherapie en chemotherapie in combinatie met steroïden worden gebruikt.

Bij relatief jonge patiënten met een toereikende gezondheidstoestand kan een beenmergtransplantatie worden uitgevoerd, met eigen of externe stamcellen. Behandeling omvat meestal een combinatie van al deze procedures.

5. Wat is de prognose van deze behandeling?

Hun resultaten zullen afhangen van de leeftijd van de patiënt en het stadium van de ziekte. In sommige gevallen verloopt het zeer snel en in andere duurt het jaren voordat het verschijnt.

6. Welke andere complicaties kan deze aandoening veroorzaken?

Deze ziekte interfereert met de normale werking van het beenmerg, het immuunsysteem en de botvernieuwingsmechanismen. Dat is de reden waarom het bloedarmoede, een verhoogd risico op infecties, meer botproblemen en nierfalen kan veroorzaken.

Andere complicaties van multipel myeloom zijn hoge doses calcium in het bloed en bewegingsverlies door tumordruk op het ruggenmerg. Zijn behandeling overweegt ook de zorg voor deze symptomen.

7. Met welke andere aspecten moet rekening worden gehouden om het multipel myeloom het hoofd te bieden?

Vanwege de stress en bezorgdheid die deze ziekte kan veroorzaken, wordt psychologische ondersteuning en deelname aan therapeutische groepen met mensen die aan dezelfde ziekte lijden aanbevolen.

Hoofdstuk 185 . De praktijk van oefening bij oudere volwassenen

Voldoende voedsel en regelmatige lichamelijke activiteit zijn essentieel voor oudere volwassenen om ziekten te voorkomen en in goede conditie te blijven.

Ouderen die oefeningen doen om de spieren, kracht en balans te versterken, hebben meer onafhankelijkheid en betere chronische ziekten, als ze lijden.

Ouderen trainen moet progressief zijn en veilig worden uitgevoerd, met controle om klappen en vallen te voorkomen.

Voor meer informatie over dit onderwerp interviewen we Mario Vega Carbó, een specialist in endocrinologie met meer dan 20 jaar professionele ervaring.

Dokter Mario,

1. Wat zijn de belangrijkste voordelen van lichaamsbeweging voor oudere volwassenen?

Het oefenen van lichamelijke activiteit helpt de algehele gezondheid, kwaliteit van leven en slaap te verbeteren. Bovendien maakt het het mogelijk om een voldoende gewicht te behouden, werkt het samen bij het beheer van stress en vermindert het de kans op het krijgen van bepaalde ziekten, zoals diabetes type 2, cardiovasculaire problemen, obesitas, osteoporose, gewrichtspijn en borst- en darmkanker.

E l oefening draagt bij aan de glykemische controle verbetert de mobiliteit; voorkomt vallen, psychische stoornissen en depressie; en stimuleert functionele capaciteit en het sociale leven. Het helpt ook om de eetlust op te wekken bij ouderen die moeite hebben met eten.

2. Op welke leeftijd begint de natuurlijke achteruitgang van het lichaam?

De afname van spiermassa en botdichtheid begint meestal rond de leeftijd van 50 jaar. Het beoefenen van fysieke activiteit helpt echter om deze natuurlijke achteruitgang uit te stellen.

In die zin wordt aanbevolen dat oudere volwassenen minstens twee keer per week spierversterkende taken uitvoeren, evenals aerobe oefeningen waarmee ze langer actief kunnen blijven.

3. Welke voordelen biedt elk type activiteit?

Aërobe of weerstandsactiviteiten, zoals wandelen, hardlopen, dansen, zwemmen of fietsen, verhogen de hart- en luchtwegen en versterken het hart, de longen en de bloedvaten. Ze vertragen of voorkomen ook veel ziekten die veel voorkomen bij oudere volwassenen.

Aan de andere kant helpen krachtoefeningen, zoals gewichtheffen, spieren te versterken, terwijl evenwichtsoefeningen, zoals trappen aflopen en Tai Chi, u toelaten om vallen te voorkomen.

Ten slotte maakt flexibiliteit, zoals yoga, het mogelijk om te rekken, behendig te blijven en het lichaam ontspannen te houden.

4. Hoeveel lichamelijke activiteit wordt aanbevolen voor oudere volwassenen?

Het is belangrijk dat personen ouder dan 60 jaar gedurende de week minimaal 150 minuten oefeningen doen, die meerdere keren per dag kunnen worden onderverdeeld in sessies van 10 minuten. Het doel is om elke dag minimaal 30 minuten activiteiten van matige intensiteitsweerstand te bereiken.

5. Wat gebeurt er met mensen die ouder worden zonder te sporten?

Het is nooit te laat om te beginnen met sporten en, hoe minimaal ook, elke fysieke activiteit is beter dan niets doen. Deze patiënten die al vele jaren inactief zijn, wordt geadviseerd om met een lage inspanning te beginnen en de intensiteit geleidelijk te verhogen. Om te beginnen worden bijvoorbeeld wandelen en zwemmen in een comfortabel tempo aanbevolen.

6. Kunnen mensen met hartproblemen, artritis of andere ziekten veilig sporten?

De overgrote meerderheid van de mensen kan gecontroleerde fysieke activiteiten uitvoeren zonder risico. In tegenstelling tot wat wordt gedacht, kan de praktijk ervan helpen bij de behandeling van deze en andere ziekten.

Mensen die bijvoorbeeld een hartaanval hebben gehad, lopen minder risico op een andere als ze regelmatig sporten.

7. In welke gevallen is de praktijk van lichamelijke activiteit gecontra-indiceerd bij oudere volwassenen?

Contra-indicaties voor deze groep zijn vergelijkbaar met die van jongeren. Bij patiënten met acute aandoeningen, zoals febriele symptomen, pijn op de borst, ongecontroleerde diabetes, hypertensie, astma of hartfalen, is het eerst nodig om deze situaties op te lossen voordat u begint met een trainingsplan.

Evenzo moeten in geval van een operatie, hernia, cataract of spier- of gewrichtsblessures sommige praktijken worden vermeden totdat het probleem is verholpen. Als u pijn of duizeligheid ervaart tijdens het sporten, is het belangrijk om te stoppen met de routine totdat u uw arts raadpleegt.

Het is echter meestal altijd mogelijk om een soort lichamelijke activiteit van lage intensiteit uit te voeren die de kwaliteit van leven van patiënten helpt verbeteren.

8. Welke maatregelen kunnen worden genomen om verwondingen te voorkomen?

Zoals we eerder vermeldden, is het belangrijk om bij het starten van een oefenplan langzaam te beginnen, met een lage inspanning, en geleidelijk de intensiteit in de loop van de tijd te verhogen.

Het is raadzaam om na het eten minimaal twee uur te wachten om de activiteiten te starten, geschikte schoenen en kleding te dragen, een warming-up te maken voordat u met de trainingssessie begint en nog een keer strekken en afkoelen aan het einde, en water te drinken voor, tijdens en Na elke oefening. Bovendien moeten abrupte en abnormale bewegingen altijd worden vermeden.

Ten slotte helpt de verscheidenheid aan oefeningen de monotonie en het risico op letsel te verminderen.

EPILOG

In "Ik beantwoord 1500 vragen over hormonen, metabolisme en voeding," beantwoordt Dr. Mario Vega Carbó, een specialist in endocrinologie, met meer dan 20 jaar ervaring in het veld, de belangrijkste vragen die het publiek heeft met betrekking tot verschillende ziekten en aandoeningen die Ze beïnvloeden de complexe hormonale mechanismen die het metabolisme regelen en worden beïnvloed door voeding.

In dit boek worden 185 hoofdstukken gepresenteerd in een vraag- en antwoordontwerp, die de lezer de mogelijkheid bieden om de verklaring te vinden die hij zoekt met betrekking tot een ziekte, de oorzaken, de symptomen en behandelingsopties.

Het komt in een structuur van vragen met betrekking tot specifieke onderwerpen, die gegroepeerd ro n in hoofdstukken. Op hun beurt kwamen de hoofdstukken over een specifiek onderwerp (diabetes, hypofyse, pediatrische endocrinologie bijvoorbeeld) bijeen in delen die kennisgebieden in de endocrinologie vertegenwoordigen. Verbonden partijen, ro n is georganiseerd in secties over specifieke onderwerpen, metabolisme, endocrinologie, reproductie en levenscyclus

In het eerste deel van het metabolisme verduidelijken we de belangrijkste twijfels over diëtetiek, wetende dat de verschillende soorten menu's beschikbaar zijn en de mythen en realiteiten eromheen; Ook presenteert ro n voedingsproblemen waar de

742

belangrijkste kwesties met betrekking tot lichaamsgewicht en afwijkingen besproken. Bij het afsluiten van dit gedeelte spraken we over diabetes, en legden we via eenvoudige vragen uit waar deze aandoening over gaat, de symptomen, de soorten, de oorzaken en vooral de behandeling en controle.

Het tweede deel, endocrinologie , behandelde meer specifieke vragen met betrekking tot complexe endocriene ziekten. We onderzoeken de schildklier, zijn ziekten, de oorzaken, de diagnostische methoden en de behandelingen. Zeer gerelateerd aan deze klier, het calciummetabolisme, het belang ervan in het lichaam en de processen die het reguleren werden blootgesteld .

In dit deel zal ik ENCO NTRA ro n vragen om te helpen begrijpen ziekten die de bijnieren en syndromen (Addison beïnvloeden 's ziekte van Cushing ' s syndroom); en het verdiept ook de vragen over de hypofyse, die kan worden beschouwd als het hormonale centrum van het lichaam.

In het derde deel worden metabolisme-problemen en hormonen gerelateerd aan de voortplanting en levenscyclus uitgelegd . Ziekten zoals polycysteus ovariumsyndroom, vrouwelijke seksuele identiteitsstoornissen, onvruchtbaarheid, worden behandeld in een hoofdstuk over de eierstokken. Voor mannen zullen ook vragen over hypogonadisme, morfologische veranderingen van de geslachtsorganen, hormonale therapieën worden ontwikkeld.

In deze laatste sectie worden onderwerpen van endocrinologie opgenomen in speciale levensfasen, de overeenkomstige vragen worden verduidelijkt in de delen van endocrinologie in de verloskunde, kindergeneeskunde en geriatrie.

Het hele boek is een synthese van de meest voorkomende vragen die de bevolking heeft over hormonen, metabolisme en endocrinologie.

We hopen dat je de inhoud op deze pagina's leuk vond en dat je twijfels zijn opgehelderd. Het doel is om kwaliteitsinhoud aan te bieden, zodat het publiek endocrinologische ziekten beter kan begrijpen.

Bedankt voor het aanschaffen en lezen van het boek "Ik beantwoord 1500 vragen over hormonen, metabolisme en voeding"!

De geïnterviewde

Mario Vega Carbó

Cubaanse arts, met meer dan 20 jaar professionele ervaring, specialist in endocrinologie en huisartsgeneeskunde.

Hij werd ontvangen in 1994 aan het Instituut voor Medische Wetenschappen van Havana (ISCMH), vervolgde vervolgens zijn opleiding door het afronden van een mastergraad in bevredigende levensduur en diagnostische echografie, evenals verschillende specialisaties in hoger medisch onderwijs, uiteindelijk afgestudeerd aan het Endocrinology Institute .

Zijn carrière begon op de gemeentelijke gezondheidsafdeling van La Lisa en ging verder aan de Latijns-Amerikaanse School voor Geneeskunde en het National Institute of Endocrinology.

Sinds 2014 is hij endocrinoloog bij het Vega & Vado-kantoor in Managua, Nicaragua.

Hij is ook professor in de medische pathofysiologie en een liefhebber van het goede doen, van familie en de natuur.

Auteur van verschillende academische en educatieve boeken met betrekking tot zijn specialiteit, beschikbaar in 10 talen.

Sociale netwerken:

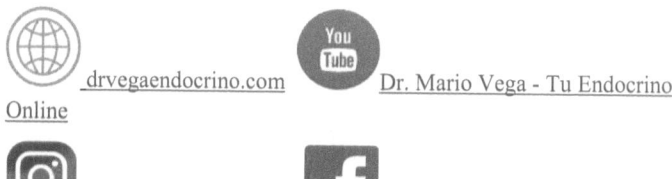

drvegaendocrino.com   Dr. Mario Vega - Tu Endocrino
Online

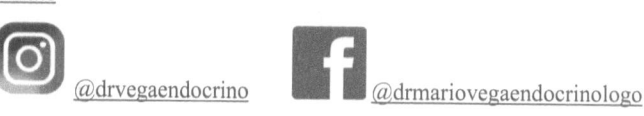

@drvegaendocrino   @drmariovegaendocrinologo

Andere boeken van de auteur

Beschikbaar in 10 talen!

Interview uitgevoerd door :

Mario Enrique Vega Beltran

Student P eriodismo

Universiteit van Havana

Synopsis

Voeding, obesitas, diabetes, osteoporose, een kleine gestalte bij kinderen, voortijdige geslachtelijke ontwikkeling, menstruatiestoornissen, onvruchtbaarheid, erectiestoornissen, abnormale cholesterol en triglyceriden, hypothyreoïdie, hoge bloeddruk, tumoren klier, speciale diëten ... en nog veel meer !

In "Ik beantwoord 1500 vragen over hormonen, metabolisme en voeding" , legt Dr. Mario Vega Carbó in een eenvoudige en eenvoudige taal voor alle doelgroepen de oorzaken uit van de belangrijkste endocriene ziekten, hun meest voorkomende symptomen, hun risico's en de opties van behandeling.

Daarnaast bevat het boek speciale secties over de belangrijkste hormonale stoornissen bij kinderen, zwangere vrouwen en ouderen, en een speciaal hoofdstuk over diëten en voedingsadviezen om verschillende aandoeningen te voorkomen en te beheersen.

Wij nodigen u uit om deze pagina's te lezen en de wereld van het endocriene systeem en zijn klieren te betreden , verantwoordelijk voor de natuurlijke productie van hormonen die ons lichaam reguleren.